15주 운동 프로그램으로 몸과 마음을 단단하게 만드는

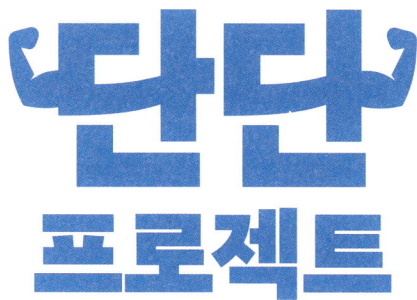
'단단'
프로젝트

일러두기

- 이 책은 운동 처방사 또는 스포츠 지도사 등 전문적인 지식 습득을 위한 책은 아닙니다.
- 이 책은 체력 증진을 위한 입문서로 적절한 운동 효과를 얻기 위해서는 15주간의 운동 프로그램을 꾸준히 실천해야 합니다.
- 스마트폰을 이용해 본문에 수록된 QR 코드를 스캔하면 운동 방법에 대한 동영상을 시청할 수 있습니다.

15주 운동 프로그램으로 몸과 마음을 단단하게 만드는

단단 프로젝트

김민철·김정섭·조종현·김동호·권용호 지음

BM (주)도서출판 성안당

Intro

'잘 살고 싶어', '갓생을 살고 싶어', '강한 내가 되고 싶어' 등 누구나 많은 열정과 건강한 신체를 가지고 활기찬 하루를 살아가는 삶을 꿈꾼다. 또 새해가 되면 운동 계획을 세우고, 건강한 식단을 계획하며, 규칙적인 생활을 다짐하는 등 건강과 관련된 수많은 목표를 세워 본다. 하지만 이 결심은 열흘도 채 가지 못하고 실패하는 경우가 많다. 그렇다면 우리는 왜 이러한 결심을 이루지 못하는 것일까? 의지가 부족해서일까? 시간이 없어서일까? 아니면 방법을 몰라서일까?

좋은 계획에는 계획을 실천할 수 있도록 도와주는 구체적인 도구가 필요하다. 막연한 다짐이 아닌 체계적인 시스템을 활용하여 자신의 결심을 명확히 기록하고, 이를 성공적으로 달성하였는지 객관적으로 점검할 수 있는 도구를 활용해야 하는 것이다. 계획 실천을 위한 구체적인 도구를 바탕으로 매일매일의 달성도를 점검해 나가야만 목표에 이르는 길이 막막하지 않을 것이며, 작은 성취감들이 쌓여 큰 변화를 만들어 내는 경험을 할 수 있기 때문이다.

이 책은 건강한 삶을 살고 싶지만, 매번 실패를 겪어 온 청소년과 일반인에게 실질적인 도움을 주기 위해 제작되었다. 또한 단순한 이론서가 아닌, 실천 가능한 가이드북을 지향하였다. 먼저 운동을 하기에 앞서 건강한 삶을 살아가는 데 꼭 알아야 할 신체와 관련된 지식을 엄선하여 이해하기 쉬운 글과 직관적인 그림을 활용하여 표현하였으며, 동기 부여가 될 수 있는 감동적인 이야기와 실제 변화 사례들을 담아 매일 새로운 삶의 의지를 다질 수 있도록 구성하였다. 이후 가장 중요한 운동 실천 부분에서는 운동 초급자들의 가장 큰 고민거리인 '어떤 운동을 해야 하지?', '이게 올바른 자세가 맞나?', '이 정도로 충분한가?' 등의 고민을 완전히 해결해 줄 수 있도록, 전문가가 설계한 15주 동안의 체계적인 운동 프로그램을 고화질 영상과 함께 제공하였다. 스마트폰으로 QR 코드만 찍으면, 해당 운동의 영상을 보며 정확하게 따라 할 수 있도록 구성하였기 때문에 운동을 시작하는 과정에서 겪는 심리적 부담과 기술적 어려움이 크게 줄어들 것이다. 마지막으로 매일 운동을 실천하면 내 몸에는 어떤 놀라운 변화가 일어나는지,

정말로 운동을 제대로 실천하였는지 스스로 점검해 보는 체크 리스트를 제공하였다. 마치 좋아하는 다이어리를 쓰는 것처럼 체크 리스트를 통해 실천 과정을 시각적으로 확인하고, 매일의 작은 변화를 기록하며 꾸준한 성장을 점검해 보는 것이다. 이러한 활동은 실천력과 성취감을 크게 높여줄 것이며, 어느새 몸도 마음도 한층 더 단단해진 새로운 자신을 발견하게 만들어 줄 것이다.

자, 그럼 지금부터 15주 동안 당신만의 특별한 단단 프로젝트를 시작해 보자. 하루하루 성장하며 멋지게 변화할 당신의 모습을 진심으로 응원한다.

- 대한민국이 더욱 건강해지길 바라는 다섯 명의 체육 교사 -

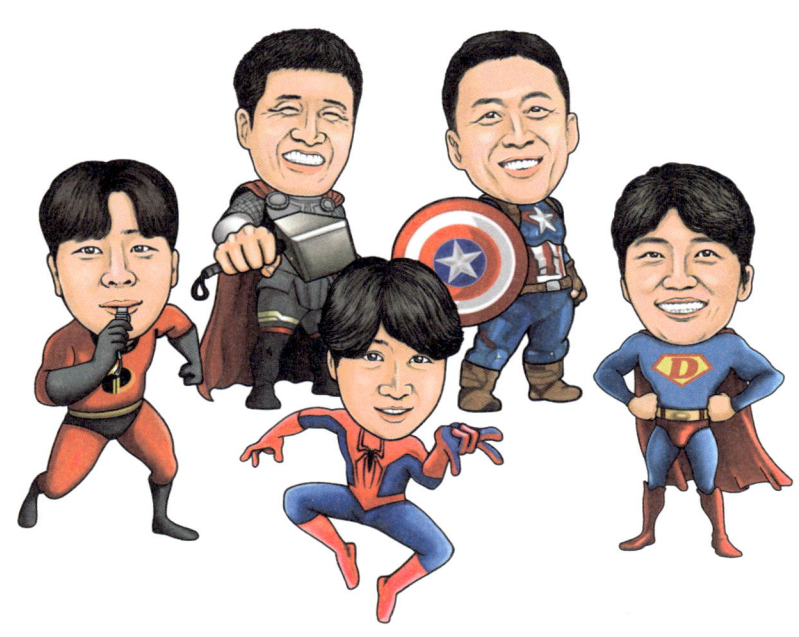

How to use

단단 프로젝트, 어떻게 시작할까요?

응원의 말 ······

이 책은 신체와 정신을 모두 단련할 수 있게 도움을 주는 책입니다. 천 리 길도 한 걸음부터, 책과 함께 15주 동안의 도전을 꾸준히 실천하다 보면 어느새 단단한 신체와 마음을 가진 사람으로 성장해 있을 거예요. 여러분을 응원합니다!

효과적인 활용 방법

❶ 마음 준비
먼저 '**마음 단단**'을 읽고 동기를 충전하세요.

❷ 지식 습득
'**지식 단단**'에서 운동과 건강에 대한 기본기를 다지세요.

❸ 운동 실천
'**몸 단단**'의 운동 프로그램을 체력에 맞게 선택하여 시작하세요.

❹ 운동 기록
'**몸 단단 체크**'에 꾸준히 기록하며 성취감을 느껴보세요.

❺ 동기 유지
주기적으로 '**마음 단단**'을 다시 읽으며 동기를 재충전하세요.

책의 구성 ······

단단 프로젝트는 크게 네 개의 파트로 구성되어 있습니다.

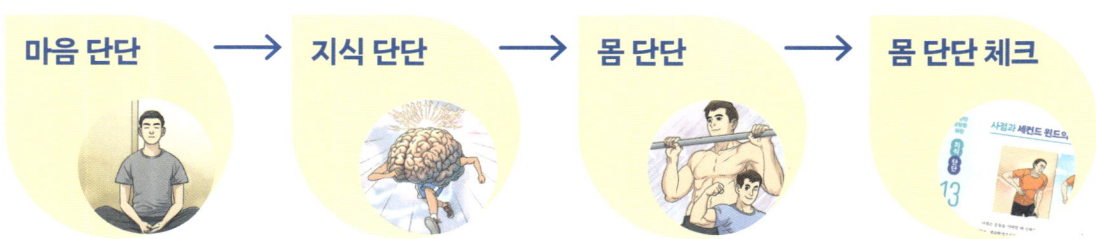

마음 단단 → 지식 단단 → 몸 단단 → 몸 단단 체크

마음 단단

삶에 에너지를 불어넣어 주는 동기 부여의 글들이 담겨 있습니다. 글을 통해 자신에 대해 깊이 들여다보고, 건강한 마음가짐을 형성할 수 있습니다. 변화에 대한 의지를 다지고, 지속 가능한 동기를 찾는 데 도움이 될 것입니다.

- 동기 부여 제공
- 건강한 마음가짐 형성
- 변화에 대한 의지 확립
- 자기 성찰의 시간 확보
- 지속 가능한 성장 촉진

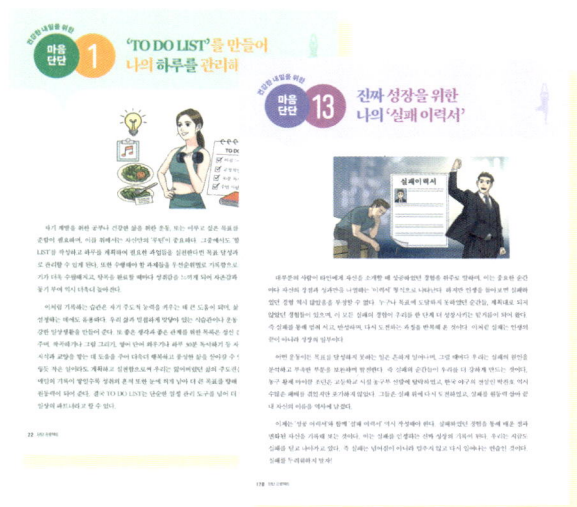

지식 단단

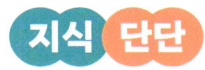

건강과 운동에 관한 과학적이고 실용적인 지식이 담겨 있습니다. 단순히 '이렇게 하라'는 지시가 아닌, '왜 이렇게 해야 하는지'에 대한 이해를 제공합니다. 총 30여 가지의 신체 및 운동 지식을 바탕으로 내 몸을 제대로 이해하고, 효과적인 트레이닝 계획을 세워 보세요.

- 건강한 체중 조절법
  요요 없이 지속 가능한 다이어트의 원리
- 에너지 시스템
  우리 몸이 에너지를 만들고 사용하는 방식
- 운동과 인지 기능
  운동이 뇌 건강에 미치는 놀라운 효과
- 세포 업그레이드
  노화를 늦추고 건강을 증진시키는 방법

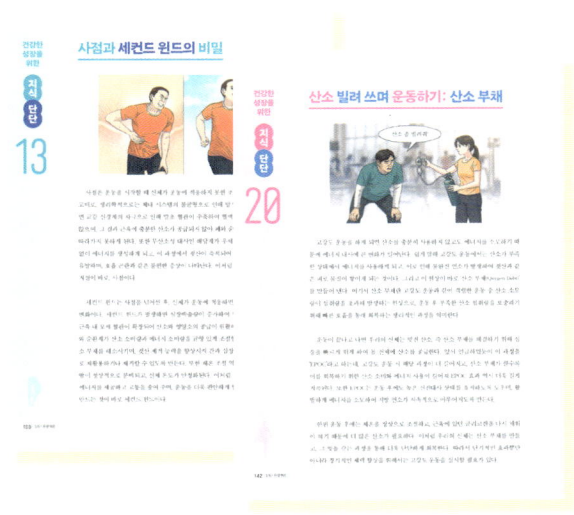

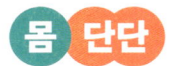

실제 몸을 단련할 수 있는 **총 60가지 운동법**이 체계적으로 정리되어 있습니다.
초보자도 부담 없이 시작할 수 있도록 쉬운 운동부터 고난이도 운동까지 단계적으로 배치했습니다.

주간 운동 프로그램의 특징

| 체력 수준에 따라 실천 가능한 다양한 운동 구성 | 원활한 이해를 위한 운동 방법 및 자세 단계별 설명 | 근육군 회복을 고려한 주차별 순환 구성 |

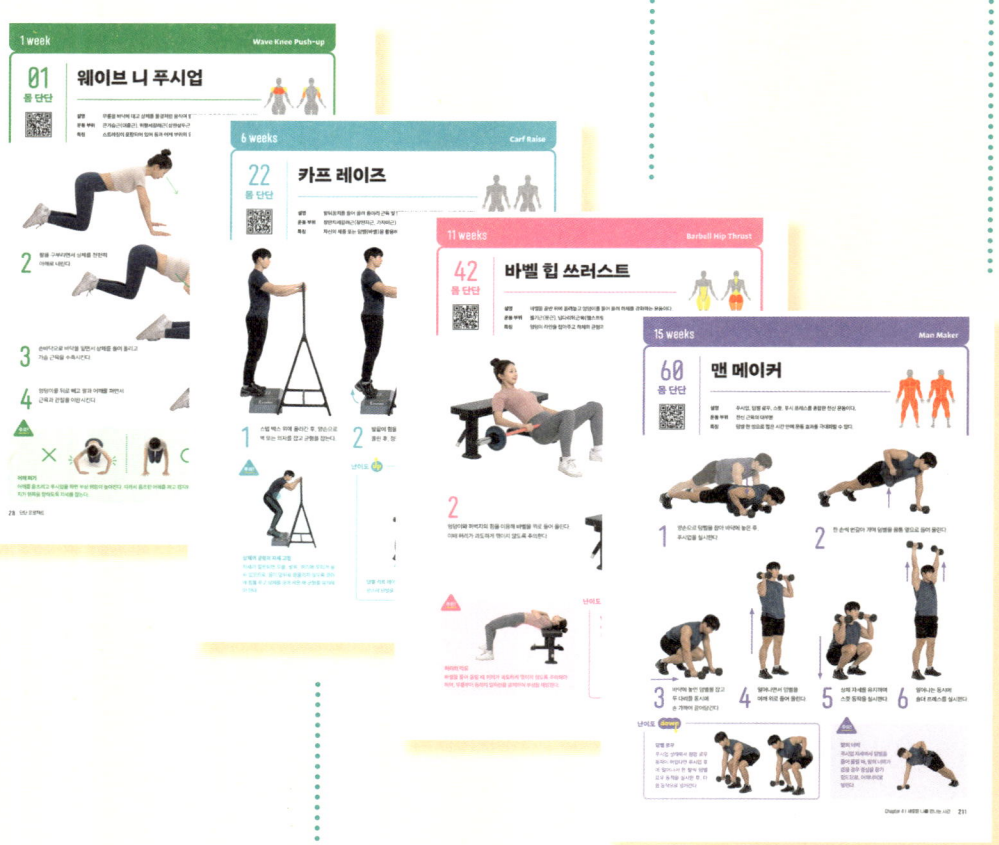

| 매주 다른 운동 조합으로 지루함 방지 | 상체, 하체, 복부, 전신 운동의 균형 잡힌 세트 구성 | 점진적 강도 증가로 체력 향상 극대화 |

운동 페이지의 구성 요소

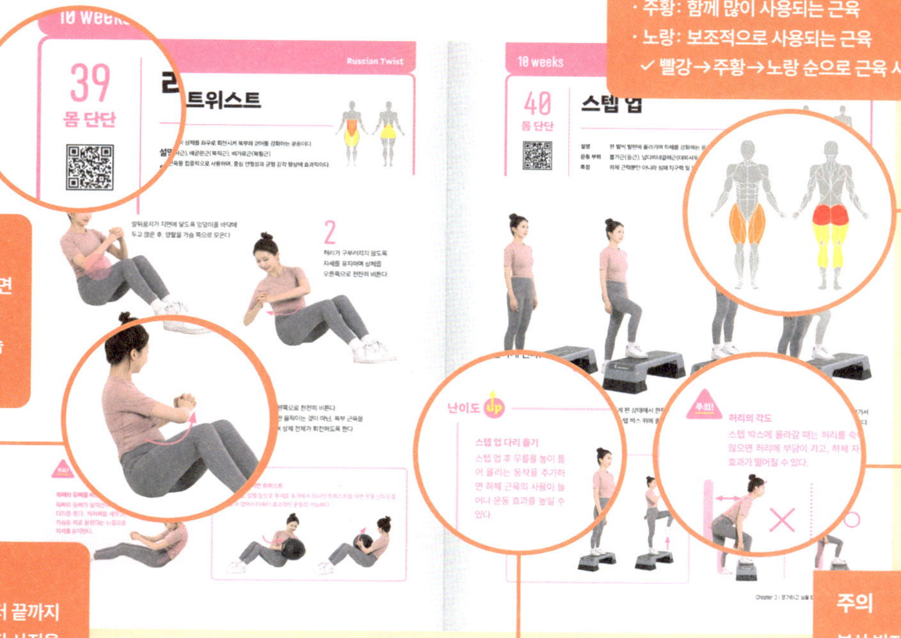

근육 그림
해당 운동이 어떤 근육군을 집중적으로 발달시키는지 시각적으로 보여줍니다.
- 빨강: 사용 비중이 가장 큰 근육
- 주황: 함께 많이 사용되는 근육
- 노랑: 보조적으로 사용되는 근육
- ✓ 빨강→주황→노랑 순으로 근육 사용의 비중 감소

QR 코드
스마트폰으로 스캔하면 전문 트레이너의 운동 영상을 시청할 수 있습니다.

운동 사진
동작의 시작부터 끝까지 순서대로 배치된 사진을 통해 정확한 운동 방법을 익힐 수 있습니다.

난이도 조절
- 난이도 UP: 더 강한 자극을 시도할 수 있는 고강도 변형 동작
- 난이도 DOWN: 체력이 부족하거나 초보자를 위한 쉬운 버전
- 다양하게 즐기기: 근육을 다른 방식으로 자극하는 창의적인 변형법

주의
부상 방지를 위한 필수 체크 포인트가 명시되어 있습니다. 운동 전후 준비 사항과 올바른 자세 유지법을 확인하세요.

몸 단단 체크

주 4일간의 운동 실천 기록 페이지입니다.
복잡한 운동 일지 작성 없이 간단한 체크(✓) 표시만으로 운동 수행 여부를 기록할 수 있습니다.

체크 리스트의 장점
- 시각적으로 진행 상황 확인 가능
- 성취감과 지속적인 동기 부여 제공
- 운동 패턴 분석을 통한 개선점 발견
- 자신만의 운동 루틴 완성

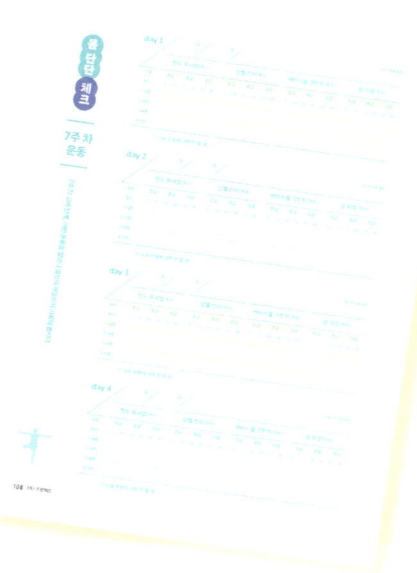

Contents

· Intro 04
· How to use 06

Chapter 1
성장을 위한 첫걸음

1 week

나를 위해 해야 할 일!
TO DO LIST에 운동 포함시키기! 21

'TO DO LIST'를 만들어 나의 하루를 관리해 보자 22
중요한 것은 완벽한 실천이 아니라 지속적인 노력이다! 24
준비 운동은 왜 해야 할까? 26

- ☑ **웨이브 니 푸시업** Wave Knee Push-up 28
- ☑ **하프 스쾃** Half Squat / **월 스쾃 홀드** Wall Squat Hold 29
- ☑ **플랭크** Plank 30
- ☑ **점핑 잭** Jumping Jack 31

2 weeks

환경을 변화시키면 나의 삶이 변할 수 있다! 33

작심삼일에 그치는 나, 환경을 바꿔 보자! 34
건강한 체중 조절, 이렇게 하면 된다! 36
저탄고지 식단, 정말 다이어트 효과가 있을까? 38

- ☑ **트라이셉스 익스텐션** Triceps Extension 40
- ☑ **리버스 런지** Reverse Lunge 41
- ☑ **크런치** Crunch 42
- ☑ **하이 니 업** High Knee-up 43

3 weeks — 비교는 어제의 나와! 오늘은 어제보다 1퍼센트만 더 나아지기! 45

비교는 '남'이 아닌 '자신'과 하는 것 46
나는 하루에 얼마나 많은 에너지를 소모하고 있을까? 48
무산소 운동과 유산소 운동 이해하기 50

- ☑ **슈퍼맨** Back Extension 52
- ☑ **어시스트 스쾃** Assist Squat 53
- ☑ **레그 레이즈** Leg Raise 54
- ☑ **토 터치 프런트 킥** Toe Touch Front Kick 55

4 weeks — 성공은 먼 미래가 아닌, 오늘의 선택 속에 있다! 57

성공은 '미래의 목표'가 아니라 '오늘의 일'이어야 한다 58
심혈관 건강과 운동 60
운동이 인지 기능에도 도움을 준다고? 62

- ☑ **바이셉스 컬** Biceps Curl 64
- ☑ **와이드 스쾃** Wide Squat 65
- ☑ **마운틴 클라이머** Mountain Climber 66
- ☑ **밸런스 점핑 잭** Balance Jumping Jack 67

Chapter 2
반복의 힘, 습관 만들기

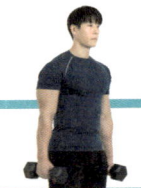

5 weeks 아침 5분 명상을 통해 하루를 맑게 시작해 보자! 73

    명상, 정신적 건강을 위한 훈련!   74
    운동이 기분을 좋게 만드는 이유: 행복 호르몬 4종 세트   76
    오늘 운동 완료, 오운완!   78

- ☑ 숄더 탭 Shoulder Tap   80
- ☑ 스탠딩 힙 어브덕션 Standing Hip Abduction   81
- ☑ 사이드 플랭크 Side Plank   82
- ☑ 사이드 킥 스루 Side Kick Through   83

6 weeks 단 10분의 운동이 뇌를 깨우고 마음을 단단하게 만든다! 85

    운동, 10분이면 충분하다!   86
    운동, 머리에서 다리까지의 거리 좁히기부터 시작된다   88
    심박수로 알아보는 스마트한 달리기 강도 설정법   90

- ☑ 스탠다드/내로우 푸시업 Standard/Narrow Push-up   92
- ☑ 카프 레이즈 Carf Raise   93
- ☑ 트위스트 크런치 Twist Crunch   94
- ☑ 플랭크 업 & 다운 Plank Up & Down   95

7 weeks 고통은 사점일 뿐! 세컨드 윈드는 곧 찾아온다! · 97

순간의 고통을 이겨내고 앞으로 나아가자! · 98
사점과 세컨드 윈드의 비밀 · 100
아침 운동 vs 저녁 운동, 언제가 더 좋을까? · 102

- ☑ 힌두 푸시업 Hindu Push-up · 104
- ☑ 덤벨 런지 Dumbbell Lunge · 105
- ☑ 바이시클 크런치 Bicycle Crunch · 106
- ☑ 암 워킹 Arm Walking · 107

8 weeks 타고난 재능보다 중요한 건, 매일 쌓이는 하루의 노력이다! · 109

타고나야 하는 것은 노력! · 110
달리기가 만들어 내는 심장의 놀라운 변화 · 112
달리는 사람은 세포가 다르다! 세포를 업그레이드하자 · 114

- ☑ 베어 워킹 푸시업 Bear Walking Push-up · 116
- ☑ T-홀드 익스텐션 T-hold Extension · 117
- ☑ 힐 터치 Heel Touch · 118
- ☑ 버피 & 푸시업 Burpee & Push-up · 119

Chapter 3
포기하고 싶을 때 다시 일어나는 힘

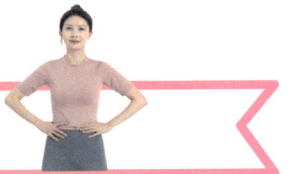

9 weeks 철저한 자기 관리, 나만의 만다라트 목표를 세워 보자! 125

오타니 쇼헤이의 만다라트 전략   126
스스로 만드는 러닝, D. I. Y 달리기   128
달리기 앱 제대로 활용하기!   130

- ☐ 베어 크롤 Bear Crawl   132
- ☐ 크로스 백 런지 Cross Back Lunge   133
- ☐ 힙 브릿지 Hip Bridge   134
- ☐ 버피 Burpee   135

10 weeks 1시간도 허비하지 말자! 오늘의 시간은 미래의 자산이다! 137

내가 보낸 1시간의 값어치는 얼마일까?   138
최고의 달리기 방법, 인터벌 트레이닝!   140
산소 빌려 쓰며 운동하기: 산소 부채   142

- ☐ 해머 컬 Hammer Curl   144
- ☐ 스쾃 인 & 아웃 Squat In & Out   145
- ☐ 러시안 트위스트 Russian Twist   146
- ☐ 스텝 업 Step Up   147

11 weeks 실패는 그저 경험일 뿐, 인생은 계속되고 우리는 끊임없이 성장한다! 149

실패는 삶의 일부분일 뿐! 150
혈액 속 변화를 이끄는 힘, 운동! 152
밖에서 뛸까? 실내에서 뛸까? 154

- ☑ **레터럴 레이즈** Lateral Raise 156
- ☑ **바벨 힙 쓰러스트** Barbell Hip Thrust 157
- ☑ **리버스 크런치** Reverse Crunch 158
- ☑ **스피드 스케이터** Speed Skater 159

Chapter 4
새로운 나를 만나는 시간

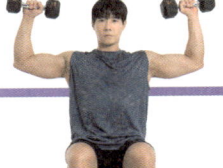

12 weeks 건강한 대화, 근육처럼 불편함을 이겨내야 자란다! 165

건강한 대화와 근력 트레이닝의 공통점 166
근육통, 아픈 만큼 강해진다! 168
근육이 성장하는 원리 170

- ☑ 덤벨 숄더 프레스 Dumbbell Shoulder Press 172
- ☑ 점프 런지 Jump Lunge 173
- ☑ 시저 킥 Scissor Kick 174
- ☑ 스모 데드리프트 하이 풀 Sumo Deadlift High Pull 175

13 weeks 실패의 기록은 성공보다 더 값진 배움이다! 177

진짜 성장을 위한 나의 '실패 이력서' 178
근육 성장의 핵심, 단백질! 180
운동과 약물 182

- ☑ 할로우 바디 푸시업 Hollow Body Push-up 184
- ☑ 힙 익스텐션 Hip Extension 185
- ☑ 크로스 토 터치 Cross Toe Touch 186
- ☑ 덤벨 쓰러스터 Dumbbell Thruster 187

14 weeks — 지금은 뿌리를 내리는 시간! 보이지 않아도 계속해서 자라고 있다! ········· 189

모죽 스토리, 뿌리 깊은 당신의 성장 — 190
근력 운동이 키 성장을 방해한다? — 192
근육과 건, 부상 없이 단단해지는 길 — 194

- ☑ 아놀드 프레스 Arnold Press — 196
- ☑ 고블릿 스쾃 Goblet Squat — 197
- ☑ 플랭크 점핑 잭 Plank Jumping Jack — 198
- ☑ 덤벨 스내치 Dumbbell Snatch — 199

15 weeks — 1만 시간의 법칙, 오늘도 실천하는 내가 진짜 고수이다! ········· 201

성공으로 가는 1만 시간의 법칙 — 202
종합 선물 세트, 서킷 트레이닝 — 204
이제는 크로스핏 — 206

- ☑ 덤벨 로우 Dumbbell Row — 208
- ☑ 케틀벨 스윙 Kettlebell Swing — 209
- ☑ 브이 업 V-up — 210
- ☑ 맨 메이커 Man Maker — 211

· 인체의 주요 근육 및 뼈와 관절 — 214

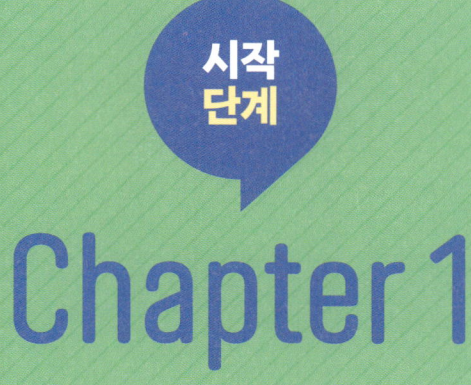

Chapter 1

성장을 위한 첫걸음

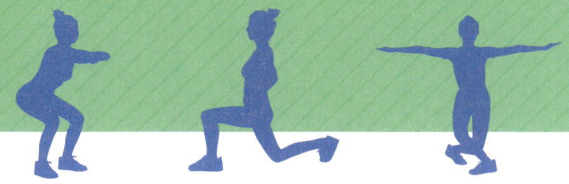

**결심은 작은 시작이지만,
모든 변화의 출발점이다.**

지금 시작한 당신은 이미 절반은 해낸 셈입니다. 망설이지 마세요.
방향만 올바르다면, 속도는 결코 중요하지 않습니다.

"기록하는 습관은 나의 보물이다."

바닥을 경험하였던 마이너 리그 시절에도
항상 경험과 느낌을 적었습니다.
그리고 기록은 결국 내면의 힘과 적응력을 키워주었고,
저를 강인하게 만드는 원동력이었습니다.

· 박찬호 ·

1 week 단단 프로젝트

나를 위해 해야 할 일! TO DO LIST에 운동 포함시키기!

- 'TO DO LIST'를 만들어 나의 하루를 관리해 보자
- 중요한 것은 완벽한 실천이 아니라 지속적인 노력이다!
- 준비 운동은 왜 해야 할까?

- ☑ 웨이브 니 푸시업 Wave Knee Push-up
- ☑ 하프 스쾃 Half Squat / 월 스쾃 홀드 Wall Squat Hold
- ☑ 플랭크 Plank
- ☑ 점핑 잭 Jumping Jack

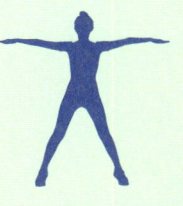

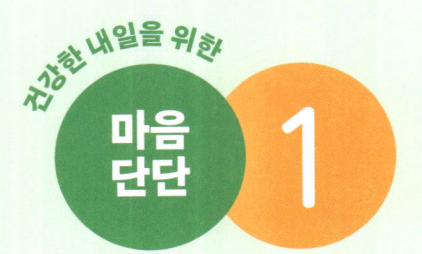

1 'TO DO LIST'를 만들어 나의 하루를 관리해 보자

건강한 내일을 위한 **마음 단단**

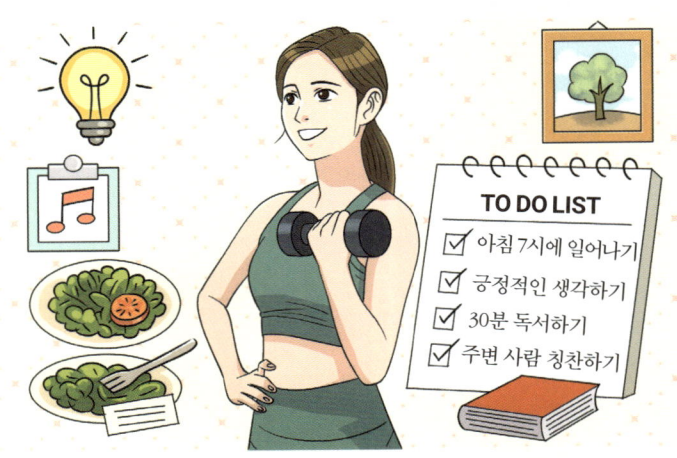

　자기 계발을 위한 공부나 건강한 삶을 위한 운동, 또는 이루고 싶은 목표를 달성하기 위해서는 꾸준함이 필요하며, 이를 위해서는 자신만의 '루틴'이 중요하다. 그중에서도 '할 일 목록', 즉 'TO DO LIST'를 작성하고 하루를 계획하여 필요한 과업들을 실천한다면 목표 달성과 함께 시간을 효율적으로 관리할 수 있게 된다. 또한 수행해야 할 과제들을 우선순위별로 기록함으로써 한 가지 일에 집중하기가 더욱 수월해지고, 항목을 완료할 때마다 성취감을 느끼게 되어 자존감과 함께 목표 달성을 위한 동기 부여 역시 더욱더 높아진다.

　이처럼 기록하는 습관은 자기 주도적 능력을 키우는 데 큰 도움이 되며, 삶의 방향성 또는 비전을 설정하는 데에도 유용하다. 우리 삶과 밀접하게 맞닿아 있는 식습관이나 운동 습관을 위한 목록은 건강한 일상생활을 만들어 준다. 또 좋은 생각과 좋은 관계를 위한 목록은 정신 건강에 긍정적인 영향을 주며, 작곡하기나 그림 그리기, 영어 단어 외우기나 하루 30분 독서하기 등 자기 계발을 위한 목록은 지식과 교양을 쌓는 데 도움을 주어 더욱더 행복하고 풍성한 삶을 살아갈 수 있도록 만들어 준다. 이렇듯 작은 일이라도 계획하고 실천함으로써 우리는 잃어버렸던 삶의 주도권을 되찾아올 수 있으며, 매일의 기록이 쌓일수록 성취의 흔적 또한 눈에 띄게 남아 더 큰 목표를 향해 나아갈 수 있게 만드는 원동력이 되어 준다. 결국 TO DO LIST는 단순한 일정 관리 도구를 넘어 더 나은 나를 만들어 가는 일상의 파트너라고 할 수 있다.

마음 단단 쳌!

기록은 건강한 생활 습관을 형성하고, 삶을 체계적으로 이끄는 힘을 가지고 있다!

TO DO LIST 작성 예시

기상~12시
- ☐ 아침 7시에 일어나기
- ☐ 하루 일정 미리 계획하기
- ☐ 8시 전에 아침 식사하기
- ☐ 영어 단어 10개 외우기
- ☐ 긍정적인 생각하기

12시~18시
- ☐ 물 2리터 마시기
- ☐ 하루 20분 맨몸 운동하기
- ☐ 주변 사람 칭찬하기
- ☐ 수학 문제 5개 풀기
- ☐ 점심시간 10분 동안 낮잠 자기

18시~취침 전
- ☐ 7시 전에 저녁 식사하기
- ☐ 집에 오면 바로 씻기
- ☐ 하루 정리하는 글쓰기
- ☐ 30분 독서하기
- ☐ 10시 30분 전에 취침하기

완벽한 하루를 위한 TO DO LIST 작성 TIP!

1 우선순위 정하기
- 모든 일을 동일한 중요도로 다루면 너무 혼란스럽다.

2 작게 쪼개기
- 큰 일은 그 자체로 막막할 수 있으므로 작은 단위로 나눈다.

3 구체적으로 작성하기
- 리스트 항목은 구체적이고 명확하게 작성한다.
- 예 '공부하기'보다는 '수학 문제 10개 풀기'

4 목표 설정하기
- 하루, 한 주 또는 한 달 단위로 실현 가능한 목표를 설정한다.
- 실천할 일의 중요도와 우선순위를 고려해 목표를 설정한다.

5 리스트 업데이트하기
- 수시로 리스트를 확인하고 매일 업데이트한다.
- 완료된 항목은 체크하거나 삭제하고, 새로운 항목을 추가한다.

6 시간 예측하기
- 각 항목에 대한 소요 시간을 예측하고, 그에 맞는 일정을 배정한다.
- 난이도에 따라 시간을 조정하고, 완충 시간을 확보한다.

7 동기 부여 요소 제공하기
- 항목을 완료할 때마다 작은 보상을 제공한다.
- 예 일을 다 끝내면 10분간 휴식

나만의 TO DO LIST 작성하기

기상~12시
- ☐
- ☐
- ☐
- ☐
- ☐

12시~18시
- ☐
- ☐
- ☐
- ☐
- ☐

18시~취침 전
- ☐
- ☐
- ☐
- ☐
- ☐

건강한 성장을 위한 지식 단단 1

중요한 것은 완벽한 실천이 아니라 지속적인 노력이다!

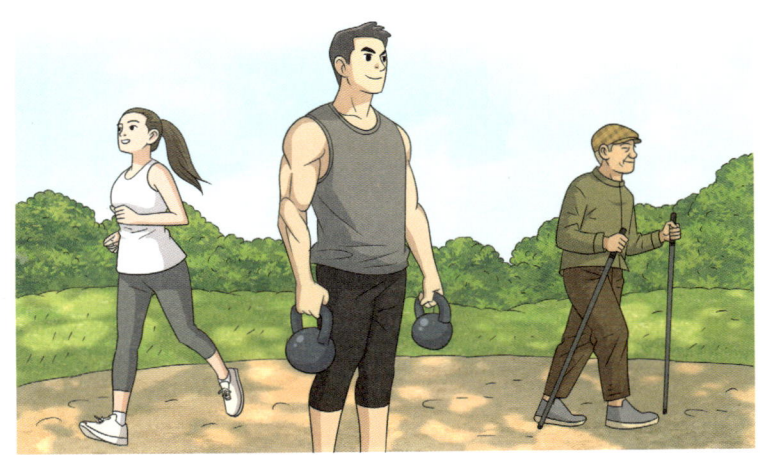

'운동은 하루를 짧게 하지만 인생을 길게 만든다.'라는 표현처럼 우리는 건강한 삶을 위해 스스로 계획을 세우고 실천하는 것이 중요한 시대에 살고 있다. 매일의 작은 습관 하나가 오랜 시간에 걸쳐 큰 변화를 만들어 내기에 지속적인 계획과 실천이 곧 미래의 삶의 질을 결정짓는 중요한 열쇠가 되기 때문이다.

건강한 삶은 운동뿐만 아니라 작은 생활 습관을 개선하는 데에서 시작된다. 충분한 휴식과 규칙적인 생활, 철저한 위생 관리는 물론이며, 규칙적인 식사 습관을 길러 균형 잡힌 영양분을 섭취해야 한다. 하지만 운동을 포함하여 작은 생활 습관을 개선하겠다고 다짐한 지 얼마 지나지 않아 책상 앞에만 앉아 있는 나를 발견하기도 하고, 다양한 장애물에 부딪혀 실행에 옮기지 못하고 있는 나를 발견하기도 한다.

작심삼일도 괜찮다. 중요한 것은 멈추지 않고 실천하는 것이다. 작심삼일 중 어려움을 겪었더라도 포기하지 않고 다시 재도전하는 지속적인 노력이 더 중요하다. 처음으로 돌아가서 운동 강도나 형태가 너무 어렵지는 않았는지, 계획한 것들을 수행하는 데 방해가 되는 장애물은 무엇인지 확인하고 쉬운 것부터 다시 차근차근 도전하자. 그렇게 꾸준히, 또 지속적으로 노력하다 보면 어느새 단단하게 성장해 있는 자신을 만날 수 있을 것이다. Just Do It! 지금 다시 시작하자!

체력의 종류

건강 체력	운동 체력
- 심폐 지구력 - 근력 - 근지구력 - 신체 조성 - 유연성	- 순발력 - 민첩성 - 스피드 - 반응 시간 - 협응성 - 평형성

운동의 효과

신체적 효과	- 신체 성장 및 발달 촉진 - 체력 강화 및 체중 관리 - 각종 질병 예방
정신적 효과	- 정서적 안정 - 스트레스 완화 - 집중력 및 자존감 향상
사회적 효과	- 의사소통 능력 향상 - 원만한 대인 관계 형성 - 공동체 의식 함양

지속적인 성장과 발전의 선순환

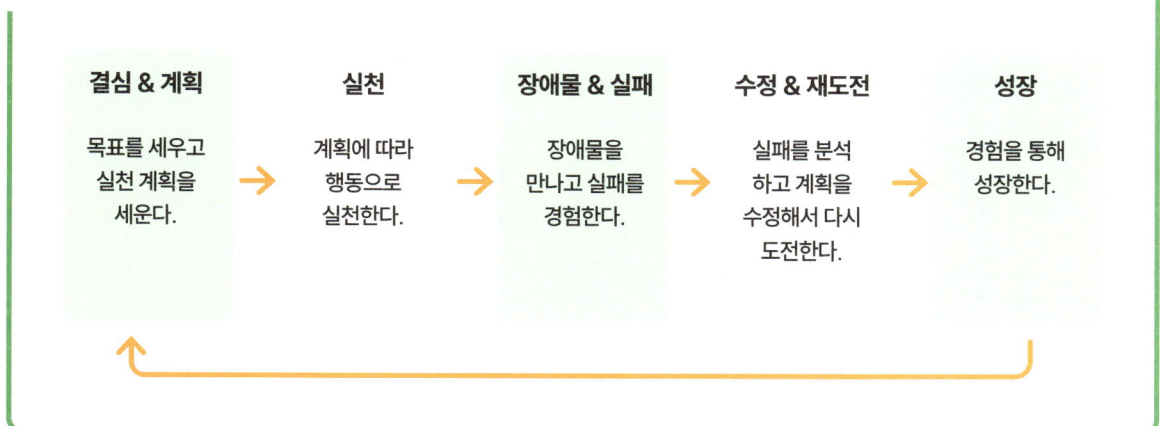

결심 & 계획: 목표를 세우고 실천 계획을 세운다. → **실천**: 계획에 따라 행동으로 실천한다. → **장애물 & 실패**: 장애물을 만나고 실패를 경험한다. → **수정 & 재도전**: 실패를 분석하고 계획을 수정해서 다시 도전한다. → **성장**: 경험을 통해 성장한다.

지식 단단 첵!

OX 퀴즈로 건강을 위한 지식의 수준을 한층 더 높여 보자.

순발력, 민첩성, 스피드, 협응성과 같은 체력은 건강 체력으로 분류한다!?

운동을 하면 스트레스를 적게 받고 집중력과 자존감이 향상된다!?

건강을 위해서 아침 루틴을 만들고 내게 맞는 영양 계획을 세워야 한다!?

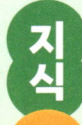

건강한 성장을 위한

지식 단단

2

준비 운동은 왜 해야 할까?

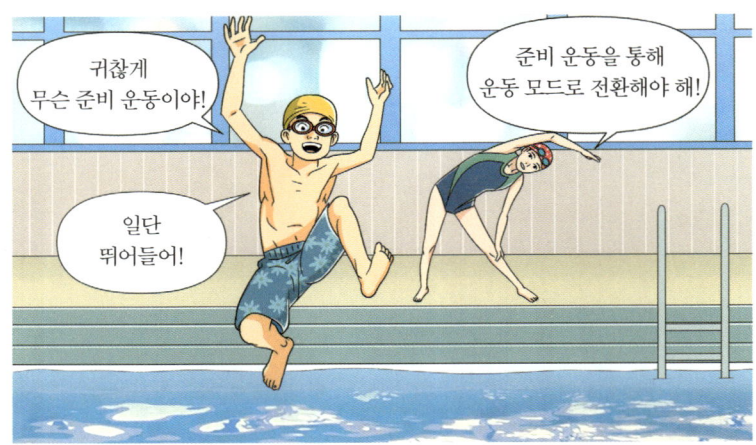

우리의 신체는 운동을 하지 않는 평소에는 '안정 상태'를 유지하지만, 운동을 시작하면 '활동 상태', 즉 '운동 모드'로 전환한다. 이때 준비 운동은 안정적인 신체 상태를 활동적인 신체 상태로 바꿔주는 매우 중요한 과정으로, 신체 모드를 전환하는 데 있어서 필수적인 운동이다.

우리의 신체는 운동 중에 안정 상태보다 훨씬 강한 자극을 받게 된다. 만약 신체가 준비되지 않은 상태에서 강한 자극을 받게 되면 근육이나 관절이 이를 버티지 못하고 손상을 입게 되는 운동 손상, 즉 '부상'이 발생할 수도 있다. 따라서 운동 전 적당한 자극을 통해 신체가 적응할 수 있는 시간을 마련해 주어야 하는데, 준비 운동이 바로 이러한 역할을 한다. 준비 운동은 신체의 유연성과 반응 속도 등을 증가시켜 부상 위험을 현저하게 줄여 준다.

신체의 근육과 관절, 인대와 건 등의 조직에는 일정한 점성(viscosity)이 존재한다. 따라서 준비 운동을 하지 않고 강한 운동을 실시할 경우 이 조직이 움직이는 데 많은 저항을 받게 되어 부상 위험이 증가하게 된다. 반대로 준비 운동을 실시할 경우 근육과 관절의 온도가 상승하고, 혈액 순환이 촉진되어 근육과 결합 조직의 점성이 줄어든다. 그 결과, 근육은 더 쉽게 늘어나고 관절의 움직임 역시 부드럽게 이루어져 부상을 예방하고 운동 수행 능력 등 신체 가동성을 높여 준다.

스트레칭, 어떻게 나눌까?

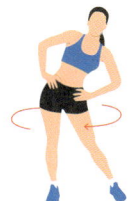 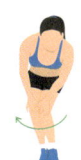 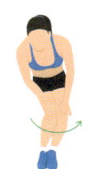

종류 동적 스트레칭(Dynamic Stretching)
특징
- 움직이면서 관절과 근육을 활성화하는 방법
- 신체 상태를 운동 모드로 전환하는 데 효과적

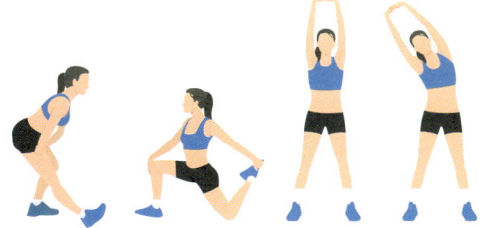

종류 정적 스트레칭(Static Stretching)
특징
- 일정한 자세로 근육을 늘리고 유지하는 방법
- 신체 상태를 회복 모드로 전환하는 데 효과적

스트레칭할 때 잊지 마세요!

천천히! 천천히!
스트레칭은 근육을 늘리고 이완시키는 과정이므로 급하게 실시해서는 안 된다. 특히 신체 반동을 주거나 갑자기 움직이면 부상 위험이 증가한다.

당기고! 늘리고!
스트레칭은 근육을 최대한 늘린 상태에서 자세를 유지하는 것이 중요하다. 이때 너무 약하거나 강한 힘이 아닌, 적당한 힘을 주어 당기고 늘려야 한다.

호흡과 함께!
스트레칭에서 호흡은 매우 중요한 요소이다. 호흡은 근육에 산소를 공급하고 이산화탄소를 배출하는 역할을 하므로, 원활하게 호흡하면서 움직여야 한다.

길고 여유롭게!
스트레칭을 할 때는 근육의 수축과 이완에 신경을 쓰면서 특정 자세를 30초 정도 유지해야 한다. 이때 신체 상태를 적절히 고려해 스트레칭하는 것이 중요하다.

지식 단단 쳌!

OX 퀴즈로 건강을 위한 지식의 수준을 한층 더 높여 보자.

정적 스트레칭은 근육을 늘리고 이완하는 과정이기 때문에 반동을 줘야 한다!?

준비 운동을 하면 근육과 관절, 인대와 건 등의 조직 점성이 감소한다!?

동적 스트레칭과 정적 스트레칭 모두 정확한 자세보다 신속하게 실시하는 것이 중요하다!?

1 week

Wave Knee Push-up

01 몸 단단

웨이브 니 푸시업

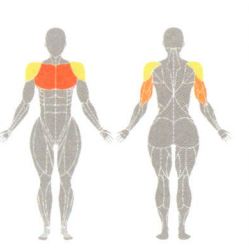

설명 　무릎을 바닥에 대고 상체를 물결처럼 움직여 팔과 가슴 근육을 강화하는 운동이다.
운동 부위 큰가슴근(대흉근), 위팔세갈래근(상완삼두근), 어깨세모근(삼각근)
특징 　스트레칭이 포함되어 있어 등과 어깨 부위의 유연성을 기르는 데도 효과적이다.

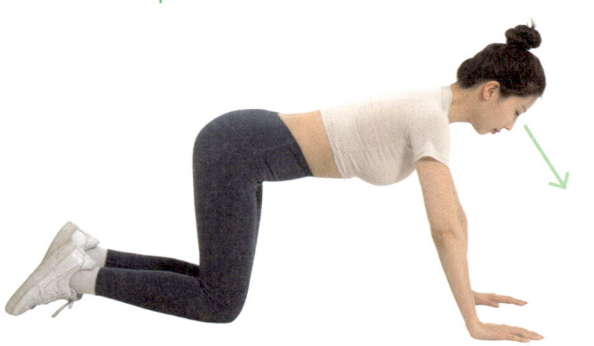

1 양팔의 간격을 어깨보다 약간 넓게 벌린 후, 두 손과 무릎을 바닥에 대고 엎드린다.

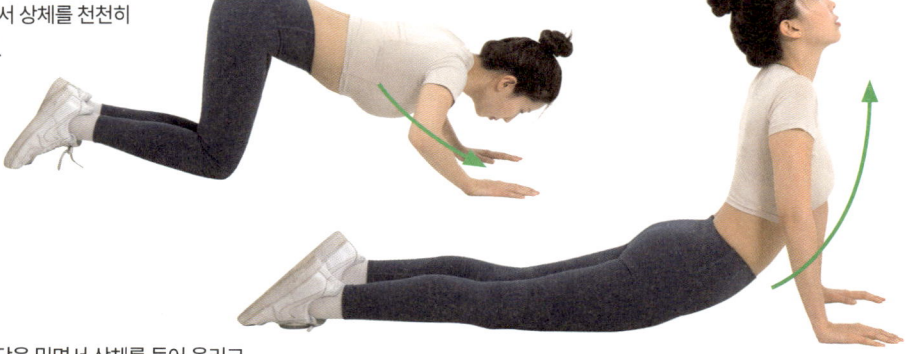

2 팔을 구부리면서 상체를 천천히 아래로 내린다.

3 손바닥으로 바닥을 밀면서 상체를 들어 올리고 가슴 근육을 수축시킨다.

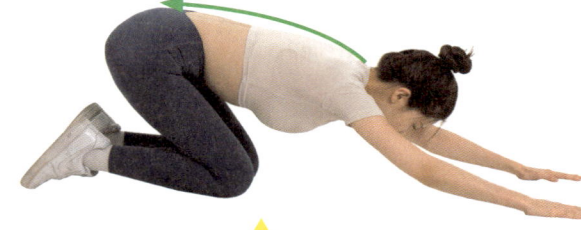

4 엉덩이를 뒤로 빼고 팔과 어깨를 펴면서 근육과 관절을 이완시킨다.

 주의!

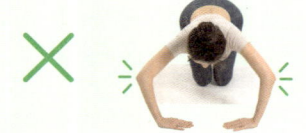

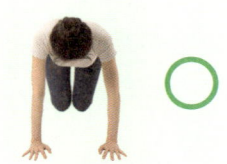

난이도 UP

어깨 펴기
어깨를 움츠리고 푸시업을 하면 부상 위험이 높아진다. 따라서 움츠린 어깨를 펴고 검지와 중지가 위쪽을 향하도록 자세를 잡는다.

다리 올리고 푸시업
하체를 올리면 무게 중심이 상체로 이동하여 조금 더 난이도가 높은 동작의 푸시업을 할 수 있다.

1 week

Half Squat / Wall Squat Hold

02 몸 단단

하프 스콰트/월 스콰트 홀드

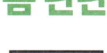

설명	무릎을 절반 정도 굽혔다가 펴면서 허벅지와 엉덩이 근육을 강화하는 운동이다.
운동 부위	넙다리네갈래근(대퇴사두근), 볼기근(둔근), 넙다리뒤근육(햄스트링)
특징	관절 가동 범위가 제한적인 사람들도 쉽게 수행할 수 있다.

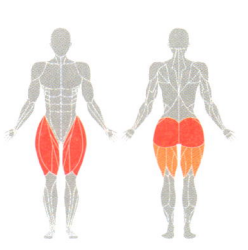

1
발을 어깨너비 정도로 벌리고 발끝을 정면으로 향하게 하여 편안하게 선다.

> 팔다리를 곧게 유지하면 운동 효과가 더욱 증가해요!

2
목, 허리, 등이 둥글게 말리지 않도록 자세를 유지하면서 천천히 아래로 내려간다.

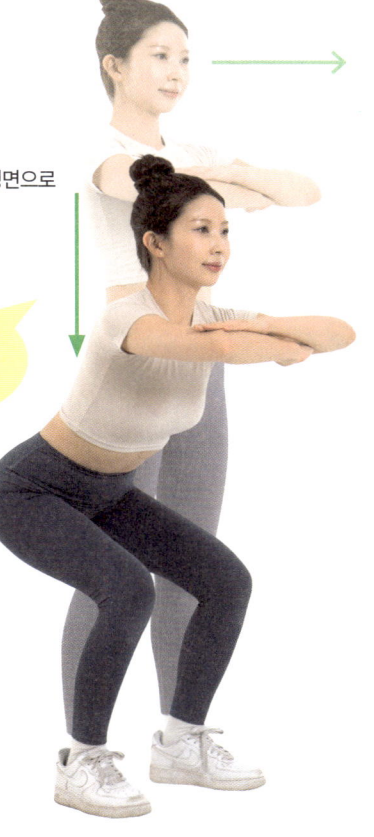

> 허리와 엉덩이를 벽에 붙이고 코어를 긴장시켜요!

월 스콰트 홀드
무릎 각도를 90도로 유지하며 버틴다.

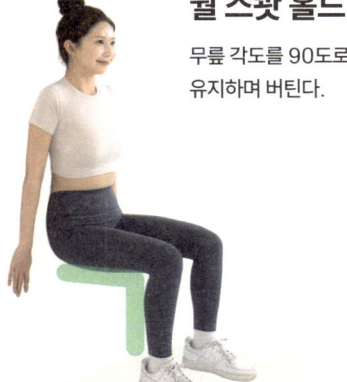

 주의!

무릎의 위치
무릎이 발끝보다 앞으로 나갈 경우 체중이 무릎 관절에 집중될 수 있으므로, 무릎의 위치를 조정하여 하체 근육이 받는 힘을 적절히 분배해야 한다.

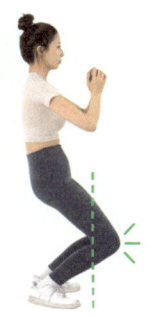

허리의 곡선
허리와 어깨가 둥글게 말리면 허리 통증을 유발할 수 있으므로 주의한다.

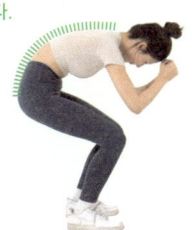

난이도 Up

중량 하프 스콰트
케틀벨이나 덤벨을 활용하면 저항을 늘릴 수 있어서 운동 강도를 높일 수 있다.

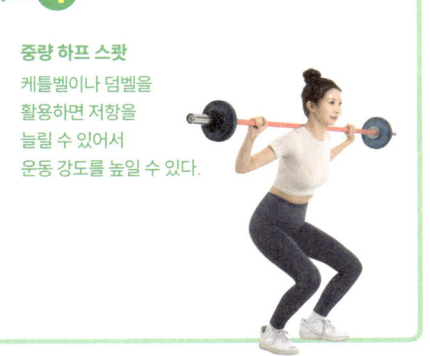

1 week

Plank

03 몸 단단

플랭크

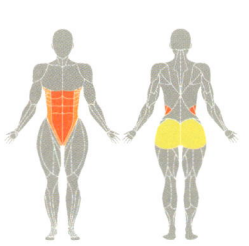

설명　팔꿈치와 발끝을 바닥에 대고 몸을 곧게 유지하는 코어 운동이다.
운동 부위　배가로근(복횡근), 배곧은근(복직근), 배빗근(복사근)
특징　몸의 균형 감각과 코어 안정성을 높이는 데 효과적이다.

1
바닥에 엎드린 후, 무릎과 발끝으로 몸을 지탱한다. 팔꿈치는 어깨너비로 벌린 후, 어깨 바로 아래에 놓는다.

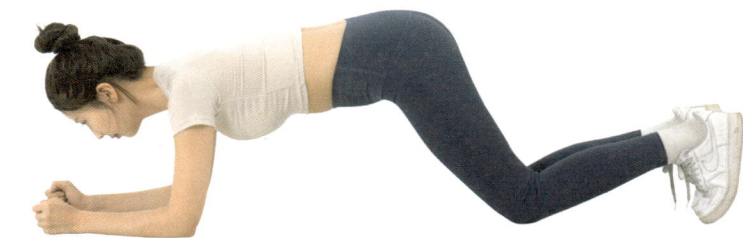

2
목, 허리, 엉덩이, 다리 등 상체와 하체가 일직선이 되도록 자세를 유지한다.

* 복근과 등 사이에 적절한 힘이 유지되도록 코어에 지속적인 힘을 준다.

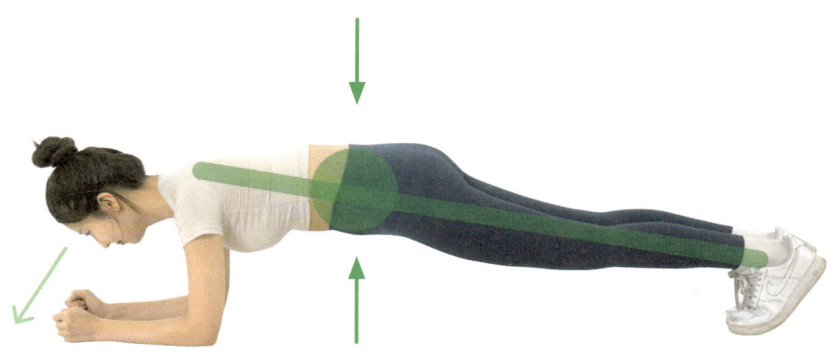

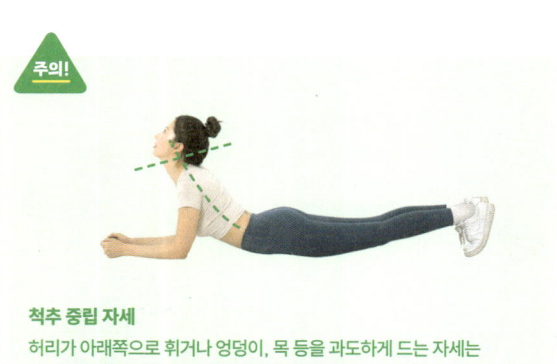

척추 중립 자세
허리가 아래쪽으로 휘거나 엉덩이, 목 등을 과도하게 드는 자세는 신체에 무리를 주기 때문에 척추 중립 자세를 유지해야 한다.

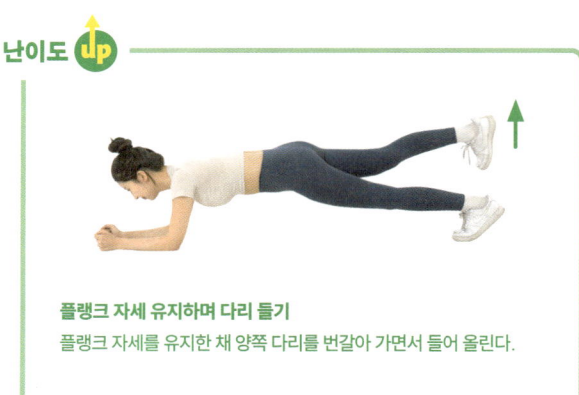

플랭크 자세 유지하며 다리 들기
플랭크 자세를 유지한 채 양쪽 다리를 번갈아 가면서 들어 올린다.

1 week

Jumping Jack

04 몸 단단

점핑 잭

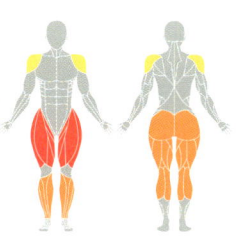

- **설명**: 다리를 양옆으로 벌리고, 팔을 머리 위로 들어 올리면서 점프하는 전신 운동이다.
- **운동 부위**: 넙다리네갈래근(대퇴사두근), 장딴지근(비복근), 어깨세모근(삼각근)
- **특징**: 심혈관 건강을 개선하고 심폐 지구력 향상에 효과적이다.

1 허리를 곧게 펴고 시선을 정면에 둔채 편안하게 선다.

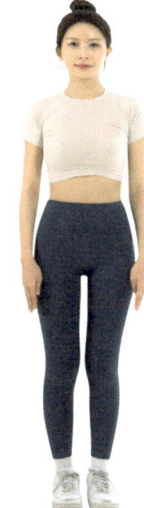

2 팔은 위로, 다리는 양옆으로 동시에 벌리면서 점프한다.

> 팔다리를 직선으로 유지하면 운동 효과가 더욱 증가해요!

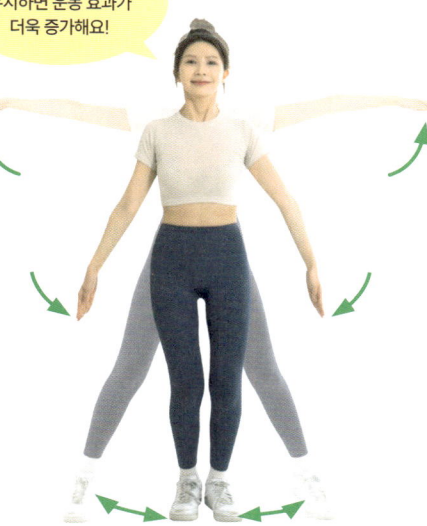

3 다시 점프하면서 팔과 다리를 모으고 시작 자세로 돌아온다.

> 팔다리를 몸 가까이 모으면 운동 효과가 더욱 증가해요!

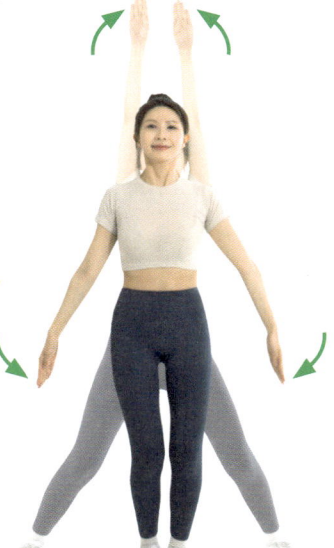

주의!

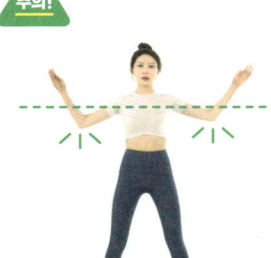

팔다리 일직선으로 만들기
스트레칭과 칼로리 소모의 효과를 더욱 크게 증가시키기 위해서는 팔다리를 구부리지 않고 일직선으로 유지해야 한다.

 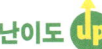

스쾃 점핑 잭
스쾃 이후 점핑 잭 동작을 이어서 하게 되면 운동 효과를 더욱더 높일 수 있다.

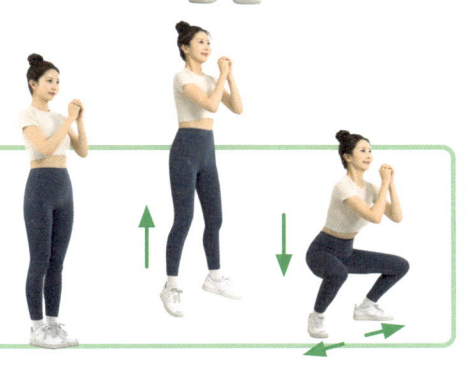

Chapter 1 | 성장을 위한 첫걸음

몸 단단 체크

1주 차 운동

1주 차 셋톱 단계, 어떤 운동을 얼마나 열심히 하였는지 기록해 봅시다.

day 1 　 월 / 　 일 /

1일 차 운동 별점 ☆☆☆☆☆

수준	웨이브 니 푸시업(횟수)						하프 스쾃/월 스쾃 홀드(횟수)						플랭크(초)						점핑 잭(횟수)					
	초급		중급		상급		초급		중급		상급		초급		중급		상급		초급		중급		상급	
횟수	5	10	15	20	25	30	5	10	15	20	25	30	10	20	30	40	50	60	5	10	15	20	25	30
1 세트	☐	☐	☐	☐	☐	☐	☐	☐	☐	☐	☐	☐	☐	☐	☐	☐	☐	☐	☐	☐	☐	☐	☐	☐
2 세트	☐	☐	☐	☐	☐	☐	☐	☐	☐	☐	☐	☐	☐	☐	☐	☐	☐	☐	☐	☐	☐	☐	☐	☐
3 세트	☐	☐	☐	☐	☐	☐	☐	☐	☐	☐	☐	☐	☐	☐	☐	☐	☐	☐	☐	☐	☐	☐	☐	☐
4 세트	☐	☐	☐	☐	☐	☐	☐	☐	☐	☐	☐	☐	☐	☐	☐	☐	☐	☐	☐	☐	☐	☐	☐	☐

⊙ 오늘 운동에 대한 한 줄 평:

day 2 　 월 / 　 일 /

2일 차 운동 별점 ☆☆☆☆☆

수준	웨이브 니 푸시업(횟수)						하프 스쾃/월 스쾃 홀드(횟수)						플랭크(초)						점핑 잭(횟수)					
	초급		중급		상급		초급		중급		상급		초급		중급		상급		초급		중급		상급	
횟수	5	10	15	20	25	30	5	10	15	20	25	30	10	20	30	40	50	60	5	10	15	20	25	30
1 세트	☐	☐	☐	☐	☐	☐	☐	☐	☐	☐	☐	☐	☐	☐	☐	☐	☐	☐	☐	☐	☐	☐	☐	☐
2 세트	☐	☐	☐	☐	☐	☐	☐	☐	☐	☐	☐	☐	☐	☐	☐	☐	☐	☐	☐	☐	☐	☐	☐	☐
3 세트	☐	☐	☐	☐	☐	☐	☐	☐	☐	☐	☐	☐	☐	☐	☐	☐	☐	☐	☐	☐	☐	☐	☐	☐
4 세트	☐	☐	☐	☐	☐	☐	☐	☐	☐	☐	☐	☐	☐	☐	☐	☐	☐	☐	☐	☐	☐	☐	☐	☐

⊙ 오늘 운동에 대한 한 줄 평:

day 3 　 월 / 　 일 /

3일 차 운동 별점 ☆☆☆☆☆

수준	웨이브 니 푸시업(횟수)						하프 스쾃/월 스쾃 홀드(횟수)						플랭크(초)						점핑 잭(횟수)					
	초급		중급		상급		초급		중급		상급		초급		중급		상급		초급		중급		상급	
횟수	5	10	15	20	25	30	5	10	15	20	25	30	10	20	30	40	50	60	5	10	15	20	25	30
1 세트	☐	☐	☐	☐	☐	☐	☐	☐	☐	☐	☐	☐	☐	☐	☐	☐	☐	☐	☐	☐	☐	☐	☐	☐
2 세트	☐	☐	☐	☐	☐	☐	☐	☐	☐	☐	☐	☐	☐	☐	☐	☐	☐	☐	☐	☐	☐	☐	☐	☐
3 세트	☐	☐	☐	☐	☐	☐	☐	☐	☐	☐	☐	☐	☐	☐	☐	☐	☐	☐	☐	☐	☐	☐	☐	☐
4 세트	☐	☐	☐	☐	☐	☐	☐	☐	☐	☐	☐	☐	☐	☐	☐	☐	☐	☐	☐	☐	☐	☐	☐	☐

⊙ 오늘 운동에 대한 한 줄 평:

day 4 　 월 / 　 일 /

4일 차 운동 별점 ☆☆☆☆☆

수준	웨이브 니 푸시업(횟수)						하프 스쾃/월 스쾃 홀드(횟수)						플랭크(초)						점핑 잭(횟수)					
	초급		중급		상급		초급		중급		상급		초급		중급		상급		초급		중급		상급	
횟수	5	10	15	20	25	30	5	10	15	20	25	30	10	20	30	40	50	60	5	10	15	20	25	30
1 세트	☐	☐	☐	☐	☐	☐	☐	☐	☐	☐	☐	☐	☐	☐	☐	☐	☐	☐	☐	☐	☐	☐	☐	☐
2 세트	☐	☐	☐	☐	☐	☐	☐	☐	☐	☐	☐	☐	☐	☐	☐	☐	☐	☐	☐	☐	☐	☐	☐	☐
3 세트	☐	☐	☐	☐	☐	☐	☐	☐	☐	☐	☐	☐	☐	☐	☐	☐	☐	☐	☐	☐	☐	☐	☐	☐
4 세트	☐	☐	☐	☐	☐	☐	☐	☐	☐	☐	☐	☐	☐	☐	☐	☐	☐	☐	☐	☐	☐	☐	☐	☐

⊙ 오늘 운동에 대한 한 줄 평:

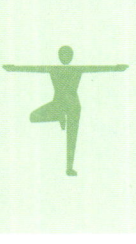

2 weeks 단단 프로젝트

환경을 변화시키면 나의 삶이 변할 수 있다!

- 작심삼일에 그치는 나, 환경을 바꿔 보자!
- 건강한 체중 조절, 이렇게 하면 된다!
- 저탄고지 식단, 정말 다이어트 효과가 있을까?

- ☑ 트라이셉스 익스텐션 Triceps Extension
- ☑ 리버스 런지 Reverse Lunge
- ☑ 크런치 Crunch
- ☑ 하이 니 업 High Knee-up

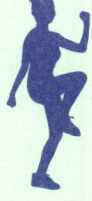

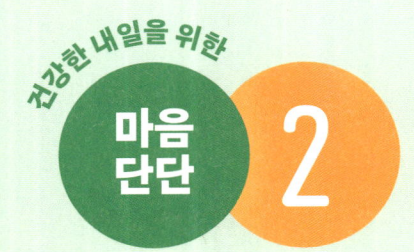

작심삼일에 그치는 나, 환경을 바꿔 보자!

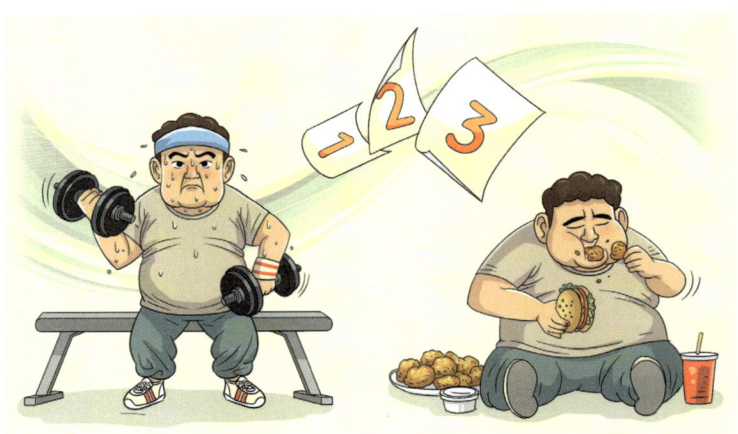

　매년 1월 1일, 새해가 되면 전 국민이 하는 대표적인 결심이 있다. "살을 빼기 위해 매일 달리기를 한 시간씩 하겠어!" 하지만 이 결심은 며칠 가지 못한다. "진정한 새해는 설날을 보내고 난 후니까 그 때 다시 시작해야지."라는 변명과 함께….

　어떠한 일이든 변화를 이끌어 내기 위해서는 행동을 바꾸는 것이 필수이다. 그러나 바뀐 행동은 스트레스와 피로를 동반하게 된다. 따라서 처음부터 무리한 목표를 설정하는 것보다는 작은 목표를 설정하여 차근차근 실천해 나가는 것이 좋다. '행복은 한 번에 오는 큰 성취가 아니라, 매일의 작은 행복들을 모으는 것이다.'라는 말처럼, 작은 성공은 우리에게 행복감을 주고, 이러한 행복감은 더 큰 성공을 이끌어 내는 원동력이 된다.

　그러나 어떤 때에는 작은 목표들조차 스트레스로 느껴지기도 한다. 그러므로 이러한 스트레스를 슬기롭게 극복하고 목표를 적극적으로 실천할 수 있는 환경을 만들어 주는 것이 중요하다. 무엇인가 시작하기 위한 준비 과정을 짧게 하거나 방해 요소를 없애는 방식으로 주변 환경을 만드는 것이다. 예를 들어 아침 운동을 위해 전날 밤 미리 운동복을 입고 잠자리에 들거나 군것질을 줄이기 위해 집 안에 있는 간식을 전부 없애는 것도 목표 달성을 위한 좋은 방법이 될 수 있다. 이렇듯 작은 목표를 세우고, 목표를 달성하기 위한 좋은 환경을 조성하여 성취감과 행복감으로 가득한 하루를 보내 보자. 당신의 삶이 조금씩 변화하기 시작할 것이다.

마음 단단 첵!

나의 결심이 작심삼일에 그치지 않도록 작은 목표를 설정하고, 목표 달성을 쉽게 할 수 있는 환경을 만들자!

목표 달성을 위한 환경 만들기의 예

	내가 도전할 작은 목표	목표 달성을 위해 내가 만든 환경
1	아침 운동하기	운동복을 미리 입고 잠자리에 들기
2	군것질하지 않기	집 안에 사탕, 과자 등 간식 없애기
3	영어 실력 키우기	컴퓨터 인터넷의 홈 화면을 영어 학습 사이트로 설정하기
4	늦은 시간까지 스마트폰 사용하지 않기	잠자기 2시간 전부터 스마트폰 사용 제한 앱 켜두기
5	의지 다지기	스마트폰, 태블릿 PC 화면에 TO DO LIST 크게 띄워 놓기

목표 달성을 위한 나만의 환경 만들기

	내가 도전할 작은 목표	목표 달성을 위해 내가 만든 환경
1		
2		
3		
4		
5		

작심삼일을 타파할 '작은 습관 이론(Tiny Habits Theory)'

작은 습관 이론은 '작은 행동을 꾸준히 반복하는 것이 큰 변화를 가져온다.'라는 의미의 이론이다. 이 이론은 미국 스탠퍼드 대학교의 연구원이자 겸임 교수인 브라이언 제프리 포그(Brian Jeffrey Fogg)가 제시한 것으로, 그는 자신의 저서 <습관의 디테일>에서 큰 목표나 변화가 부담스러울 수 있기 때문에, 작고 쉽게 시작할 수 있는 습관을 만드는 것이 중요하다고 주장하였다. 또한 그는 작은 시작이 큰 변화를 이끌어 내며, 지속적인 행동이 중요한 목표를 달성하게 만든다고 강조하였다. 예를 들어 '하루에 운동 30분 하기'보다는 '하루에 한 번 바닥에 엎드리기'처럼 보다 쉽게 실천할 수 있는 목표를 설정하여 시작하는 것이다.

왜 효과적인가?
- **심리적 부담이 적다!** 큰 목표는 시작하기 어렵지만, 작은 목표는 쉽게 실천할 수 있다.
- **점진적으로 확장된다!** 작은 행동을 꾸준히 하다 보면, 점차 그 행동이 확대되고 더 큰 목표를 이루는 데 도움이 된다.

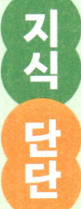

건강한 성장을 위한

지식 단단

3

건강한 체중 조절, 이렇게 하면 된다!

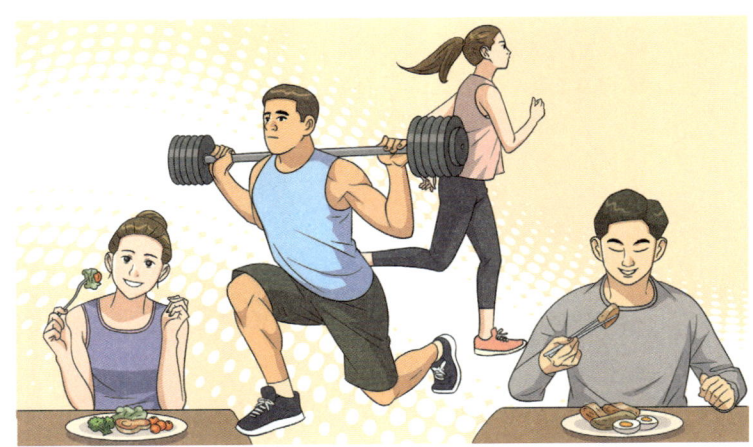

체중을 감량하기 위해서는 많은 시간과 꾸준한 노력이 필요하다. 또한 체중은 운동과 식이 요법 등의 건강한 방법을 통해 감량하는 것이 무엇보다 중요하며, 감량한 체중을 지속적으로 유지하는 것 역시 매우 중요하다. 이를 위해 운동을 통한 체중 조절(감량)하기와 식단을 통한 체중 조절(감량)하기에 대해 알아 보자.

운동을 통해 체중을 감량하기 위해서는 여러 종류의 운동, 즉 유산소 운동과 무산소 운동을 병행하는 것이 좋다. 유산소 운동과 무산소 운동은 각각 다른 효과를 발휘하며, 소비하는 칼로리양에도 차이가 있기 때문이다. 유산소 운동은 비교적 낮은 강도의 활동을 장시간 지속하는 운동으로, 운동 시간에 따라 비교적 많은 칼로리를 소비하여 체지방을 효과적으로 연소시킨다. 반면 무산소 운동은 높은 강도의 활동을 짧은 시간 수행하여 신체 근력을 단련하고 기초 대사량을 증가시켜 감량한 체중을 유지할 수 있도록 도움을 준다. 따라서 체중을 효과적으로 감량하고 싶다면 유산소 운동을 통해 지방을 태우고, 무산소 운동으로 근력을 키우는 것이 중요하다.

식단을 통해 체중을 감량하기 위해서는 탄수화물 섭취량을 줄이고 단백질 섭취량을 늘리는 것이 좋다. 단백질 함량이 높은 식품으로 구성된 식단은 근육량을 유지 또는 증가시키면서 포만감을 늘리고, 동시에 식욕을 억제시켜 자연스럽게 섭취 칼로리를 줄여 주기 때문이다. 따라서 근육이 아닌 체지방을 줄여 체중을 감량하고 싶다면 근육 유지를 위해 필요한 만큼의 단백질을 섭취하는 것이 중요하다.

단백질의 장점과 저지방 단백질 식품

단백질의 장점

근육량 유지
단백질은 근육을 구성하는 주요 성분으로, 체중 감량 중에도 근육이 빠지지 않도록 도와준다.

포만감 유지
단백질은 소화하는 데 많은 시간이 소요되기 때문에 식사 후 포만감을 오랫동안 지속시켜 준다.

식욕 억제 효과
단백질은 배고픔을 유발하는 호르몬 분비를 감소시켜 자연스럽게 섭취 칼로리를 줄여 준다.

저지방 단백질 식품

계란 흰자
지방과 콜레스테롤이 거의 없는 순수한 단백질로 구성되어 있다.

닭가슴살
포화 지방과 콜레스테롤이 낮고, 단백질 함량이 높다.

두부
식물성 단백질의 공급원으로, 지방이 적고 포만감이 높다.

체중을 효과적으로 관리하기 위한 5단계 TIP!

목표 설정하기 → **식단 계획하기** → **운동 루틴 세우기** → **기록 추적하기** → **동기 부여 유지하기**

- 목표 설정하기: 감량 목표는 현실적으로 세운다. 예) 주당 0.5kg~1kg
- 식단 계획하기: 탄수화물을 줄이고 단백질, 식이섬유 중심으로 식단을 구성한다.
- 운동 루틴 세우기: 주 3~5회, 유산소+근력 운동 비율의 균형을 맞춘다.
- 기록 추적하기: 체중, 체지방률, 복부 둘레 등 숫자와 사진을 함께 기록한다.
- 동기 부여 유지하기: 스스로에게 보상하거나 친구와 함께 실천한다.

☑ 체지방은 감량하고 근육은 유지한다.
☑ 식단과 운동을 균형 있게 병행한다.
☑ 기록과 피드백을 통해 꾸준히 점검한다.
☑ 결과보다는 작은 실천을 오래 유지한다.

지식 단단 첵!

다음 중 체중을 효과적으로 관리하기 위한 방법으로 알맞은 것은?

 감량 목표는 현실적인 것보다 이루고 싶은 목표로 설정한다.

 근육량을 유지하기 위해 탄수화물 섭취량을 늘린다.

 스스로에게 보상하거나 친구와 함께 실천하여 동기 부여를 유지한다.

 유산소 또는 근력 운동 중, 자신 있는 운동만 실시한다.

 운동을 실천하는 과정보다는 결과를 더 중요시하며 실시한다.

건강한 성장을 위한

지식 단단

4

저탄고지 식단, 정말 다이어트 효과가 있을까?

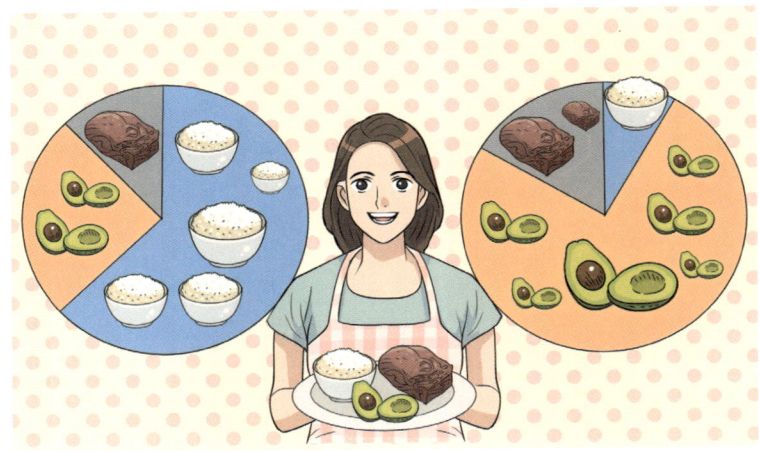

저탄고지는 '저탄수화물 고지방' 식단의 줄임말로, 탄수화물 섭취를 줄이고 지방을 주요 에너지원으로 사용하는 식단을 의미하며, 핵심은 우리 몸의 에너지 대사 방식을 변화시킨다는 것이다. 탄수화물이 풍부한 음식 섭취를 줄이면 우리 몸은 에너지를 얻기 위해 저장된 지방을 사용한다. 따라서 탄수화물 대신 지방 섭취량을 늘리게 되면 주요 에너지원으로 지방이 사용되기 때문에 체중 감량에도 도움을 준다.

하지만 탄수화물 섭취를 급격하게 줄이게 되면 식이 섬유, 비타민, 미네랄 등 일부 중요한 영양소가 부족해져 변비와 같은 신체적 문제가 생길 수도 있으며, 운동 시 주 에너지원으로 사용되는 탄수화물이 제한되어 운동 기량이 현저하게 저하될 수도 있다. 또한 고지방 식단이 지나치게 오래 지속되면 심장, 신장, 뼈 등 신체 건강에 부정적인 영향을 초래할 수도 있다.

이처럼 저탄고지 식단은 단기적인 체중 감량에는 효과적일 수 있지만 장기적인 건강에는 도움이 되지 않을 수도 있다는 것을 명심해야 한다. 따라서 개인의 건강 상태나 생활 방식 등에 맞게 적절히 조절하여 실천하는 것이 중요하며, 가능한 전문가와 상담한 후 시작하는 것이 가장 좋다. 건강한 삶을 위해서는 효과적인 체중 감량도 중요하지만, 균형 잡힌 영양소 섭취 역시 매우 중요하다는 것을 절대 잊지 말자!

식단 가이드: 무엇을 먹고 무엇을 피할 것인가?

권장 식품

탄수화물이 적고 지방이 풍부하면서 동시에 단백질이 적절하게 포함된 식품

- 육류: 소고기, 돼지고기, 닭고기
- 건강한 지방: 올리브, 코코넛 오일, 견과류
- 저탄수화물 채소: 브로콜리, 시금치, 양배추
- 유제품: 치즈, 무가당 요구르트
- 소량의 저당 과일: 베리류, 아보카도

제한 식품

탄수화물과 당분 함량이 높아 혈당을 빠르게 상승시키고 인슐린 분비를 촉진시키는 식품

- 곡물: 쌀, 밀가루, 빵, 파스타, 시리얼
- 당류: 설탕, 꿀, 시럽, 과일 주스, 탄산음료
- 전분 채소: 감자, 고구마, 옥수수
- 당도 높은 과일: 바나나, 망고, 파인애플
- 가공식품: 과자, 빵, 사탕, 패스트푸드

성공적인 저탄고지 실천을 위한 TIP!

점진적 시작
탄수화물을 급격하게 제한하지 말고 단계적으로 감소시킨다.

수분 섭취 증가
평소보다 많은 양의 수분을 섭취하여 *케토 플루를 예방한다.

식이 섬유 보충
저탄수화물의 채소 섭취량을 늘려 식이 섬유 보충 및 변비를 예방한다.

나트륨 섭취
초기에는 나트륨 배출이 많으므로, 염분을 적절하게 섭취해야 한다.

영양제 고려
마그네슘, 칼륨 등의 영양제를 통해 부족한 영양소를 보충한다.

*케토 플루(Keto flu): 저탄고지 식단을 적용하였을 때 몸에서 나타나는 일시적인 증상들의 집합이다. 주요 증상으로는 피로, 두통, 어지러움, 구토, 변비, 식욕 감소 등이 있으며, 식단을 변경한 초기에 나타났다가 대부분 며칠 내로 사라진다.

지식 단단 첵!

OX 퀴즈로 건강을 위한 지식의 수준을 한층 더 높여 보자.

저탄고지 식단을 장기간 유지하면 우리 몸에 필요한 미네랄이 부족해진다!?

탄수화물의 양을 제한하면 운동 기능도 떨어지고 항상 피곤하다!?

저탄고지 식단은 결국 체중 감량에는 전혀 도움이 되지 않는다!?

2 weeks — Triceps Extension

05 몸 단단

트라이셉스 익스텐션

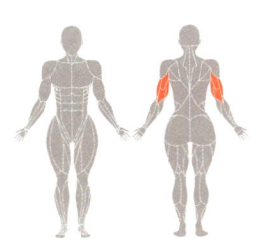

- **설명** 덤벨을 머리 뒤로 내렸다가 올리면서 팔 뒤쪽 근육을 강화하는 운동이다.
- **운동 부위** 위팔세갈래근(상완삼두근)
- **특징** 비교적 간단한 동작으로 위팔세갈래근의 근력 및 근지구력을 강화시킨다.

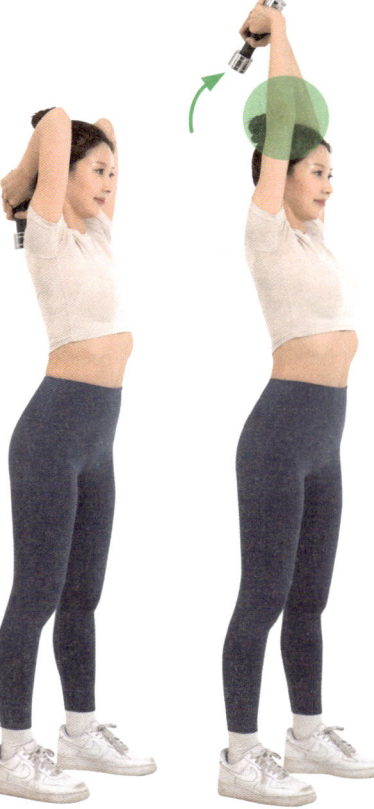

1 다리를 어깨너비로 벌린 후, 양손으로 덤벨을 잡아 머리 뒤로 들어 올린다.

2 팔꿈치를 고정한 후, 위팔세갈래근의 힘으로 팔을 펴면서 덤벨을 들어 올린다.

다양하게 즐기기

덤벨 라잉 트라이셉스 익스텐션
벤치에 누운 상태에서 팔꿈치를 굽혀 덤벨을 내렸다가 올리는 동작으로, 위팔세갈래근을 고립시켜 집중적으로 강화할 수 있는 운동이다.

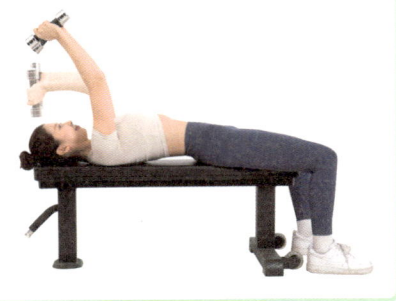

 주의!

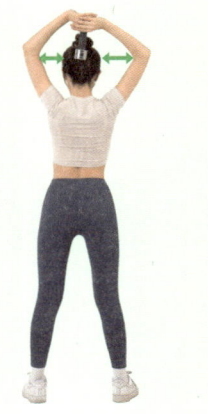

팔꿈치 고정
팔꿈치가 앞뒤나 좌우로 흔들리거나 벌어지면 위팔세갈래근의 자극이 분산되므로 귀 옆에 고정한다.

과도하게 허리 펴지 않기
덤벨을 머리 위로 들어 올릴 때, 허리가 과도하게 꺾이지 않도록 코어에 힘을 준다.

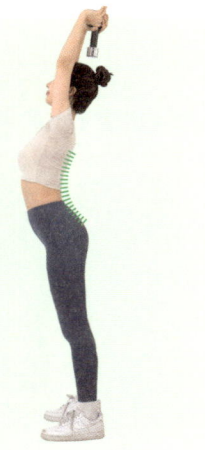

2 weeks

Reverse Lunge

06 몸 단단

리버스 런지

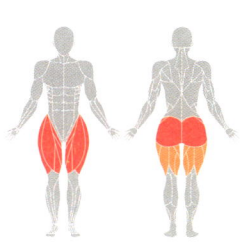

설명	한쪽 발을 뒤로 내딛는 동시에 무릎을 굽혀 하체 근육을 강화하는 운동이다.
운동 부위	볼기근(둔근), 넙다리네갈래근(대퇴사두근), 넙다리뒤근육(햄스트링)
특징	엉덩 관절의 가동성을 향상시키며, 코어 근육을 강화하는 데에도 효과적이다.

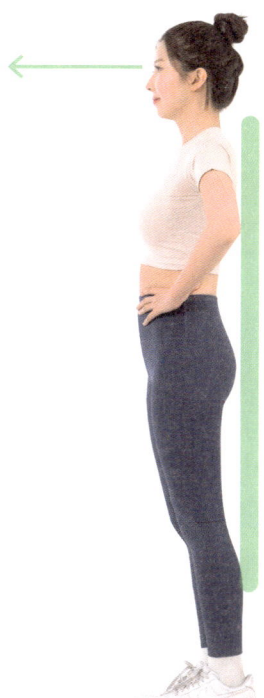

등이 굽어지지 않도록 일직선을 유지해요!

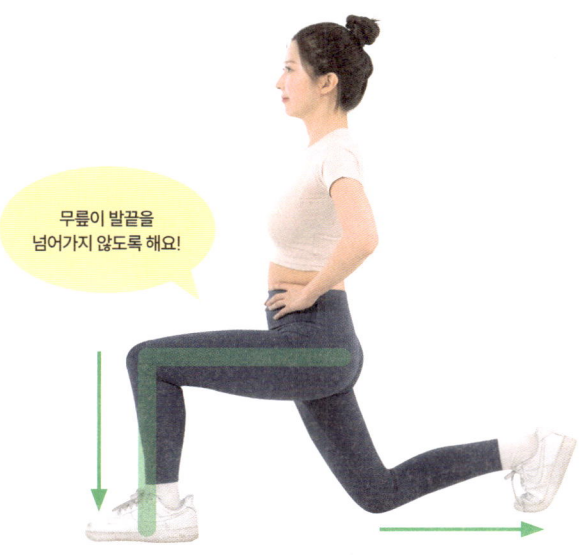

무릎이 발끝을 넘어가지 않도록 해요!

1 골반 위에 양손을 자연스럽게 올려놓은 후, 허리를 곧게 펴고 정면을 바라본다.

2 한쪽 다리를 뒤로 내디디며 무릎을 구부린다. 이때 허리가 구부러지지 않도록 주의한다.

주의!

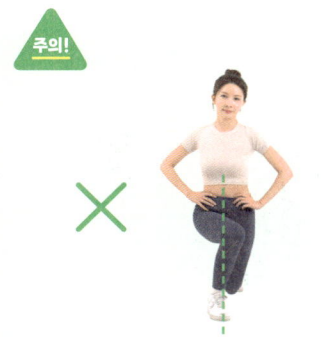

균형 잡기
무릎이 몸 안쪽으로 기울어지지 않도록 균형을 잡는다.

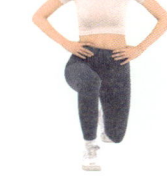

난이도 UP

덤벨 런지
덤벨을 들고 런지를 수행하면 운동 강도를 한 단계 더 높일 수 있다. 가벼운 무게의 덤벨부터 무거운 무게의 덤벨까지 점차 무게를 늘려가는 것이 안전하다.

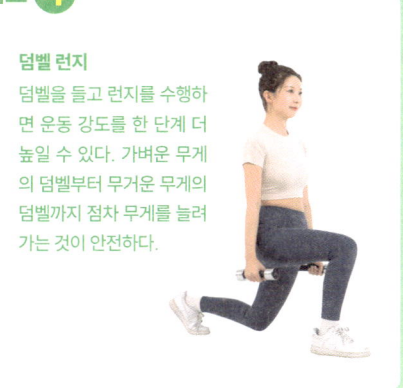

Chapter 1 | 성장을 위한 첫걸음   41

2 weeks   Crunch

07 몸 단단

크런치

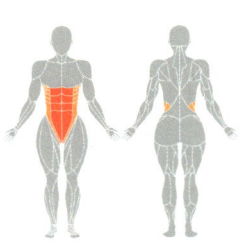

- 설명 : 등을 바닥에 대고 상체를 들어 올리면서 상복부 근력을 강화하는 복부 운동이다.
- 운동 부위 : 배곧은근(복직근), 배빗근(복사근), 배가로근(복횡근)
- 특징 : 허리에 부담이 적어서 안전하며, 운동 강도를 조절하기가 쉽다.

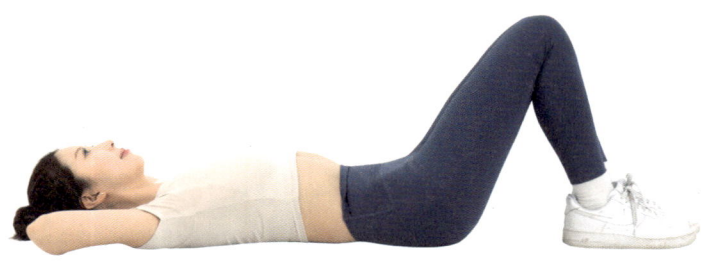

1
바닥에 편하게 누워 무릎을 구부리고 발바닥을 바닥에 밀착시킨다.

시선은 무릎보다 높은 곳을 바라봐요!

상체를 너무 높이 올리지 말고, 복부에 힘이 들어가는 만큼만 해요!

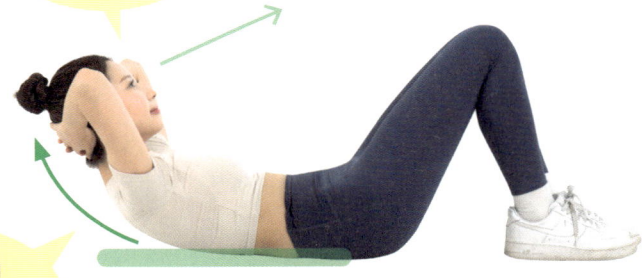

2
복부에 힘을 주면서 천천히 상체를 들어 올린다.

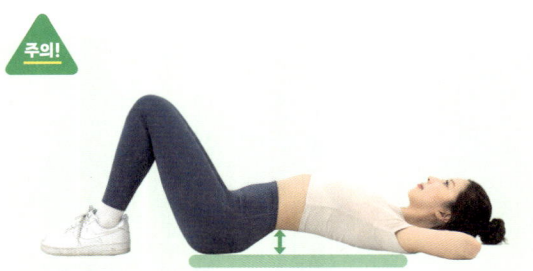

허리가 바닥에서 뜨지 않도록 하기
허리에 힘을 과도하게 주면 허리가 바닥에서 떨어질 수도 있다. 따라서 등으로 바닥을 누른다는 느낌으로 허리 전체를 바닥에 붙인다.

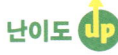

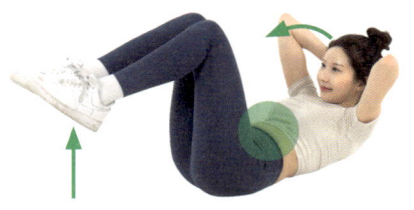

다리 들고 크런치
복부 아래쪽의 힘으로 다리를 들어 올린 상태에서 크런치를 실시한다. 운동 강도가 증가하여 복부의 자극을 더 크게 느낄 수 있다.

2 weeks — High knee-up

08 몸 단단 | 하이 니 업

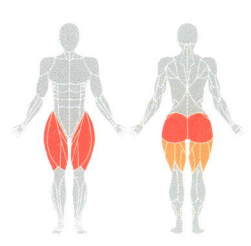

설명	한쪽 무릎을 가슴 높이까지 번갈아 가며 들어 올리는 전신 유산소 운동이다.
운동 부위	넙다리근(대퇴근), 엉덩허리근(장요근), 볼기근(둔근)
특징	다리의 근력과 함께 유연성, 심폐 지구력을 동시에 향상시킨다.

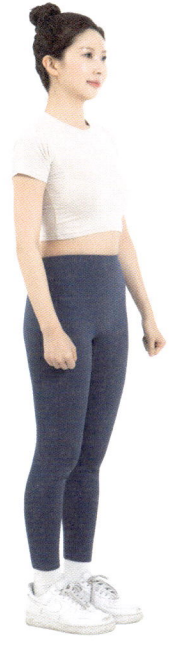
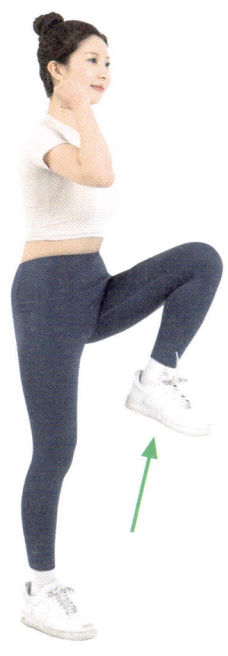
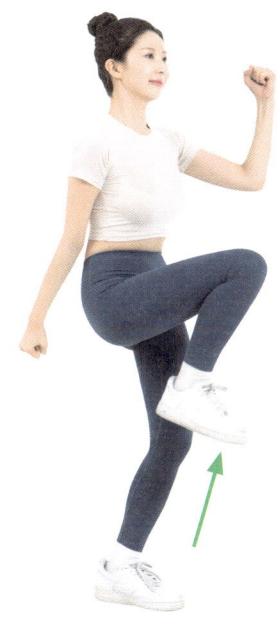

1 허리를 곧게 펴고 시선을 정면에 둔 채 편안하게 선다.

2 발 앞쪽에 힘을 주어 몸을 지탱하고, 왼쪽 무릎을 가능한 높게 들어 올린다.

3 들어 올리는 다리의 반대쪽 팔도 함께 들어 올리며, 좌우 동작을 반복한다.

주의!

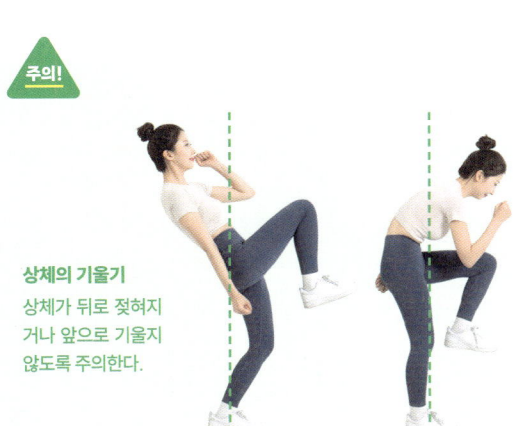

상체의 기울기
상체가 뒤로 젖혀지거나 앞으로 기울지 않도록 주의한다.

다양하게 즐기기

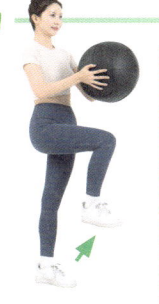
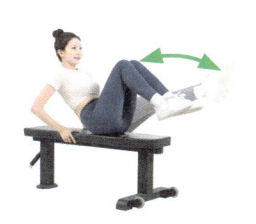

짐 볼 니 업
양손으로 짐 볼을 들고 선 후, 한쪽 무릎씩 번갈아 들어 올려 복부를 자극하는 운동이다.

시티드 니 업
바닥 또는 벤치에 앉아 상체와 무릎을 동시에 당겨 복부를 집중적으로 자극하는 운동이다.

몸 단단 체크

2주 차 운동

2주 차 여러 동작 단계, 어떤 운동을 얼마나 열심히 하였는지 기록해 봅시다.

day 1 / 월 / 일

1일 차 운동 별점 ☆☆☆☆☆

수준	트라이셉스 익스텐션(횟수)						리버스 런지(횟수)						크런치(횟수)						하이 니 업(횟수)					
	초급		중급		상급		초급		중급		상급		초급		중급		상급		초급		중급		상급	
횟수	5	10	15	20	25	30	5	10	15	20	25	30	5	10	15	20	25	30	5	10	15	20	25	30
1 세트	☐	☐	☐	☐	☐	☐	☐	☐	☐	☐	☐	☐	☐	☐	☐	☐	☐	☐	☐	☐	☐	☐	☐	☐
2 세트	☐	☐	☐	☐	☐	☐	☐	☐	☐	☐	☐	☐	☐	☐	☐	☐	☐	☐	☐	☐	☐	☐	☐	☐
3 세트	☐	☐	☐	☐	☐	☐	☐	☐	☐	☐	☐	☐	☐	☐	☐	☐	☐	☐	☐	☐	☐	☐	☐	☐
4 세트	☐	☐	☐	☐	☐	☐	☐	☐	☐	☐	☐	☐	☐	☐	☐	☐	☐	☐	☐	☐	☐	☐	☐	☐

⊙ 오늘 운동에 대한 한 줄 평:

day 2 / 월 / 일

2일 차 운동 별점 ☆☆☆☆☆

수준	트라이셉스 익스텐션(횟수)						리버스 런지(횟수)						크런치(횟수)						하이 니 업(횟수)					
	초급		중급		상급		초급		중급		상급		초급		중급		상급		초급		중급		상급	
횟수	5	10	15	20	25	30	5	10	15	20	25	30	5	10	15	20	25	30	5	10	15	20	25	30
1 세트	☐	☐	☐	☐	☐	☐	☐	☐	☐	☐	☐	☐	☐	☐	☐	☐	☐	☐	☐	☐	☐	☐	☐	☐
2 세트	☐	☐	☐	☐	☐	☐	☐	☐	☐	☐	☐	☐	☐	☐	☐	☐	☐	☐	☐	☐	☐	☐	☐	☐
3 세트	☐	☐	☐	☐	☐	☐	☐	☐	☐	☐	☐	☐	☐	☐	☐	☐	☐	☐	☐	☐	☐	☐	☐	☐
4 세트	☐	☐	☐	☐	☐	☐	☐	☐	☐	☐	☐	☐	☐	☐	☐	☐	☐	☐	☐	☐	☐	☐	☐	☐

⊙ 오늘 운동에 대한 한 줄 평:

day 3 / 월 / 일

3일 차 운동 별점 ☆☆☆☆☆

수준	트라이셉스 익스텐션(횟수)						리버스 런지(횟수)						크런치(횟수)						하이 니 업(횟수)					
	초급		중급		상급		초급		중급		상급		초급		중급		상급		초급		중급		상급	
횟수	5	10	15	20	25	30	5	10	15	20	25	30	5	10	15	20	25	30	5	10	15	20	25	30
1 세트	☐	☐	☐	☐	☐	☐	☐	☐	☐	☐	☐	☐	☐	☐	☐	☐	☐	☐	☐	☐	☐	☐	☐	☐
2 세트	☐	☐	☐	☐	☐	☐	☐	☐	☐	☐	☐	☐	☐	☐	☐	☐	☐	☐	☐	☐	☐	☐	☐	☐
3 세트	☐	☐	☐	☐	☐	☐	☐	☐	☐	☐	☐	☐	☐	☐	☐	☐	☐	☐	☐	☐	☐	☐	☐	☐
4 세트	☐	☐	☐	☐	☐	☐	☐	☐	☐	☐	☐	☐	☐	☐	☐	☐	☐	☐	☐	☐	☐	☐	☐	☐

⊙ 오늘 운동에 대한 한 줄 평:

day 4 / 월 / 일

4일 차 운동 별점 ☆☆☆☆☆

수준	트라이셉스 익스텐션(횟수)						리버스 런지(횟수)						크런치(횟수)						하이 니 업(횟수)					
	초급		중급		상급		초급		중급		상급		초급		중급		상급		초급		중급		상급	
횟수	5	10	15	20	25	30	5	10	15	20	25	30	5	10	15	20	25	30	5	10	15	20	25	30
1 세트	☐	☐	☐	☐	☐	☐	☐	☐	☐	☐	☐	☐	☐	☐	☐	☐	☐	☐	☐	☐	☐	☐	☐	☐
2 세트	☐	☐	☐	☐	☐	☐	☐	☐	☐	☐	☐	☐	☐	☐	☐	☐	☐	☐	☐	☐	☐	☐	☐	☐
3 세트	☐	☐	☐	☐	☐	☐	☐	☐	☐	☐	☐	☐	☐	☐	☐	☐	☐	☐	☐	☐	☐	☐	☐	☐
4 세트	☐	☐	☐	☐	☐	☐	☐	☐	☐	☐	☐	☐	☐	☐	☐	☐	☐	☐	☐	☐	☐	☐	☐	☐

⊙ 오늘 운동에 대한 한 줄 평:

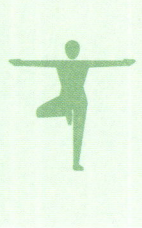

3 weeks 단단 프로젝트

비교는 어제의 나와! 오늘은 어제보다 1퍼센트만 더 나아지기!

- 비교는 '남'이 아닌 '자신'과 하는 것
- 나는 하루에 얼마나 많은 에너지를 소모하고 있을까?
- 무산소 운동과 유산소 운동 이해하기

- ☑ 슈퍼맨 Back Extension
- ☑ 어시스트 스쾃 Assist Squat
- ☑ 레그 레이즈 Leg Raise
- ☑ 토 터치 프런트 킥 Toe Touch Front Kick

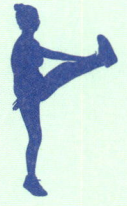

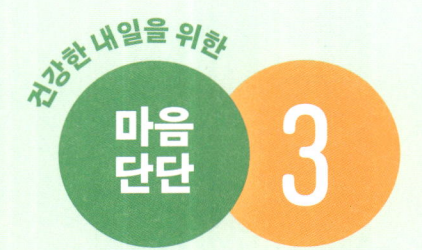

3 비교는 '남'이 아닌 '자신'과 하는 것

건강한 내일을 위한 마음단단

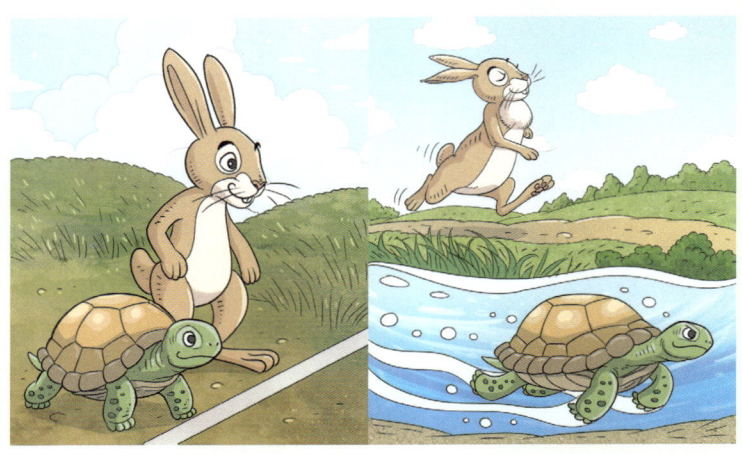

    토끼와 거북이 중에서 누가 더 빠를까? 정답은 '어느 환경에서 경쟁하느냐에 따라 달라진다.'일 것이다. 육지에서는 토끼가, 바다에서는 거북이가 유리하다. 토끼가 수영을 잘할 필요는 없고, 거북이가 빠르게 달릴 필요도 없다. 이처럼 타고난 재능을 발견하는 것도 중요하지만, 자신의 재능이 어느 환경에서 온전히 발휘되는지 이해하는 것도 매우 중요하다.

    그러나 우리는 자기 자신에게 주어진 가능성과 재능은 바라보지 않고 타인의 재능을 선망하며 스스로를 깎아 내린다. 어리석게도 남과 비교하며 우울감에 빠져 소중한 시간을 낭비하고 있는 것이다. 하지만 진정한 성장은 남과의 비교가 아닌, 자신과의 경쟁 혹은 비교를 통해 이루어진다. 남과의 비교를 멈추고 자신에게 집중할 때, 우리는 비로소 한 단계 성장하여 더 큰 목표에 다가갈 수 있기 때문이다. 그러므로 자신에게 주어진 여건과 가능성에 감사하고, 이를 꾸준히 갈고닦을 필요가 있다.

    결국, 비교는 '남'이 아닌 '자기 자신'과 하는 것이다. 남과의 비교는 '좌절감'을 가져오지만, 나 자신과의 비교는 '성장'을 가져온다. 내가 나아가고 있음을 확인할 때, 우리는 깊은 행복감을 느낄 수 있고, 자신의 삶에 더 큰 동기 부여와 자부심을 가질 수 있다. 또 '어제보다 조금 더 나아진 나'를 위해 매일 조금씩 성장하는 것을 목표로 삼으면 자신의 인생이 더 나은 방향으로 흘러가고 있음을 체감할 수 있다. 그러니 남들과 자신을 비교하지 말고, 어제보다 나은 내가 되기 위해 노력하자.

마음 단단 쳌!

'어제보다 더 나은 나'를 위해 매일 조금씩이라도 성장하는 것을 목표로 삼자!

다른 사람과의 비교로 기분이 좋지 않았던 경험 작성하기

나의 어제와 오늘 비교하기 (과거에 비해 성장한 점 작성)

어제의 나와 오늘의 나를 비교하는 성장 체크 리스트

구분	질문	그렇다	진행 중	그렇지 않다
목표 달성	어제 설정한 목표가 있었나요? 있었다면 오늘 그 목표를 달성하였나요?	☐	☐	☐
자기 계발	오늘 새로운 것을 배웠나요? (새로운 운동 기술 또는 정보 습득 등)	☐	☐	☐
감정 관리	오늘 자신의 감정을 잘 관리하였나요? (스트레스 관리, 긍정적 마인드 유지 등)	☐	☐	☐
건강 관리	어제보다 나은 식습관, 운동 수행, 수면 등 건강한 생활 습관을 지켰나요?	☐	☐	☐
자기 반성	오늘 하루를 돌아보며 무엇을 개선할 수 있을지 생각해 보았나요? (스스로에게 피드백을 주는 시간)	☐	☐	☐

건강한 성장을 위한

지식 단단

5

나는 하루에 얼마나 많은 에너지를 소모하고 있을까?

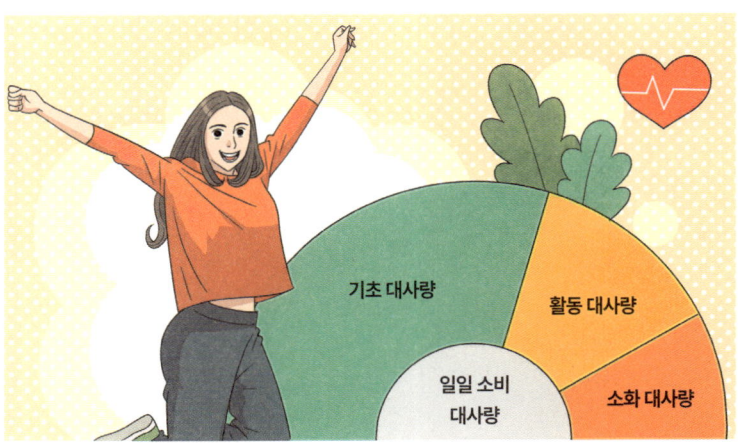

효과적인 체중 관리를 위해서는 자신의 하루 에너지 소비량, 즉 대사량(Metabolism)을 정확하게 파악하는 것이 중요하다. 여기서 대사량이란 우리의 신체에서 일어나는 모든 생리적인 화학 반응의 총합으로, 하루 동안 소비하는 총에너지의 평균값을 의미한다. 대사량은 일반적으로 크게 세 가지로 나눌 수 있다.

기초 대사량(BMR: Basal Metabolic Rate)은 우리의 신체가 아무것도 하지 않는 안정된 상태에서 기본적인 생명 유지 활동만을 위해 소비하는 에너지의 양을 의미한다. 우리의 신체는 잠을 자거나 아무런 신체 활동을 하지 않더라도 생명을 유지하기 위해 최소한의 에너지를 소비한다. 활동 대사량(PAL: Physical Activity Level)은 운동 또는 일상적인 활동(걷기, 계단 오르기, 청소 등)과 같이 신체 활동을 통해 소비하는 에너지의 양을 의미한다. 일반적으로 활동 대사량은 개인의 생활 방식과 활동 수준에 따라 크게 달라진다. 소화 대사량(TEF: Thermic Effect of Food)은 우리가 음식을 섭취한 뒤 소화와 흡수하는 과정, 즉 신진대사 과정에서 소비하는 에너지의 양을 의미한다. 소화 대사량 역시 개인이 섭취한 음식의 종류와 양에 따라 크게 달라진다.

이처럼 세 가지의 대사량은 하루에 소비되는 에너지의 양을 결정하며, 체중 관리와 건강 관리 유지에 있어 매우 중요한 역할을 한다.

대사량을 계산해 볼까요?

	기초 대사량 계산하기	활동 계수 선택하기	계산하기
방법	체중(kg) × *24	1.2 ~ 1.9 중에서 나의 수준에 맞는 *활동 계수 찾기	기초 대사량 × 활동 계수
예시	60kg × 22 = 1,320kcal	보통 활동 = 1.55	1,320kcal × 1.55 = 2,046kcal

* 24 = 체중 1kg이 시간당 약 1kcal를 소모한다는 기준을 바탕으로, 하루 24시간의 총에너지 소모량을 의미함.

* 활동 계수 = 기초 대사량에 의한 신체 활동 비율을 나타내는 지표
(저강도 활동 = 1.2, 가벼운 활동 = 1.375, 고강도 활동 = 1.725, 극 고강도 활동 = 1.9)

하루 총대사량 = 2,046kcal = 체중 유지에 필요한 대사량

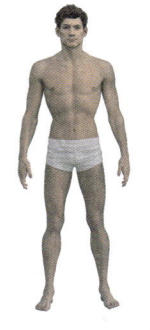

체중을 감량하려면?
2,046kcal보다 적게 먹는다.

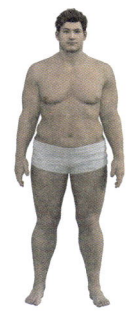

체중을 유지하려면?
2,046kcal를 먹는다.

체중을 증량하려면?
2,046kcal보다 많이 먹는다.

✓ 위 계산 방법은 성별, 나이, 체지방량 등을 고려하지 않은 간단한 계산 방법으로, 정확하지 않을 수 있다는 점을 참고!
✓ 극단적인 칼로리 제한은 기초 대사량 저하를 초래하므로, 건강한 범위 내에서 지속 가능한 수준으로 조절하는 것이 중요!

지식 단단 쳌!

다음 설명에 맞는 단어를 <보기>에서 찾아 보자.

보기   기초 대사량   활동 대사량   소화 대사량   활동 계수

Q 음식물을 소화하고 흡수하는 과정에서 소비하는 에너지의 양 (   )
Q 일상적인 활동이나 운동을 통해서 소비하는 에너지의 양 (   )
Q 기초 대사량에 의한 신체 활동의 비율을 1.2에서 2.5까지 다양한 범위로 나타내는 지표 (   )
Q 생물체가 기본적인 생명을 유지하는 데 소비하는 최소 에너지의 양 (   )

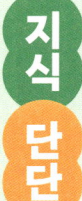

건강한 성장을 위한 **지식 단단 6**

무산소 운동과 유산소 운동 이해하기

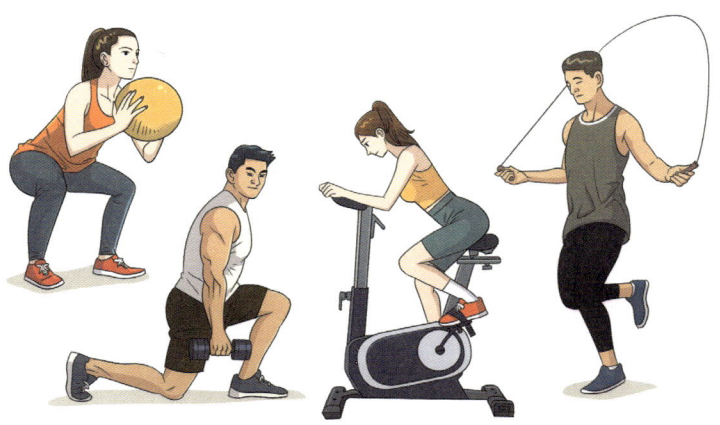

건강 관리 또는 체중 감량 등을 위한 운동을 계획할 때는 유산소 운동과 무산소 운동의 개념을 제대로 이해하는 것이 중요하다. 그 이유는 두 가지 운동 모두 신체에 미치는 효과가 각각 다르게 나타나기 때문이다.

무산소 운동이란 무산소 에너지 대사에 의해 생성된 에너지를 사용하여 근수축 하는 운동을 의미한다. 여기서 무산소 에너지 대사란 산소의 동원이 없거나 아주 적은 양의 산소를 사용하여 2~3분 정도 지속 가능한 짧은 고강도 운동에서 필요한 에너지를 만들 때 사용된다. 또한 무산소 운동은 단시간에 최대에 가까운 힘을 폭발적으로 발휘하는 것이 특징이며, 근력 및 근지구력을 증진시키기 위한 저항성 운동, 순발력 및 스피드 향상 운동 등과 같이 대체로 높은 강도로 진행하여 2~3분 이상 지속할 수 없는 운동이 대표적인 무산소 운동에 해당된다.

유산소 운동이란 유산소 에너지 대사에 의해 생성된 에너지를 사용하여 근수축 하는 운동을 의미한다. 여기서 유산소 에너지 대사란 산소를 이용하여 장시간 운동을 지속할 수 있게 해 주는 에너지를 만들 때 사용된다. 또한 유산소 운동은 저강도 또는 중간 정도의 운동 강도를 장시간 지속하는 것이 특징이며, 심폐 지구력 증진 및 체지방 감소를 위한 걷기, 달리기, 자전거 타기, 수영 등과 같이 20분 이상 지속할 수 있는 운동이 유산소 운동에 해당된다.

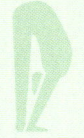

무산소 운동과 유산소 운동의 차이점

무산소 운동	구분	유산소 운동
2~3분 이내의 짧은 시간	시간	20분 이상의 장시간
최대 또는 높은 강도	강도	낮은 또는 중간 강도
주로 탄수화물 연소	연료	주로 지방 연소
제한적으로 사용	산소	산소 필요
근력 및 근육량, 파워 증가, 신진대사 증가	효과	심폐 지구력 및 근지구력 향상, 지방 감소
웨이트 트레이닝, 점프, 육상의 투척 경기 등	종류	걷기, 달리기, 수영, 에어로빅스

운동 강도와 시간에 따른 에너지원의 비율

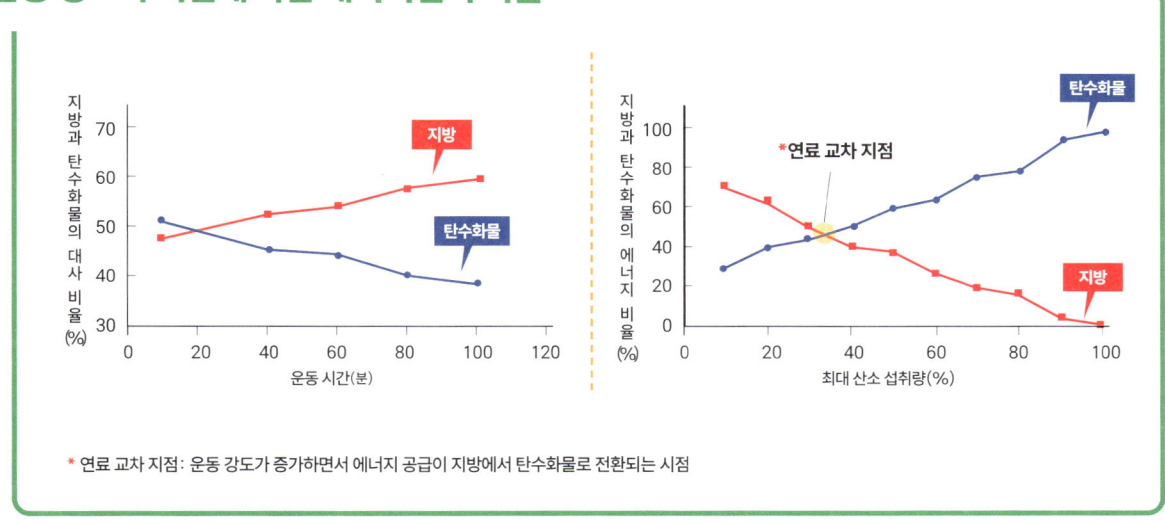

* 연료 교차 지점: 운동 강도가 증가하면서 에너지 공급이 지방에서 탄수화물로 전환되는 시점

지식 단단 쳌!

OX 퀴즈로 건강을 위한 지식의 수준을 한층 더 높여 보자.

걷기와 천천히 달리기는 무산소 운동에 가깝다!?

무산소 운동을 할 때는 산소를 전혀 사용하지 않는다!?

운동 시간이 증가하면 탄수화물을 주 에너지원으로 사용한다!?

3 weeks — Back Extension

09 몸 단단

슈퍼맨

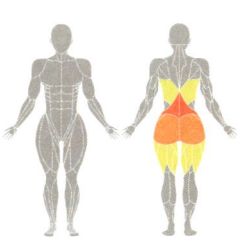

- **설명** 팔과 다리를 동시에 들어 올려 코어와 척추 주위의 근육을 강화하는 운동이다.
- **운동 부위** 척주세움근(척추기립근), 볼기근(둔근), 넓은등근(광배근)
- **특징** 허리와 엉덩이 근육을 강화하여 허리 통증을 예방한다.

1 팔과 다리를 편하게 뻗고 바닥에 엎드린다.
이때 목은 들지 않고, 척추 선과 일직선을 유지한다.

2 숨을 내쉬며 팔과 다리를 동시에 천천히 들어 올린다.
이후 복부에 힘을 주어 1~3초간 자세를 유지하면서
등과 엉덩이 근육에 힘이 들어가는 것을 느낀다.

주의!

상체와 하체 균형 있게 들고 내리기
상체와 하체 또는 양쪽 팔과 다리를 동시에
균형 있게 들지 않으면 운동 부위에 동일한
자극이 가지 않아 운동 효과가 떨어진다.

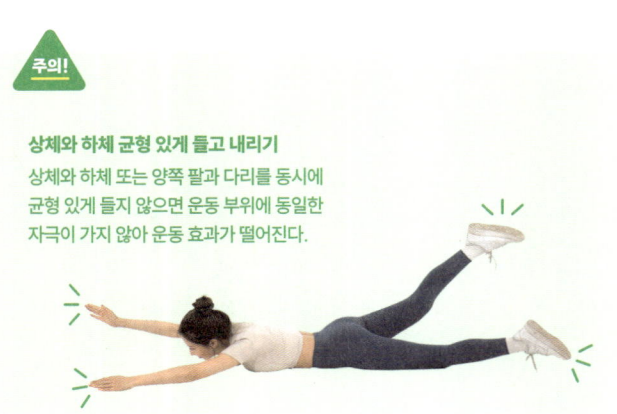

난이도 UP

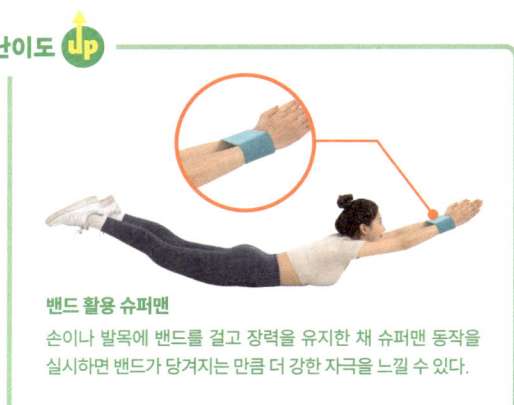

밴드 활용 슈퍼맨
손이나 발목에 밴드를 걸고 장력을 유지한 채 슈퍼맨 동작을
실시하면 밴드가 당겨지는 만큼 더 강한 자극을 느낄 수 있다.

3 weeks | Assist Squat

10 몸 단단

어시스트 스쾃

설명   보조 장비를 활용하여 스쾃 동작을 수행하는 하체 운동이다.
운동 부위   넙다리네갈래근(대퇴사두근), 볼기근(둔근), 넙다리뒤근육(햄스트링)
특징   일반적인 스쾃 운동을 하기 전에 실시할 수 있는 효과적인 기초 운동이다.

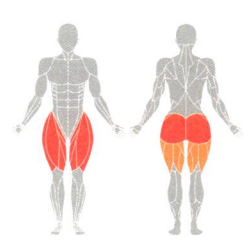

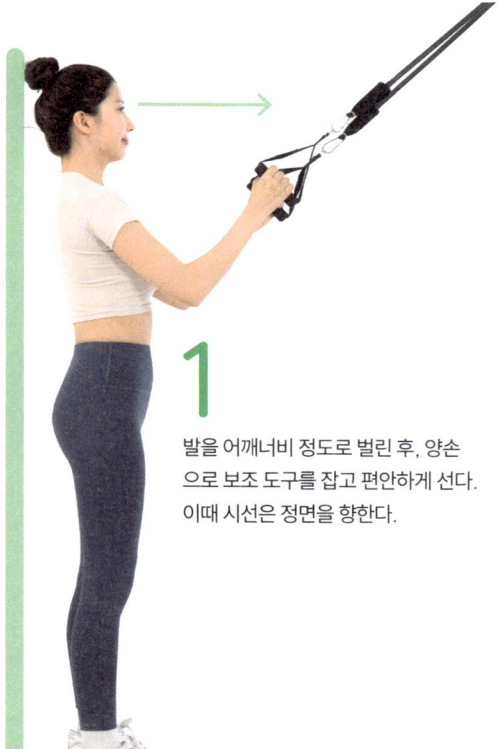

1 발을 어깨너비 정도로 벌린 후, 양손으로 보조 도구를 잡고 편안하게 선다. 이때 시선은 정면을 향한다.

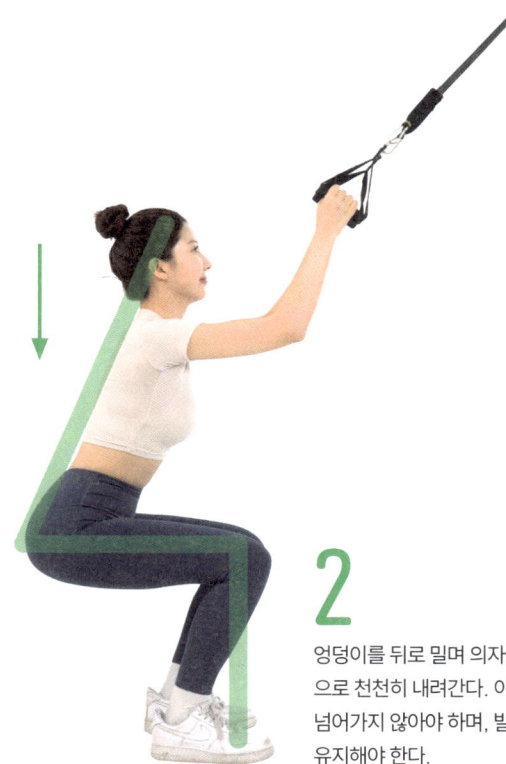

2 엉덩이를 뒤로 밀며 의자에 앉는다는 느낌으로 천천히 내려간다. 이때 무릎이 발끝을 넘어가지 않아야 하며, 발끝과 같은 방향을 유지해야 한다.

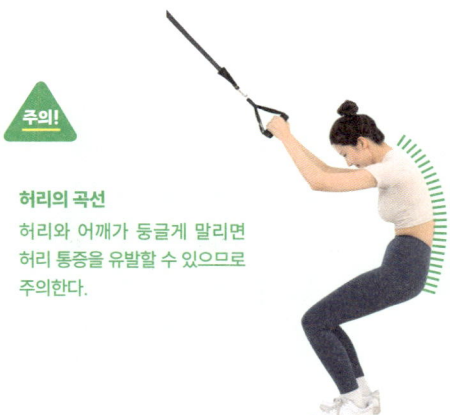

주의!

허리의 곡선
허리와 어깨가 둥글게 말리면 허리 통증을 유발할 수 있으므로 주의한다.

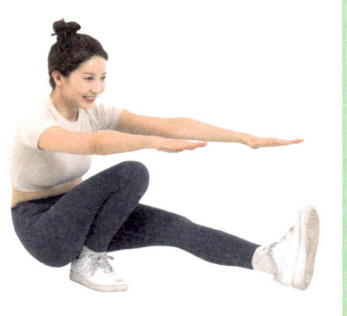

난이도 UP

싱글 레그 스쾃
한쪽 다리로만 몸을 지탱하며 운동을 하기 때문에 더 많은 근육을 활성화시키고, 코어 근육의 안정성도 높여 준다.

3 weeks — Leg Raise

11 몸 단단

레그 레이즈

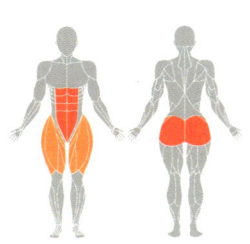

- **설명** 등을 바닥에 대고 양다리를 들어 올렸다가 내리는 하복부 강화 운동이다.
- **운동 부위** 엉덩허리근(장요근), 배곧은근(복직근), 넙다리네갈래근(대퇴사두근)
- **특징** 하복부 근육을 포함하여 엉덩이와 허벅지 근육을 강화하는 데 도움이 된다.

1 매트나 바닥에 등을 대고 편안하게 누운 후, 손바닥이 바닥에 닿도록 하여 엉덩이 옆에 놓는다.

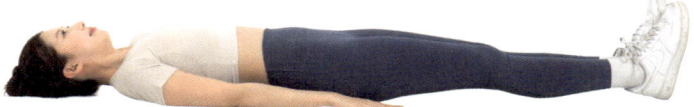

2 숨을 내쉬면서 복부에 힘을 주고, 천천히 양다리를 들어 올린다.

3 1~3초간 자세를 유지하면서 복부 근육의 자극을 느끼고 난 뒤, 천천히 다리를 내린다.

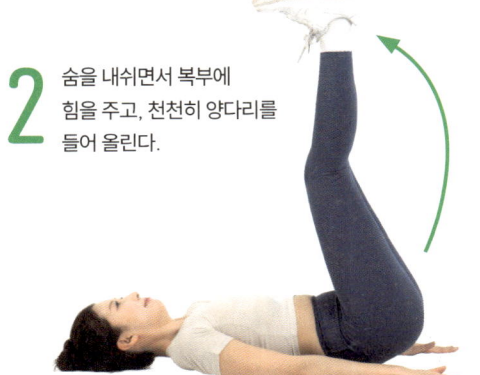

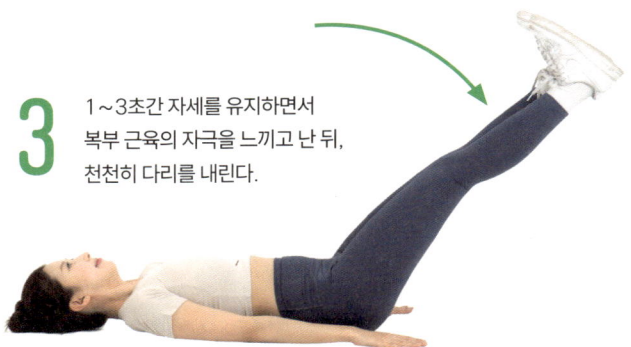

주의!

허리 바닥에 밀착하기
허리 통증을 예방하기 위해 다리를 들고 내릴 때 허리가 바닥에서 떨어지지 않도록 등을 바닥에 밀착시킨다.

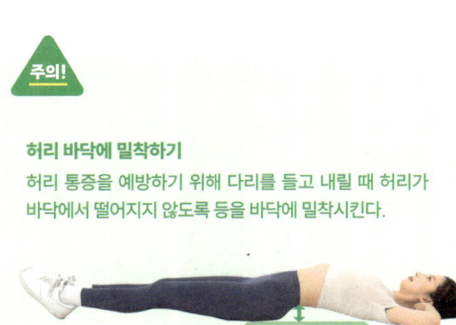

난이도 down

무릎 접고 레그 레이즈
무릎을 접어서 레그 레이즈를 실시하는 운동으로, 다리를 곧게 펴는 레그 레이즈보다 허리에 가해지는 압력이 적어 허리 통증이 있거나 복부 근력이 약한 사람도 안전하게 수행할 수 있다.

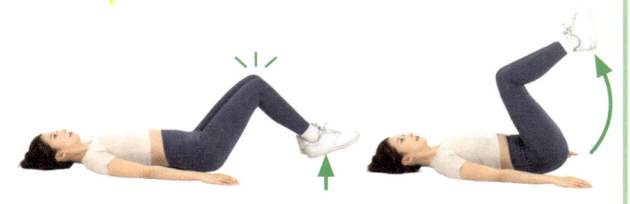

3 weeks

Toe Touch Front Kick

12 몸 단단

토 터치 프런트 킥

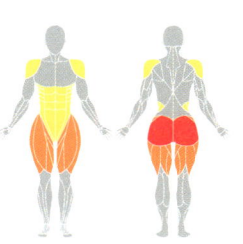

설명 한쪽 다리를 들어 올리는 동시에 손으로 발끝을 터치하는 전신 운동이다.
운동 부위 엉덩허리근(장요근), 넙다리네갈래근(대퇴사두근), 넙다리뒤근육(햄스트링)
특징 넙다리두갈래근(대퇴이두근)과 볼기근(둔근)의 유연성 증가에도 도움이 된다.

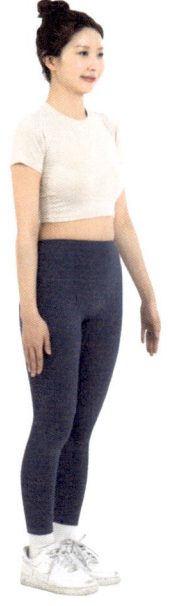

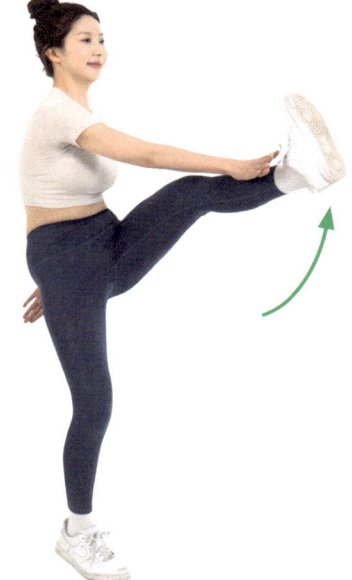

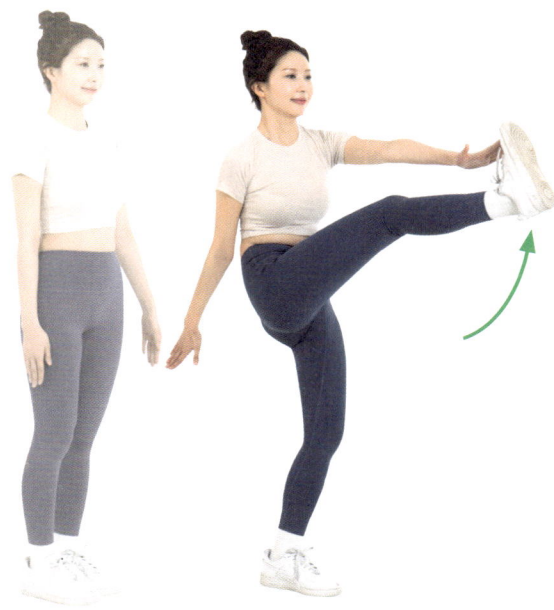

1 허리를 곧게 펴고 시선을 정면에 둔 채 편안하게 선다.

2 왼쪽 다리를 곧게 펴서 위로 올림과 동시에 오른손으로 발끝을 터치한다.

3 처음 자세로 돌아온 뒤, 같은 방법으로 반대쪽도 실시한다.

주의!

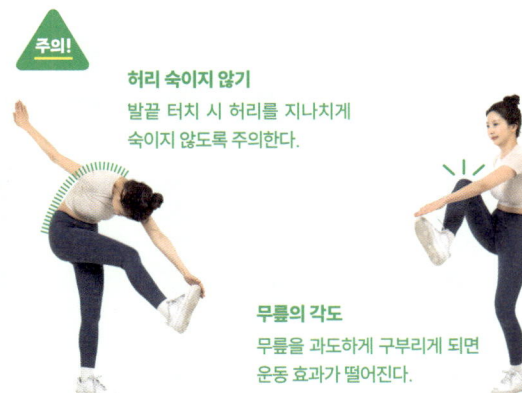

허리 숙이지 않기
발끝 터치 시 허리를 지나치게 숙이지 않도록 주의한다.

무릎의 각도
무릎을 과도하게 구부리게 되면 운동 효과가 떨어진다.

난이도 UP

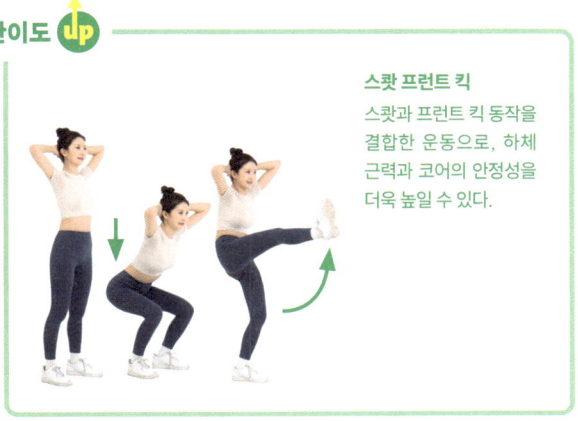

스쾃 프런트 킥
스쾃과 프런트 킥 동작을 결합한 운동으로, 하체 근력과 코어의 안정성을 더욱 높일 수 있다.

몸 단단 체크

3주 차 운동

3주 차 첫걸음 단계, 어떤 운동을 얼마나 열심히 하였는지 기록해 봅시다.

day 1　월 / 　일 /

1일 차 운동 별점 ☆☆☆☆☆

수준	슈퍼맨 (횟수)			어시스트 스쿼트 (횟수)			레그 레이즈 (횟수)			토 터치 프런트 킥 (횟수)		
	초급	중급	상급	초급	중급	상급	초급	중급	상급	초급	중급	상급
횟수	5　10	15　20	25　30	5　10	15　20	25　30	5　10	15　20	25　30	5　10	15　20	25　30
1 세트	☐ ☐	☐ ☐	☐ ☐	☐ ☐	☐ ☐	☐ ☐	☐ ☐	☐ ☐	☐ ☐	☐ ☐	☐ ☐	☐ ☐
2 세트	☐ ☐	☐ ☐	☐ ☐	☐ ☐	☐ ☐	☐ ☐	☐ ☐	☐ ☐	☐ ☐	☐ ☐	☐ ☐	☐ ☐
3 세트	☐ ☐	☐ ☐	☐ ☐	☐ ☐	☐ ☐	☐ ☐	☐ ☐	☐ ☐	☐ ☐	☐ ☐	☐ ☐	☐ ☐
4 세트	☐ ☐	☐ ☐	☐ ☐	☐ ☐	☐ ☐	☐ ☐	☐ ☐	☐ ☐	☐ ☐	☐ ☐	☐ ☐	☐ ☐

⊙ 오늘 운동에 대한 한 줄 평:

day 2　월 / 　일 /

2일 차 운동 별점 ☆☆☆☆☆

수준	슈퍼맨 (횟수)			어시스트 스쿼트 (횟수)			레그 레이즈 (횟수)			토 터치 프런트 킥 (횟수)		
	초급	중급	상급	초급	중급	상급	초급	중급	상급	초급	중급	상급
횟수	5　10	15　20	25　30	5　10	15　20	25　30	5　10	15　20	25　30	5　10	15　20	25　30
1 세트	☐ ☐	☐ ☐	☐ ☐	☐ ☐	☐ ☐	☐ ☐	☐ ☐	☐ ☐	☐ ☐	☐ ☐	☐ ☐	☐ ☐
2 세트	☐ ☐	☐ ☐	☐ ☐	☐ ☐	☐ ☐	☐ ☐	☐ ☐	☐ ☐	☐ ☐	☐ ☐	☐ ☐	☐ ☐
3 세트	☐ ☐	☐ ☐	☐ ☐	☐ ☐	☐ ☐	☐ ☐	☐ ☐	☐ ☐	☐ ☐	☐ ☐	☐ ☐	☐ ☐
4 세트	☐ ☐	☐ ☐	☐ ☐	☐ ☐	☐ ☐	☐ ☐	☐ ☐	☐ ☐	☐ ☐	☐ ☐	☐ ☐	☐ ☐

⊙ 오늘 운동에 대한 한 줄 평:

day 3　월 / 　일 /

3일 차 운동 별점 ☆☆☆☆☆

수준	슈퍼맨 (횟수)			어시스트 스쿼트 (횟수)			레그 레이즈 (횟수)			토 터치 프런트 킥 (횟수)		
	초급	중급	상급	초급	중급	상급	초급	중급	상급	초급	중급	상급
횟수	5　10	15　20	25　30	5　10	15　20	25　30	5　10	15　20	25　30	5　10	15　20	25　30
1 세트	☐ ☐	☐ ☐	☐ ☐	☐ ☐	☐ ☐	☐ ☐	☐ ☐	☐ ☐	☐ ☐	☐ ☐	☐ ☐	☐ ☐
2 세트	☐ ☐	☐ ☐	☐ ☐	☐ ☐	☐ ☐	☐ ☐	☐ ☐	☐ ☐	☐ ☐	☐ ☐	☐ ☐	☐ ☐
3 세트	☐ ☐	☐ ☐	☐ ☐	☐ ☐	☐ ☐	☐ ☐	☐ ☐	☐ ☐	☐ ☐	☐ ☐	☐ ☐	☐ ☐
4 세트	☐ ☐	☐ ☐	☐ ☐	☐ ☐	☐ ☐	☐ ☐	☐ ☐	☐ ☐	☐ ☐	☐ ☐	☐ ☐	☐ ☐

⊙ 오늘 운동에 대한 한 줄 평:

day 4　월 / 　일 /

4일 차 운동 별점 ☆☆☆☆☆

수준	슈퍼맨 (횟수)			어시스트 스쿼트 (횟수)			레그 레이즈 (횟수)			토 터치 프런트 킥 (횟수)		
	초급	중급	상급	초급	중급	상급	초급	중급	상급	초급	중급	상급
횟수	5　10	15　20	25　30	5　10	15　20	25　30	5　10	15　20	25　30	5　10	15　20	25　30
1 세트	☐ ☐	☐ ☐	☐ ☐	☐ ☐	☐ ☐	☐ ☐	☐ ☐	☐ ☐	☐ ☐	☐ ☐	☐ ☐	☐ ☐
2 세트	☐ ☐	☐ ☐	☐ ☐	☐ ☐	☐ ☐	☐ ☐	☐ ☐	☐ ☐	☐ ☐	☐ ☐	☐ ☐	☐ ☐
3 세트	☐ ☐	☐ ☐	☐ ☐	☐ ☐	☐ ☐	☐ ☐	☐ ☐	☐ ☐	☐ ☐	☐ ☐	☐ ☐	☐ ☐
4 세트	☐ ☐	☐ ☐	☐ ☐	☐ ☐	☐ ☐	☐ ☐	☐ ☐	☐ ☐	☐ ☐	☐ ☐	☐ ☐	☐ ☐

⊙ 오늘 운동에 대한 한 줄 평:

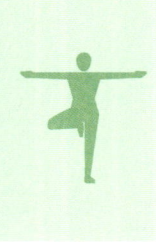

4 weeks 단단 프로젝트

성공은 먼 미래가 아닌, 오늘의 선택 속에 있다!

- 성공은 '미래의 목표'가 아니라 '오늘의 일'이어야 한다
- 심혈관 건강과 운동
- 운동이 인지 기능에도 도움을 준다고?

- ☑ 바이셉스 컬 Biceps Curl
- ☑ 와이드 스쾃 Wide Squat
- ☑ 마운틴 클라이머 Mountain Climber
- ☑ 밸런스 점핑 잭 Balance Jumping Jack

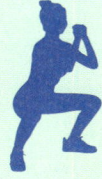

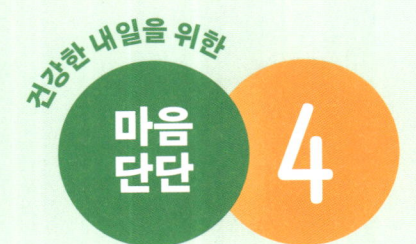

성공은 '미래의 목표'가 아니라 '오늘의 일'이어야 한다

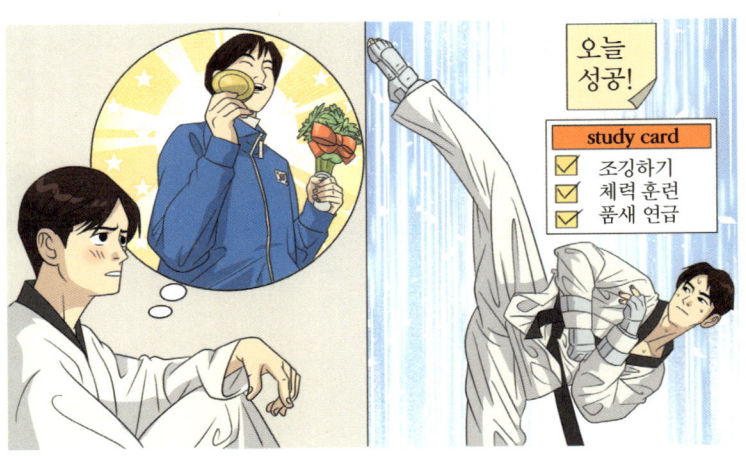

우리나라의 청소년들은 성공을 막연한 미래의 목표 또는 좋은 대학, 직장으로만 받아들이는 경우가 많다. 하지만 성공을 '미래에 실현해야 할 무엇'으로 받아들이기보다는 '당장 오늘 해낼 수 있는 일'로 받아들여야 한다. 매일의 선택과 그것을 실천하기 위한 작은 행동들이 쌓여 결국 성취감과 자신감을 높이고, 궁극적으로 미래에 더 큰 성과를 이룰 수 있게 해 주기 때문이다.

세계 최고의 운동선수들은 불과 몇 달 앞으로 다가온 대회가 있더라도, 또 올림픽 메달이나 국가대표라는 엄청난 목표가 있더라도, 매일 아침 '지루한 러닝'과 '스트레칭' 같은 사소한 기본기 훈련을 시작으로 하루를 채워가며 작은 진전을 이뤄낸다. 반복되는 일상에 지치고 힘들지만, 하루의 작은 목표를 이루어 내는 것이 미래의 목표를 달성하기 위해 얼마나 중요한지를, 또 1%의 성장이 쌓여 결국 압도적인 차이를 만들어 낸다는 사실을 누구보다도 잘 알고 있기 때문이다.

이처럼 성공은 단순히 먼 미래의 이야기가 아니다. 자신이 바라던 대로 하루를 후회 없이 보냈다면 그것도 성공이고, 어제보다 나은 오늘을 보냈다면 그것 역시 성공으로 볼 수 있다. 그러므로 하루하루의 작은 목표를 이루기 위해 노력해 보자. 이 작은 성공들이 쌓여, 또 성취감이 쌓여 우리 삶의 방향을 바꾸고, 결국 큰 꿈을 이루기 위한 토대가 되어 줄 것이다. 꾸준히 이어지는 작은 발걸음이야말로 성공으로 가는 가장 확실한 길임을 절대로 잊지 말자!

마음 단단 첵!

매일의 선택과 그것을 실천하기 위한 작은 행동이 결국 성공으로 가는 토대가 되어 준다.

오늘을 소중하게 살기 위해 꼭 실천해야 할 3가지 목표와 하지 말아야 할 3가지 목표를 중요도에 따라 과녁에 적고 실천해 보자.

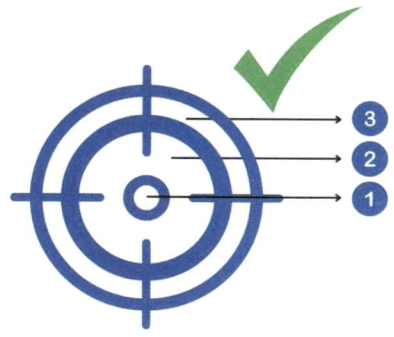

오늘 해야 할 일 3가지

1
2
3

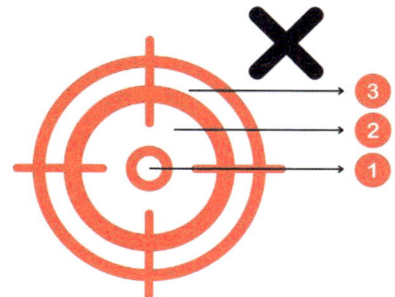

오늘 하지 말아야 할 일 3가지

1
2
3

파레토 법칙(Pareto Principle)

파레토의 법칙은 오늘 해야 할 일과 하지 말아야 할 일을 정리하는 데 큰 도움이 되는 이론이다. 이 이론의 핵심은 '80%의 결과는 20%의 노력에서 나온다.'는 것으로, 파레토 법칙을 일상생활이나 학습에 적용하면 다음과 같은 효과를 얻을 수 있다.

학습 효율성
한 과목에서 중요한 20%의 핵심 개념이 전체 시험 문제의 80%를 차지할 수 있다. 예를 들어 수학에서 중요한 공식이나 개념, 영어에서 자주 나오는 어휘나 문법 규칙 등에 집중하여 학습하면 학습 시간을 조금 더 효율적으로 활용할 수 있다.

시간 관리
중요한 일에는 시간을 투자하고, 중요하지 않은 일에는 시간을 아낌으로써 효율적인 시간 관리가 가능해진다. 예를 들어 학교 수업에서 중요한 내용을 정리하는 데 집중하고, 복습은 그 후에 필요한 부분만 하면 시간을 효율적으로 관리할 수 있다.

목표 달성
중요한 목표를 설정하고, 그 목표를 이루기 위해 필요한 핵심적인 행동에 집중함으로써 더 큰 성취감을 얻을 수 있다. 예를 들어 장기적인 목표에 우선순위를 두고 가장 중요한 활동에 먼저 집중함으로써 목표 달성 가능성을 높일 수 있다.

자기 계발
운동이나 취미 활동 중, 중요한 20%의 기술이나 방법 등에 집중하면 그로 인해 얻는 성취감이나 능력의 향상이 더 클 수 있다. 예를 들어 특정 운동을 꾸준히 실시하면 해당 운동의 수행 능력과 함께 전체적인 체력 수준이 증가할 수 있다.

건강한
성장을
위한

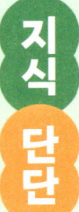

심혈관 건강과 운동

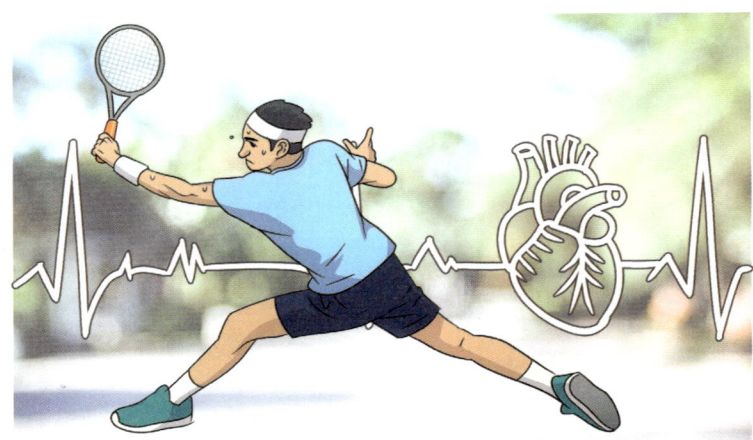

운동과 심혈관 건강은 매우 밀접한 관계가 있다. 우리 몸에서 심장은 하루도 쉬지 않고 혈액을 온몸으로 보내는 펌프 역할을 수행하며, 혈관은 산소와 영양분을 몸 구석구석 전달하는 통로의 역할을 수행한다. 이처럼 심장과 혈관은 우리의 생명을 유지하는 데 필수적인 기관이다. 만약 심혈관계에 문제가 생긴다면 협심증, 심근경색, 뇌졸중과 같은 치명적인 질환이 발생할 수도 있다. 그리고 이러한 질병은 개인의 건강만이 아닌, 가족과 사회 전체에도 큰 영향을 미친다. 즉 심혈관의 건강 상태가 곧 개인의, 가족의, 사회의 삶의 질을 결정짓는 것이다. 하지만 다행히도 우리는 이러한 위험을 줄일 수 있는 강력한 도구를 가지고 있다. 그것이 바로 '운동'이다.

운동은 심장의 펌프 능력을 향상시키고 심장 박동수를 감소시킨다. 유산소 운동을 꾸준히 실시하면 혈액을 좀 더 효율적으로 공급할 수 있게 되어 심장에 부담이 줄어든다. 또 혈관의 탄력을 증가시켜 혈액이 원활하게 흐를 수 있도록 도우며, 혈압이 올라가는 것을 막아 혈압을 낮추는 데에도 큰 도움을 준다. 이 외에도 운동은 콜레스테롤을 개선하고, 체중을 관리하며, 당뇨병을 예방하는 등 다양한 방식으로 심혈관 시스템을 개선하고 보호할 수 있도록 돕는다.

이처럼 규칙적인 운동은 심혈관 질환을 예방하고 심혈관 건강을 유지하는 데 핵심적인 역할을 한다. 그러므로 오늘부터 매일 30분 이상의 유산소 운동을 실천해 보자. 달라진 내일의 나를 느낄 수 있을 것이다.

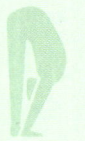

유산소 운동과 근력 운동의 효과 비교

유산소 운동	항목	근력 운동
★★★★★	심장 기능 향상	★★★☆☆
★★★★★	혈압/혈당 조절	★★★☆☆
★★★★★	체중 감량	★★★★☆
★★★★☆	콜레스테롤 개선	★★★☆☆
★★★☆☆	신진대사 촉진	★★★★★

심혈관 건강을 위한 운동 실천 가이드

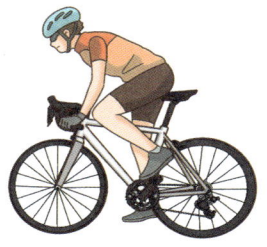
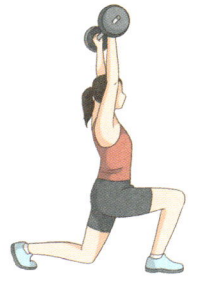

유산소 운동 실천 가이드
- 하루 30분 이상
- 주 5회 이상
- 체력과 건강 상태에 맞게 강도 조절
- 걷기, 달리기, 자전거 타기, 수영 등

근력 운동 실천 가이드
- 주 2~3회
- 주요 근육별 10~15회, 2~3세트 반복
- 충분한 회복과 정확한 자세 유지
- 웨이트 트레이닝, 맨몸 근력 운동 등

지식 단단 쳌!

OX 퀴즈로 건강을 위한 지식의 수준을 한층 더 높여 보자.

심혈관 질환을 예방하기 위해서는 유산소 운동만 열심히 하면 된다!?

근력 운동을 할 때는 하나의 근육 부위를 10~15회씩 반복하는 것이 좋다!?

유산소 운동은 하루에 30분 이상, 주 5회가 적절하다!?

건강한 성장을 위한

지식 단단

8

운동이 인지 기능에도 도움을 준다고?

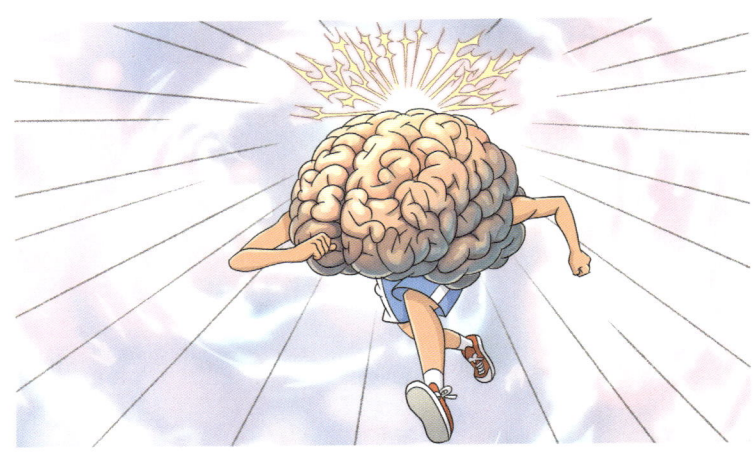

놀랍게도 운동은 신체뿐만 아니라 두뇌에도 매우 좋은 영향을 미친다. 걷기나 달리기와 같은 운동은 뇌로 가는 혈액과 산소량을 증가시켜 뇌가 더 활발하게 작동하도록 돕는다. 또한 꾸준한 운동은 기억력과 집중력, 문제 해결 능력과 창의성 등을 높이는 데에도 효과적이다.

운동이 두뇌에 긍정적인 영향을 주는 이유는 간단하다. 우리의 신체가 움직이면 뇌 속에서도 변화가 일어나기 때문이다. 운동은 뇌의 '신경 가소성'을 높여 준다. 여기서 신경 가소성이란 새로운 자극이나 경험을 통해 뇌가 스스로 변하고 적응하는 능력을 의미한다. 그리고 바로 이 과정을 통해 학습 능력과 기억력이 향상되며, 특히 기억을 담당하는 뇌 부위인 '해마'가 커지면서 장기 기억을 유지하는 능력이 월등히 향상되게 된다.

이처럼 운동은 모든 연령대에 큰 도움이 되지만, 학습이 중요한 시기의 청소년에게 특히나 더 도움이 된다. 시험 준비, 발표 수업, 집중력 유지 등 대부분의 학교 활동에서는 뇌의 힘이 필요한데, 그 힘을 키우는 좋은 습관 중 하나가 바로 운동이기 때문이다. 또한 운동은 스트레스를 해소시키고 기분을 좋게 만드는 엔도르핀, 세로토닌, 도파민 등과 같은 호르몬을 분비하여 우울감이나 불안감을 줄여주며, 스스로를 더 긍정적으로 바라볼 수 있도록 도와준다. 즉 운동은 몸과 마음, 그리고 정신을 더욱더 건강하게 만들어 주는 바람직한 생활 습관인 것이다.

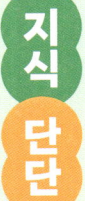

운동 형태에 따른 인지 기능 효과

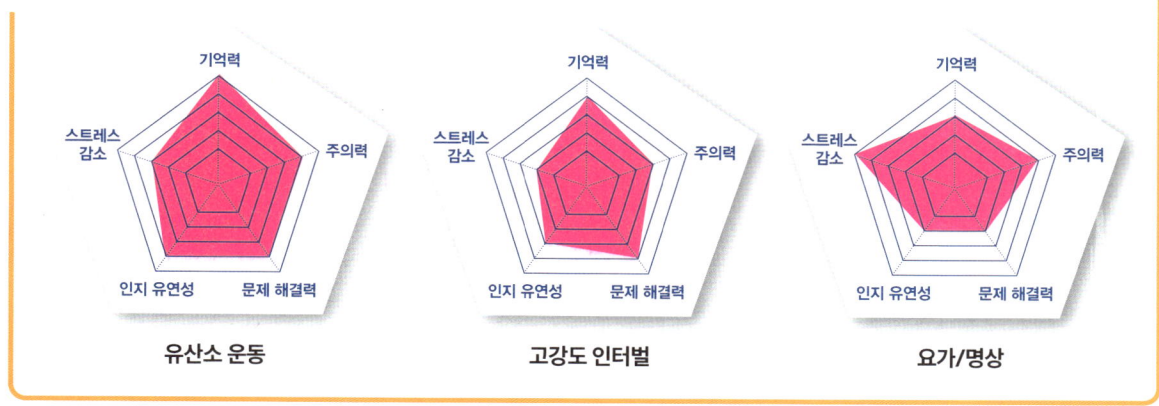

운동화 신은 뇌

저자: 존 레이티(John J. Ratey)

하버드 의과대학의 정신의학과 교수이자 국제적으로 인정받은 신경정신과 건강 전문가인 존 레이티가 집필한 책이다. 이 책은 다양한 실험 사례와 연구 결과들을 바탕으로, 운동이 뇌를 젊어지게 만든다는 여러 증거와 함께 어렵지 않게 실시할 수 있는 운동 종목을 소개하고 있다.

☑ **책의 주요 내용: 운동을 하면?**

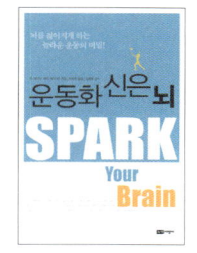

뇌 기능 향상	스트레스 및 감정 조절	수면의 질 향상	뇌 노화 예방
*BDNF ▲	세로토닌 & 도파민 ▲	깊은 수면 유도	신경 세포 보호
↓	↓	↓	↓
학습력 & 기억력 ▲	우울감 & 불안감 ▼	생체 리듬 안정	알츠하이머 위험 ▼

* BDNF(Brain-Derived Neurotrophic Factor, 뇌유래신경영양인자): 뇌에서 생성되며, 신경 세포가 잘 자라고 튼튼해지도록 도와주는 단백질

지식 단단 첵!

OX 퀴즈로 건강을 위한 지식의 수준을 한층 더 높여 보자.

운동을 하면 기억력과 학습 능력이 좋아진다!?

운동을 하면 세로토닌과 도파민이 분비되어 우울한 기분이 줄어든다!?

운동을 하면 알츠하이머 발생 가능성이 현저히 낮아진다!?

4 weeks — Biceps Curl

13 몸 단단

바이셉스 컬

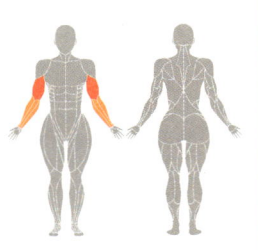

- **설명** 팔꿈치를 고정한 채 덤벨을 들어 올려 팔 앞쪽 근육을 강화하는 운동이다.
- **운동 부위** 위팔두갈래근(상완이두근), 아래팔근(전완근)
- **특징** 덤벨, 바벨, 케이블 등 다양한 장비를 활용하여 상체 근력을 강화할 수 있다.

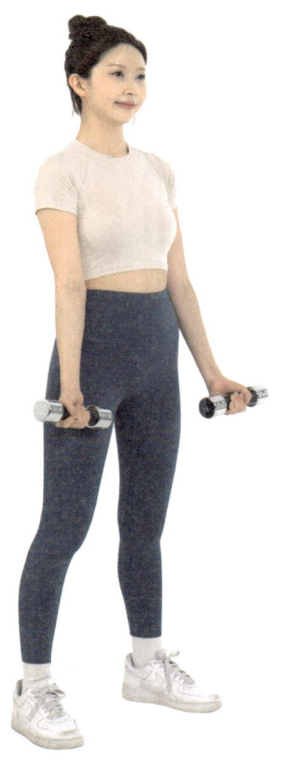

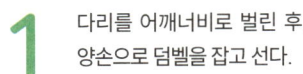

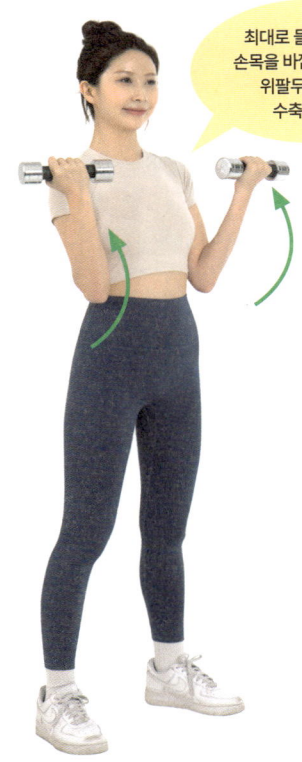

최대로 들어 올린 후, 손목을 바깥쪽으로 틀어 위팔두갈래근을 수축시켜요!

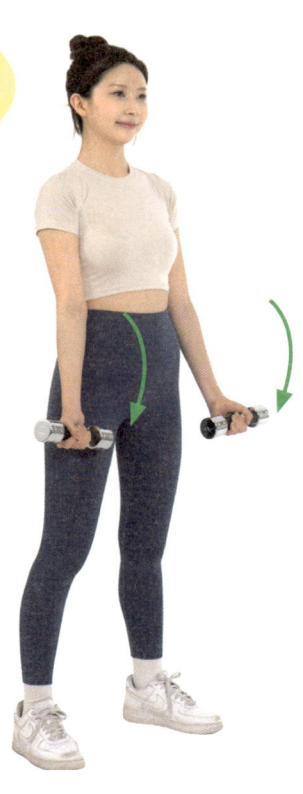

1 다리를 어깨너비로 벌린 후, 양손으로 덤벨을 잡고 선다.

2 팔꿈치와 어깨를 고정하고 덤벨을 천천히 들어 올린다.

3 위팔두갈래근의 수축을 유지하면서 덤벨을 천천히 아래로 내린다.

 주의!

손목의 각도
손목은 일직선을 유지해야 한다. 손목을 안쪽 또는 바깥쪽으로 꺾으면 아래팔근(전완근)의 개입으로 인해 부하가 분산되어 운동 효율이 떨어지고 부상 위험이 높아진다.

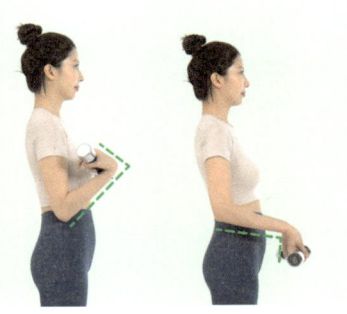

난이도 down

밴드 바이셉스 컬
무거운 덤벨 대신 밴드를 사용하면 관절에 가해지는 부담이 줄어들어서 보다 수월하게 운동을 할 수 있다.

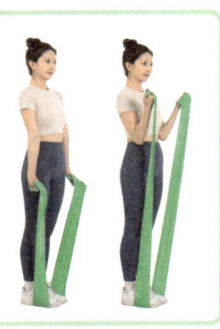

4 weeks — Wide Squat

14 몸 단단

와이드 스쾃

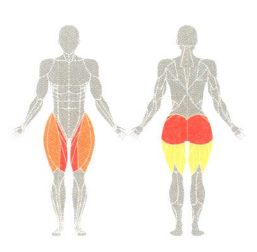

설명   다리를 어깨너비보다 넓게 벌린 자세에서 무릎을 굽혔다가 펴는 하체 운동이다.
운동 부위   볼기근(둔근), 긴모음근(장내전근), 넙다리네갈래근(대퇴사두근)
특징   하체의 안정성 및 평형성을 강화하는 데 도움이 된다.

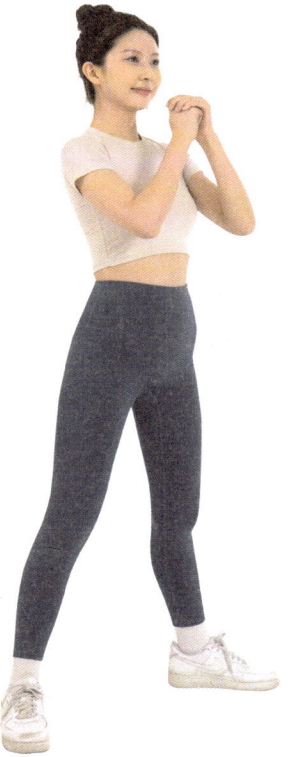

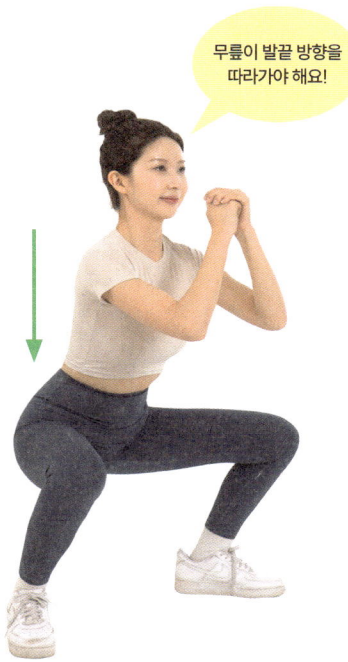

무릎이 발끝 방향을 따라가야 해요!

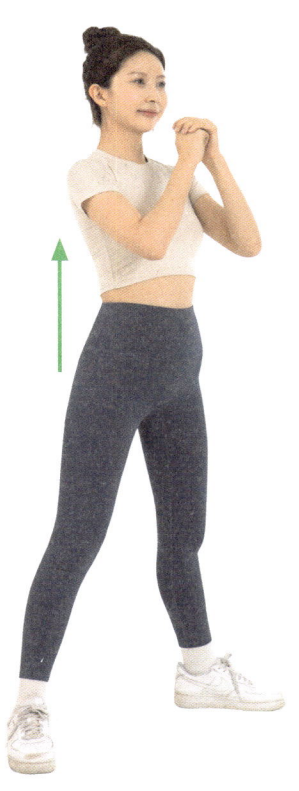

1 다리를 어깨너비보다 넓게 벌린 후, 발끝이 약 45도 정도 되도록 자연스럽게 선다.

2 허리를 곧게 유지하며, 허벅지와 지면이 수평이 되도록 천천히 아래로 내려간다.

3 시선은 정면을 유지하며, 무릎 관절과 엉덩 관절을 차례로 펴면서 천천히 일어난다.

 주의!

상체의 각도
상체를 과도하게 앞으로 숙이게 되면 체중이 앞으로 쏠리면서 볼기근(둔근)의 개입이 줄고 허리에만 힘이 들어가는 비효율적인 자세가 되어 운동 효과가 현저하게 떨어진다.

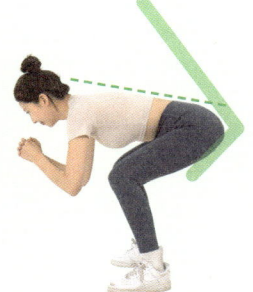

다양하게 즐기기

내로우 스쾃
기본 스쾃보다 양발의 폭을 줄여서 운동하는 동작이다. 양발의 간격을 좁히면 허벅지 앞쪽 근육에 더 큰 자극이 가해지고, 무릎의 안정성 강화에도 도움이 된다.

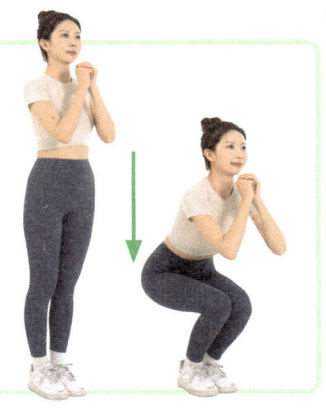

Chapter 1 | 성장을 위한 첫걸음   65

4 weeks   Mountain Climber

15   마운틴 클라이머
몸 단단

설명   엎드린 상태에서 무릎을 번갈아 가며 가슴 쪽으로 당기는 전신 운동이다.
운동 부위   배곧은근(복직근), 넙다리네갈래근(대퇴사두근), 볼기근(둔근)
특징   공간의 제약 없이 짧은 시간에 심박수를 높일 수 있다.

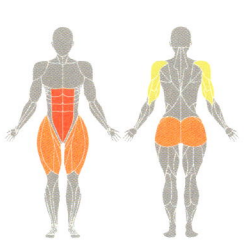

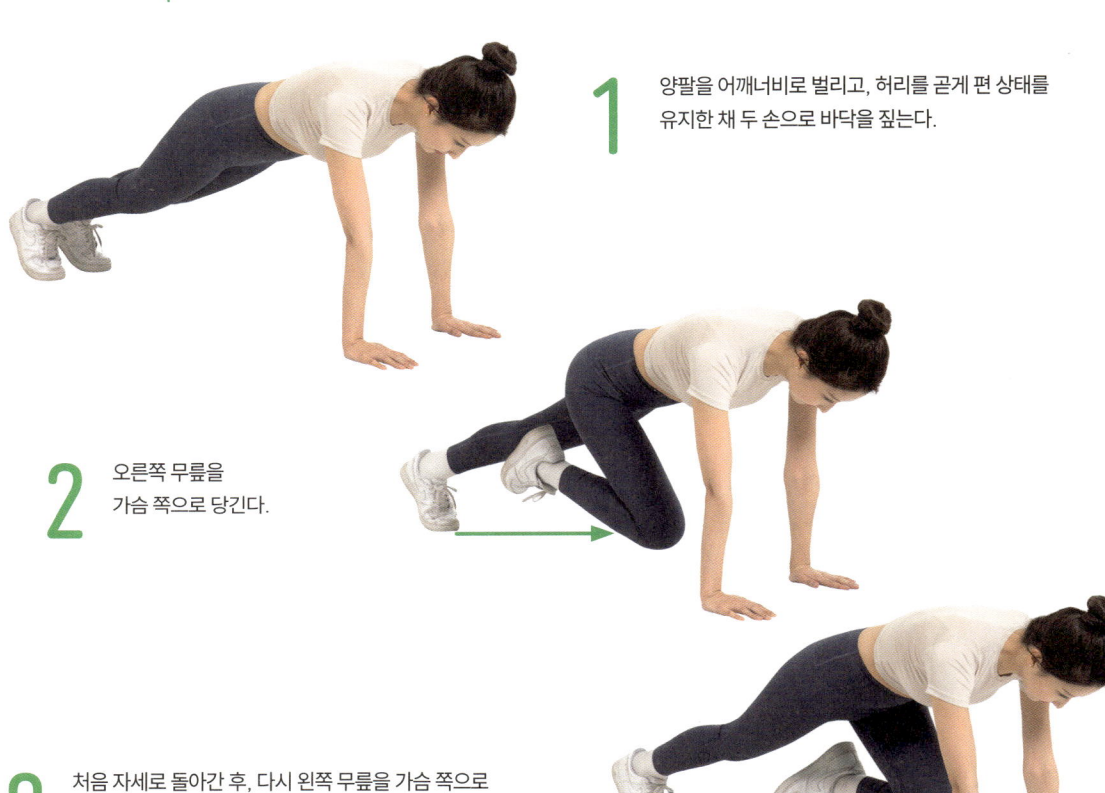

1   양팔을 어깨너비로 벌리고, 허리를 곧게 편 상태를 유지한 채 두 손으로 바닥을 짚는다.

2   오른쪽 무릎을 가슴 쪽으로 당긴다.

3   처음 자세로 돌아간 후, 다시 왼쪽 무릎을 가슴 쪽으로 당긴다. 이후 해당 동작을 반복한다.

주의!

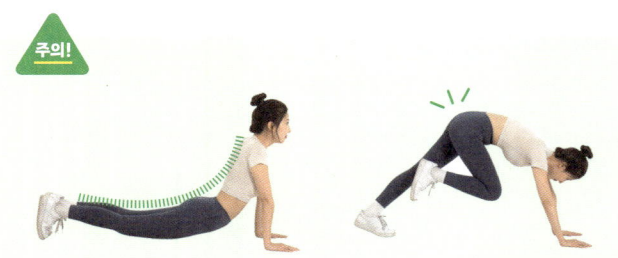

허리의 높이
허리가 아래로 꺾이면 허리에 무리가 가고, 엉덩이를 너무 높이 들면 코어와 하체 자극이 줄어 운동 효과가 떨어진다.

다양하게 즐기기

크로스 바디 마운틴 클라이머
무릎을 반대쪽 팔꿈치 방향으로 비틀어 올리는 동작으로, 옆구리와 코어 회전에 효과적인 운동이다.

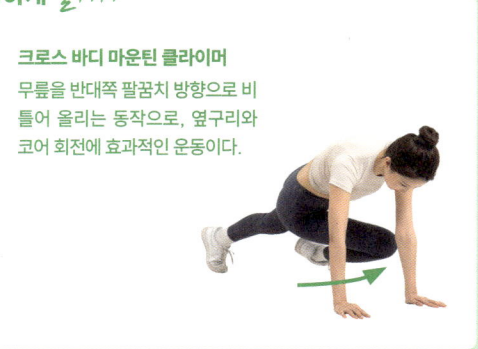

4 weeks

Balance Jumping Jack

16 몸 단단 | 밸런스 점핑 잭

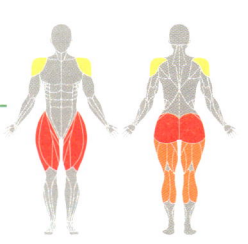

- **설명**   양다리를 교차하며 점프하는 유산소 전신 운동이다.
- **운동 부위**   넙다리네갈래근(대퇴사두근), 볼기근(둔근), 장딴지근(비복근)
- **특징**   민첩성과 협응력을 키우고, 심박수를 높여 빠르게 칼로리를 소모시킨다.

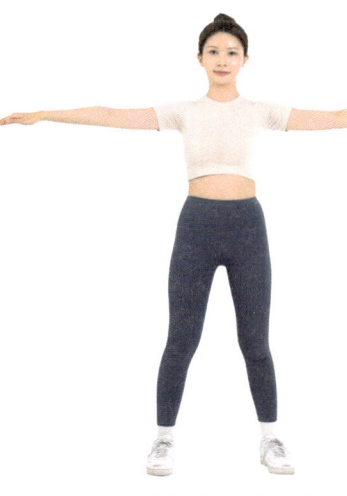

1 다리를 어깨너비로 벌린 후, 양팔을 수평으로 들어 올린다.

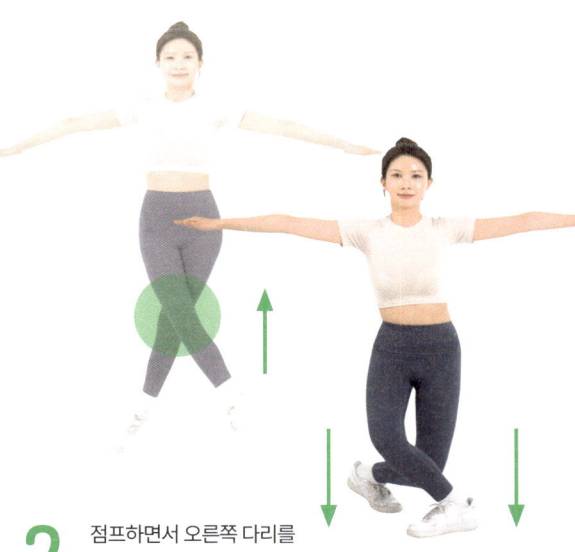

2 점프하면서 오른쪽 다리를 가운데로 교차시킨다.

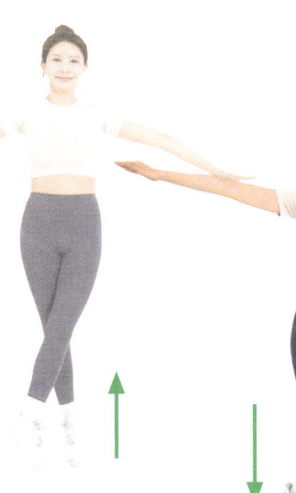

3 다시 점프하면서 왼쪽 다리를 가운데로 교차시킨다.

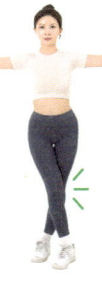

주의! 무릎 펴지 않기
점프 동작이 반복되기 때문에 착지할 때 무릎을 살짝 구부려서 충격을 흡수해야 관절에 무리를 줄일 수 있다.

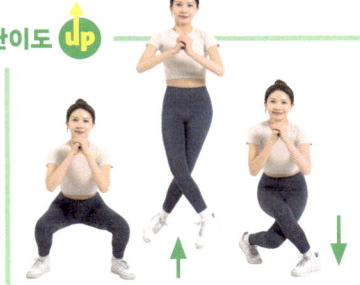

난이도 UP — 크로스 잭 스쿼트
크로스 잭에 스쿼트를 결합한 동작으로, 동작을 익힌 후에 개수와 속도를 올려서 운동하면 운동 효과를 키울 수 있다.

Chapter 1 | 성장을 위한 첫걸음

몸 단단 체크

4주 차 운동

4주 차 작은 성공 단계, 어떤 운동을 얼마나 열심히 하였는지 기록해 봅시다.

day 1　　월　/　　일　/

1일 차 운동 별점 ☆☆☆☆☆

수준	바이셉스 컬(횟수)			와이드 스쾃(횟수)			마운틴 클라이머(횟수)			밸런스 점핑 잭(횟수)		
	초급	중급	상급	초급	중급	상급	초급	중급	상급	초급	중급	상급
횟수	5　10	15　20	25　30	5　10	15　20	25　30	5　10	15　20	25　30	5　10	15　20	25　30
1세트	☐ ☐	☐ ☐	☐ ☐	☐ ☐	☐ ☐	☐ ☐	☐ ☐	☐ ☐	☐ ☐	☐ ☐	☐ ☐	☐ ☐
2세트	☐ ☐	☐ ☐	☐ ☐	☐ ☐	☐ ☐	☐ ☐	☐ ☐	☐ ☐	☐ ☐	☐ ☐	☐ ☐	☐ ☐
3세트	☐ ☐	☐ ☐	☐ ☐	☐ ☐	☐ ☐	☐ ☐	☐ ☐	☐ ☐	☐ ☐	☐ ☐	☐ ☐	☐ ☐
4세트	☐ ☐	☐ ☐	☐ ☐	☐ ☐	☐ ☐	☐ ☐	☐ ☐	☐ ☐	☐ ☐	☐ ☐	☐ ☐	☐ ☐

⊙ 오늘 운동에 대한 한 줄 평:

day 2　　월　/　　일　/

2일 차 운동 별점 ☆☆☆☆☆

수준	바이셉스 컬(횟수)			와이드 스쾃(횟수)			마운틴 클라이머(횟수)			밸런스 점핑 잭(횟수)		
	초급	중급	상급	초급	중급	상급	초급	중급	상급	초급	중급	상급
횟수	5　10	15　20	25　30	5　10	15　20	25　30	5　10	15　20	25　30	5　10	15　20	25　30
1세트	☐ ☐	☐ ☐	☐ ☐	☐ ☐	☐ ☐	☐ ☐	☐ ☐	☐ ☐	☐ ☐	☐ ☐	☐ ☐	☐ ☐
2세트	☐ ☐	☐ ☐	☐ ☐	☐ ☐	☐ ☐	☐ ☐	☐ ☐	☐ ☐	☐ ☐	☐ ☐	☐ ☐	☐ ☐
3세트	☐ ☐	☐ ☐	☐ ☐	☐ ☐	☐ ☐	☐ ☐	☐ ☐	☐ ☐	☐ ☐	☐ ☐	☐ ☐	☐ ☐
4세트	☐ ☐	☐ ☐	☐ ☐	☐ ☐	☐ ☐	☐ ☐	☐ ☐	☐ ☐	☐ ☐	☐ ☐	☐ ☐	☐ ☐

⊙ 오늘 운동에 대한 한 줄 평:

day 3　　월　/　　일　/

3일 차 운동 별점 ☆☆☆☆☆

수준	바이셉스 컬(횟수)			와이드 스쾃(횟수)			마운틴 클라이머(횟수)			밸런스 점핑 잭(횟수)		
	초급	중급	상급	초급	중급	상급	초급	중급	상급	초급	중급	상급
횟수	5　10	15　20	25　30	5　10	15　20	25　30	5　10	15　20	25　30	5　10	15　20	25　30
1세트	☐ ☐	☐ ☐	☐ ☐	☐ ☐	☐ ☐	☐ ☐	☐ ☐	☐ ☐	☐ ☐	☐ ☐	☐ ☐	☐ ☐
2세트	☐ ☐	☐ ☐	☐ ☐	☐ ☐	☐ ☐	☐ ☐	☐ ☐	☐ ☐	☐ ☐	☐ ☐	☐ ☐	☐ ☐
3세트	☐ ☐	☐ ☐	☐ ☐	☐ ☐	☐ ☐	☐ ☐	☐ ☐	☐ ☐	☐ ☐	☐ ☐	☐ ☐	☐ ☐
4세트	☐ ☐	☐ ☐	☐ ☐	☐ ☐	☐ ☐	☐ ☐	☐ ☐	☐ ☐	☐ ☐	☐ ☐	☐ ☐	☐ ☐

⊙ 오늘 운동에 대한 한 줄 평:

day 4　　월　/　　일　/

4일 차 운동 별점 ☆☆☆☆☆

수준	바이셉스 컬(횟수)			와이드 스쾃(횟수)			마운틴 클라이머(횟수)			밸런스 점핑 잭(횟수)		
	초급	중급	상급	초급	중급	상급	초급	중급	상급	초급	중급	상급
횟수	5　10	15　20	25　30	5　10	15　20	25　30	5　10	15　20	25　30	5　10	15　20	25　30
1세트	☐ ☐	☐ ☐	☐ ☐	☐ ☐	☐ ☐	☐ ☐	☐ ☐	☐ ☐	☐ ☐	☐ ☐	☐ ☐	☐ ☐
2세트	☐ ☐	☐ ☐	☐ ☐	☐ ☐	☐ ☐	☐ ☐	☐ ☐	☐ ☐	☐ ☐	☐ ☐	☐ ☐	☐ ☐
3세트	☐ ☐	☐ ☐	☐ ☐	☐ ☐	☐ ☐	☐ ☐	☐ ☐	☐ ☐	☐ ☐	☐ ☐	☐ ☐	☐ ☐
4세트	☐ ☐	☐ ☐	☐ ☐	☐ ☐	☐ ☐	☐ ☐	☐ ☐	☐ ☐	☐ ☐	☐ ☐	☐ ☐	☐ ☐

⊙ 오늘 운동에 대한 한 줄 평:

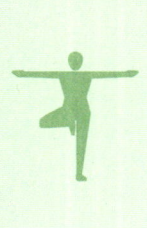

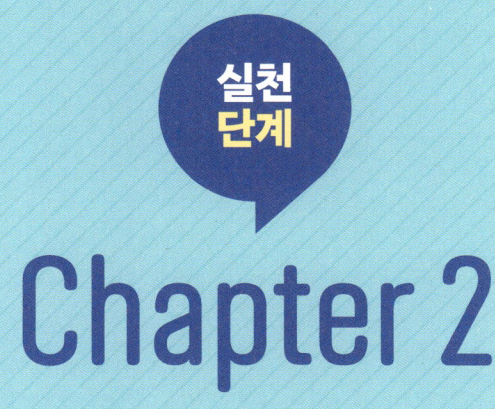

Chapter 2

반복의 힘, 습관 만들기

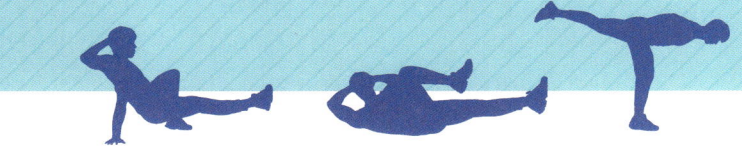

**작은 반복이 모여
인생을 바꾼다.**

하루하루의 반복이 결국 습관이 되고, 습관이 인생을 바꿉니다.
오늘도 포기하지 않고 해낸 당신, 정말 잘하고 있어요.

완벽한 연습은 없습니다.

하지만 매일 연습을 반복하면서
어제보다 조금 나아지는 자신을 확인하는 것,
그것이 운동이고, 그것이 성장입니다.
꾸준함이 결국 모든 것을 이깁니다.

· 김연아 ·

5 weeks 단단 프로젝트

아침 5분 명상을 통해 하루를 맑게 시작해 보자!

- 명상, 정신적 건강을 위한 훈련!
- 운동이 기분을 좋게 만드는 이유: 행복 호르몬 4종 세트
- 오늘 운동 완료, 오운완!

- ☑ 숄더 탭 Shoulder Tap
- ☑ 스탠딩 힙 어브덕션 Standing Hip Abduction
- ☑ 사이드 플랭크 Side Plank
- ☑ 사이드 킥 스루 Side Kick Through

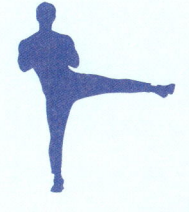

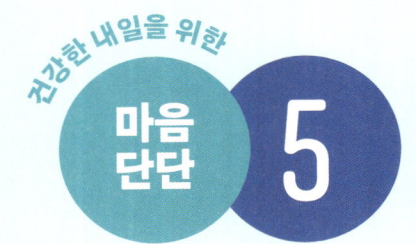

명상, 정신적 건강을 위한 훈련!

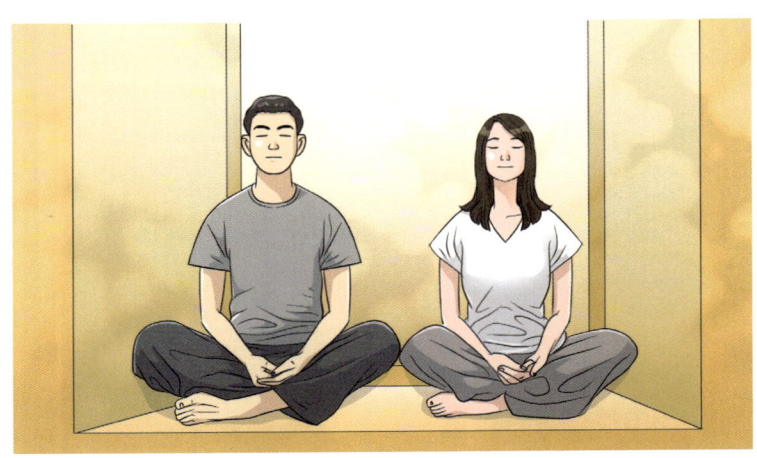

건강한 삶을 위해서는 신체적 건강과 정신적 건강 모두 중요하다. 하지만 대부분의 사람들이 신체적 건강을 위한 근력 훈련에만 몰두하며, 정신적 건강은 중요하게 생각하지 않는다. 즉 타인에게 보이는 겉모습에만 신경 쓰는 것이다. 그러나 정신적으로 건강하지 않으면 결코 건강한 삶을 보낼 수 없다. 정신적 건강은 정서적 안정과 더불어 삶의 질을 향상시키는 데 있어서 매우 중요한 요소이기 때문이다.

현대 사회는 끊임없는 스트레스와 정보의 과잉 속에 놓여 있어 마음을 정돈하는 명상이 꼭 필요하다. 이는 명상이 스트레스 완화, 불안 감소, 집중력 향상, 수면의 질 개선 등 다양한 이점이 있다는 과학적 연구 결과만 봐도 알 수 있다. 명상을 시작할 때는 조용한 장소에 앉아 허리를 곧게 세우고, 편안한 자세를 유지한다. 이후 눈을 감고 코로 호흡하면서 머리부터 발끝까지의 감각을 천천히 살펴보며 긴장을 풀어 준다. 이때 잡생각이 떠오르면 억지로 없애려 하지 말고 그저 알아차린 뒤, 다시 호흡에 집중하여 자연스럽게 흘려 보낸다. 또한 처음에는 3분을 목표로 시작하고, 익숙해지면 5~10분 이상 시간을 늘려 나가도록 한다.

이처럼 자신을 돌아보고, 마음의 균형을 되찾게 해 주는 가장 간단하면서도 확실한 방법인 명상은 거창하거나 어려운 것이 아니다. 누구나 조용히 앉아 호흡을 가다듬거나 산책을 통해 발이 땅에 닿는 감각, 바람이 피부에 스치는 느낌 등 현재의 감각에 집중하며 걷는 것만으로도 시작할 수 있다.

마음 단단 쳌!

운동이 신체를 건강하게 만들듯, 명상은 우리의 삶을 더욱더 단단하게 만든다.

명상이 수업 집중, 시험 준비, 공부 습관 등에 어떠한 도움을 줄 수 있는지 직접 실천해 본 후, 느낀 점을 작성해 보자.

___

___

___

명상을 하루 일과 시작 전이나 잠들기 전에 꾸준히 실천해 본 후, 생활 습관이나 감정 조절, 대인 관계 등에 어떠한 변화가 있었는지 작성해 보자.

___

___

___

기초 명상 가이드

1 편한 자세 잡기
- 바닥 또는 의자에 편안하게 앉는다.
- 등을 곧게 펴고, 어깨를 이완한다.
- 눈을 감거나 시선은 앞쪽 바닥을 바라본다.

2 호흡에 집중하기
- 자연스럽게 숨을 쉬면서 호흡의 흐름에 주의를 기울인다.
- 들이마시고 내쉬는 과정을 천천히 느낀다.
- 호흡 시 코끝이나 배의 움직임에서 느껴지는 감각에 집중한다.

3 생각 흘려 보내기
- 떠오르는 생각들을 판단하지 말고 지나가는 구름처럼 바라본다.
- 생각에 붙잡히면 부드럽게 다시 호흡하여 생각을 흘려 보낸다.

4 시간 정하기
- 처음에는 목표 시간을 짧게 설정하여 실시한다.
- 5~10분을 시작으로, 점진적으로 시간을 늘려 나간다.

5 꾸준히 실천하기
- 매일 같은 시간에 명상하면 습관이 된다.
- 아침이나 잠자기 전에 실시하는 것이 좋다.

운동이 기분을 좋게 만드는 이유: 행복 호르몬 4종 세트

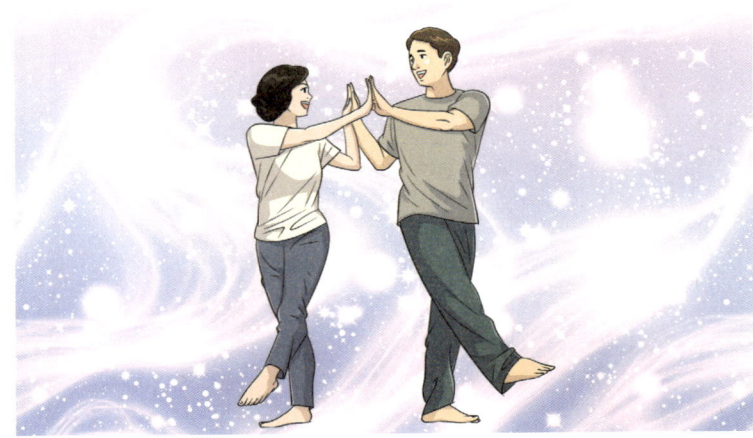

운동을 마친 후, 찾아오는 그 특별한 기분을 아는가? 숨이 차고 땀이 비가 오듯 흐르지만, 동시에 상쾌하고 뿌듯한 감정이 온몸을 감싸는 순간 말이다. 많은 사람들이 이를 단순한 성취감 또는 기분 탓으로 여기지만, 사실 이는 우리 몸에서 일어나는 놀라운 화학적 변화 때문에 느끼게 되는 반응이다. 운동은 세로토닌(Serotonin), 엔도르핀(Endorphin), 옥시토신(Oxytocin), 도파민(Dopamine) 등 4가지 주요 호르몬을 분비하게 만드는데, 이 호르몬들은 각각 다른 방식으로 우리의 기분을 좋게 만들고 정신적 건강을 지켜주는 역할을 한다. 세로토닌은 마음을 안정시키고 긴장을 줄여 주며, 엔도르핀은 운동 중 쾌감을 느끼게 만든다. 또 옥시토신은 사람들과 함께 운동할 때 기분을 좋게 만들고, 도파민은 목표를 달성하였을 때 성취감을 느끼게 만든다.

게다가 이런 호르몬들은 10~15분 짧은 운동만으로도 분비되기 시작한다. 아침에 계단을 오르거나 쉬는 시간에 스트레칭 또는 가벼운 산책을 통해 걷기만 해도 우리 몸을 행복하게 만드는 것이다. 이처럼 운동은 단순히 기분을 좋게 만드는 것뿐만 아니라, 몸과 마음을 동시에 건강하고 행복하게 만들어 주는 최고의 습관 중 하나이다. 건강하고 행복한 하루를 보내고 싶은가? 오늘, 잠깐이라도 몸을 움직여 보자. 행복은 땀과 함께 온다.

운동과 행복 호르몬 4종 세트

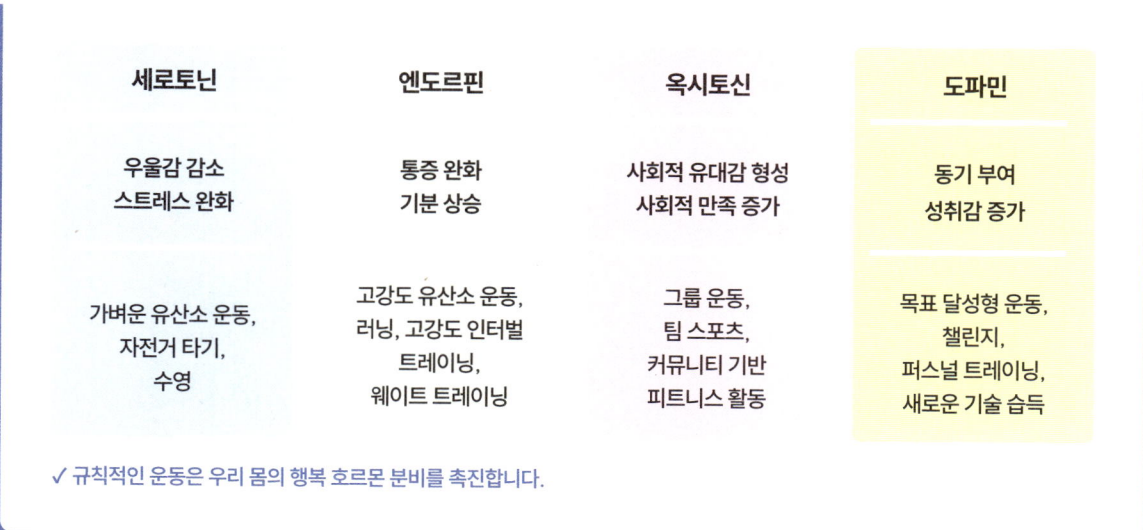

✓ 규칙적인 운동은 우리 몸의 행복 호르몬 분비를 촉진합니다.

운동과 수면, 그리고 호르몬의 선순환

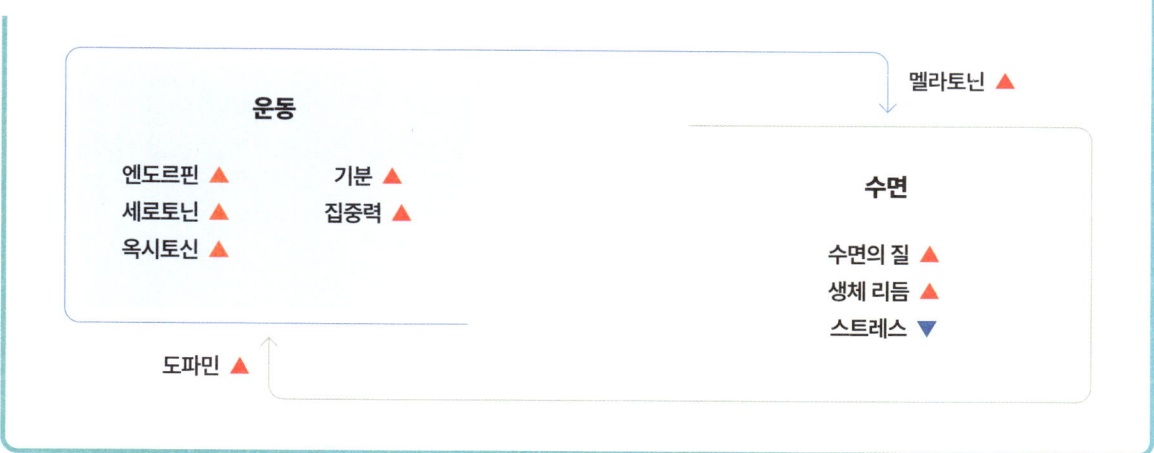

지식 단단 첵!

다음 중 우울감과 스트레스 완화에 가장 효과적인 호르몬은?

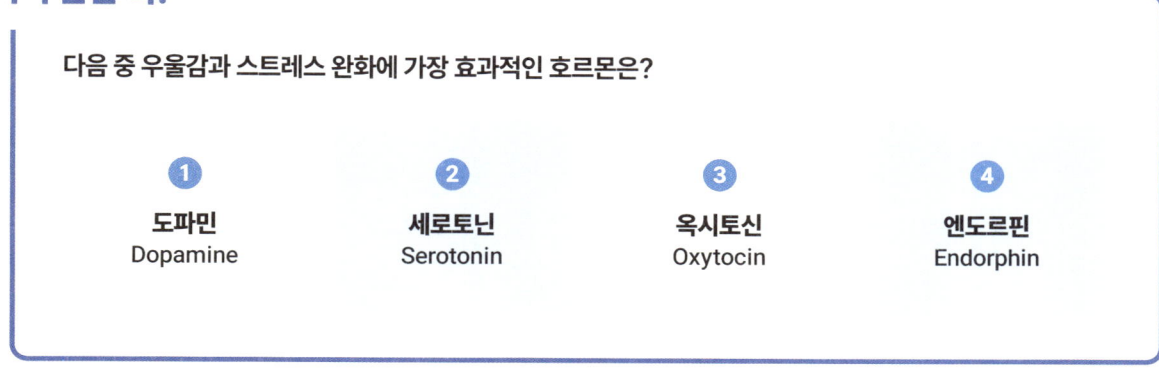

건강한 성장을 위한

지식 단단

10

오늘 운동 완료, 오운완!

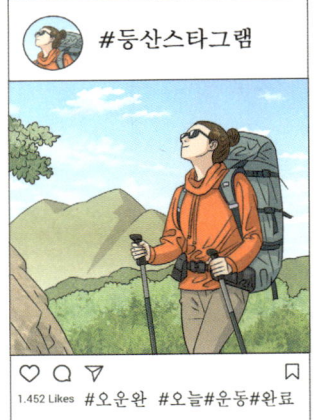
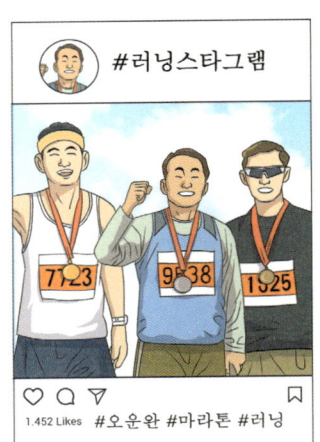

　최근 들어 '오운완' 열풍이 대한민국을 강타하고 있다. 여기서 오운완은 '오늘 운동 완료'의 줄임말로, 스스로 정한 하루 운동 목표를 달성하였다는 의미로 사용된다. 주로 인스타그램과 같은 SNS에서 사용되며, 운동 후 해시태그(#)를 붙여 '#오운완'이라는 단어와 함께 인증 사진을 공유하는 방식으로 활용된다. 이러한 문화는 운동에 대한 관심이 점점 높아지고 있는 최신의 트렌드를 잘 보여 주는 현상이다.

　인증 사진과 함께 사용되는 '해시태그'는 간단한 단어나 문구 앞에 붙여 사진이나 글의 주제를 강조하는 데 활용된다. 예를 들어 '#오늘_운동_완료'처럼 문장이 길어지면 전달력이 떨어지기 때문에 단어 앞에 해시태그를 붙여 간결하게 '#오운완'이라고 표현하는 것이다. 짧지만 명확하고 직관적인 이 표현은 운동을 실천하였다는 자부심을 효과적으로 드러낸다. 또한 해시태그는 '오늘 자신과의 약속을 지켰다.'라는 자기 관리의 선언이자, 디지털 운동 일지로 활용되기도 한다. 꾸준히 #오운완을 남기면 운동을 통한 신체의 변화 과정을 시각적으로 확인할 수 있고, 이를 공유함으로써 스스로에게 동기를 부여받기도 한다.

　이처럼 현대 사회에서 #오운완 문화는 단순한 유행을 넘어 건강한 생활 방식과 자기 계발의 가치를 일깨우는 긍정적인 사회 현상으로 자리 잡아가고 있다. 단순한 표시를 넘어 개인의 일상을 공유하고 공감대를 형성하는 등 소통을 위한 또 하나의 새로운 도구가 되어 가고 있는 것이다.

오운완 문화의 의미

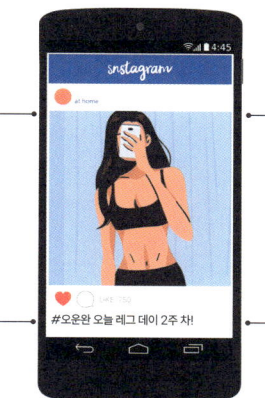

자기와의 약속
정해진 운동을 완료하였다는 성취감

디지털 운동 일지
어떤 운동을 했는지 기록으로 남기는 방식

변화 추적
몸의 변화를 시각적으로 기록하고 확인하는 과정

동기 부여
SNS 공유를 통해 운동에 대한 동기를 지속적으로 부여

SNS 속 #오운완, 진짜일까?

긍정적인 면

 자기 관리 습관 형성
스스로 정한 운동 목표를 매일 지키는 습관을 만드는 데 도움이 된다.

 운동에 대한 동기 부여 제공
다른 사람의 오운완 게시물을 보고 '나도 해야겠다!'라는 자극을 받을 수 있다.

 성장의 기록
사진이나 기록을 남겨 자신의 변화 과정을 시각적으로 확인할 수 있다.

 VS

부정적인 면

 비교와 자책의 악순환
다른 사람과 비교하다 보면 '나는 왜 이 정도밖에 못하지?'라는 자책감이 들 수 있다.

 보여 주기식 운동
운동보다 인증 샷이 목적이 되면서 진짜 효과보다는 '겉모습'에만 집중할 수 있다.

 불안한 강박감
하루라도 올리지 못하면 실패한 것처럼 느껴져서 부담감이 쌓이고 스트레스가 증가한다.

지식 단단 첵!

'#오운완'을 잘 활용하기 위한 나만의 실천 방법을 작성해 보자.

5 weeks

Shoulder Tap

17 몸단단 | 숄더 탭

설명	푸시업 자세에서 한 손씩 번갈아 가며 반대쪽 어깨를 터치하는 상체 운동이다.
운동 부위	배곧은근(복직근), 배빗근(복사근), 어깨세모근(삼각근)
특징	상체의 근력뿐만 아니라 균형 감각과 안정성을 기르는 데에도 효과적이다.

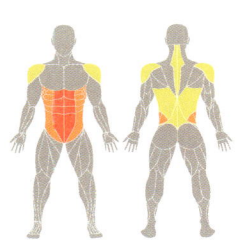

1 양팔을 어깨너비로 벌린 후, 바닥에 엎드린다.

> 등이 굽어지지 않도록 일직선을 유지해요!

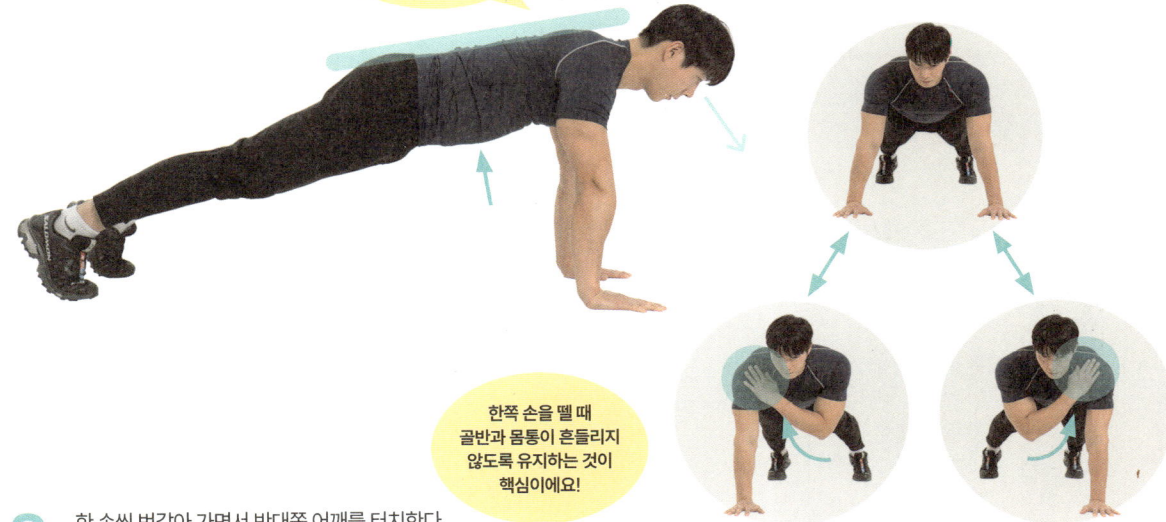

> 한쪽 손을 뗄 때 골반과 몸통이 흔들리지 않도록 유지하는 것이 핵심이에요!

2 한 손씩 번갈아 가면서 반대쪽 어깨를 터치한다.

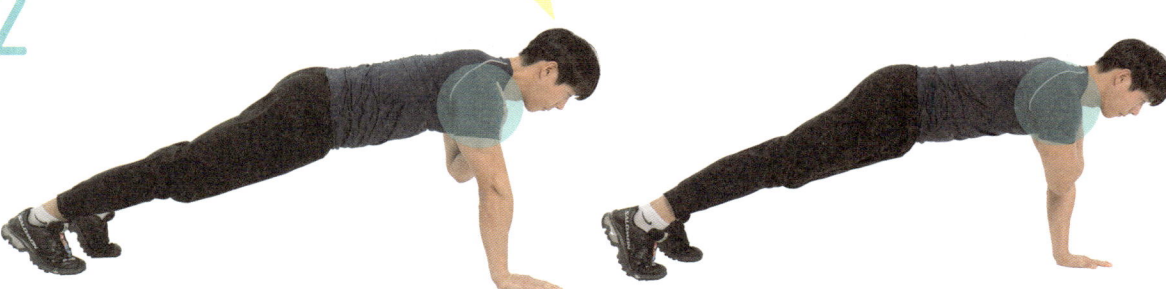

 주의!

좌우 균형 유지하기
어깨를 터치하는 동작에서 상체가 좌우로 과도하게 기울어지지 않도록 주의한다.

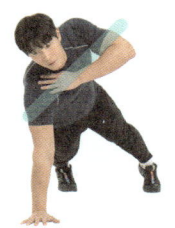

난이도 down

니 숄더 탭
무릎을 바닥에 대고 실시하면 조금 더 쉽게 운동을 할 수 있다.

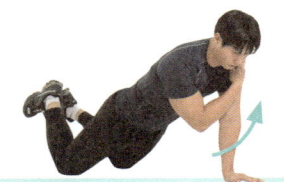
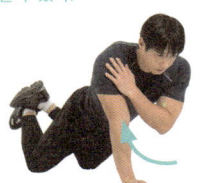

5 weeks

Standing Hip Abduction

18 몸단단

스탠딩 힙 어브덕션

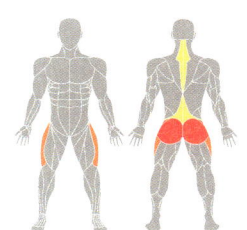

설명 다리를 바깥쪽으로 벌려 엉덩이 바깥쪽 근육을 강화하는 운동이다.
운동 부위 볼기근(둔근), 넙다리근막긴장근(대퇴근막장근), 척주세움근(척주기립근)
특징 엉덩이 라인을 잡아 주고, 하체의 균형과 안정성을 높이는 데 효과적이다.

1 두 다리를 곧게 펴고, 오른쪽 다리에 체중을 실어 신체 균형을 유지한다.

2 왼쪽 다리를 곧게 펴 옆으로 들어 올린 후, 엉덩이가 뒤로 빠지지 않게 자세를 유지한다.

3 오른쪽 다리에 힘을 주어 신체 균형을 유지하면서 천천히 다리를 내린다.

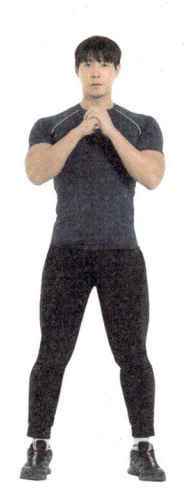
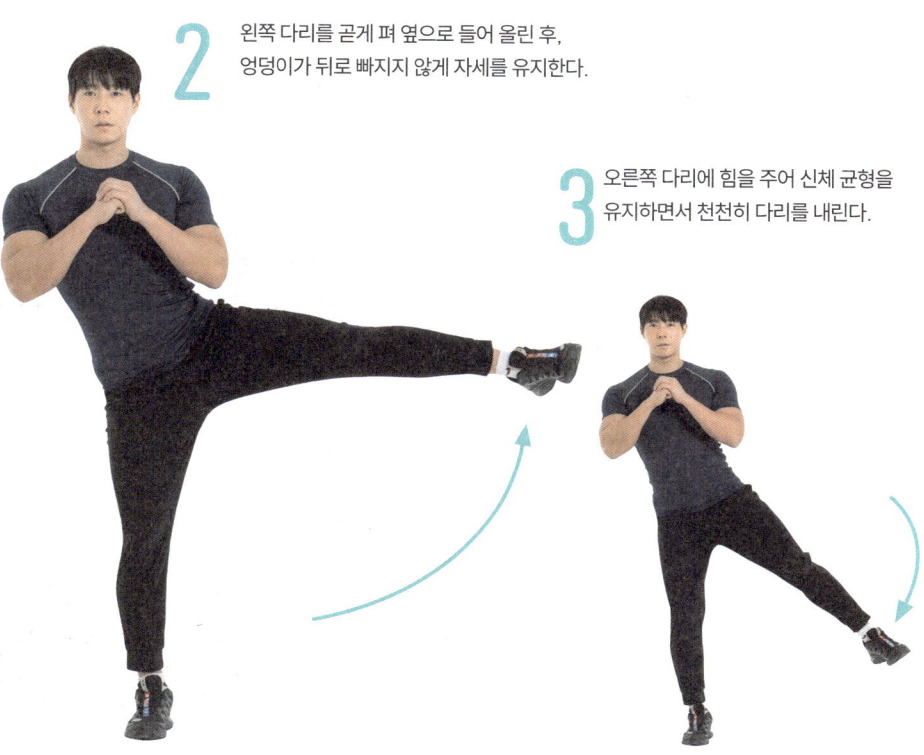

상체와 골반의 정렬 유지
다리를 옆으로 들어 올릴 때 골반이 틀어지거나 상체가 기울어져서 중심이 흔들리지 않도록 주의한다.

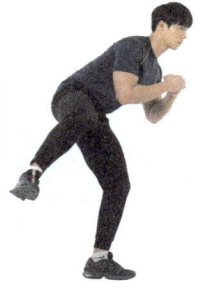

다양하게 즐기기

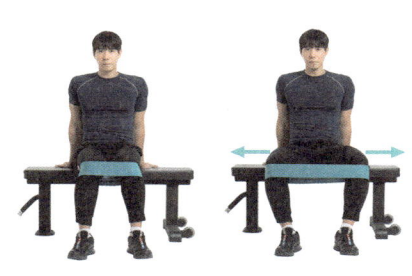

밴드 힙 어브덕션
밴드의 저항을 이용해 다리를 안쪽에서 바깥쪽으로 벌리는 운동으로, 엉덩이 바깥쪽 근육을 집중적으로 강화시킨다.

5 weeks

Side Plank

19 몸 단단

사이드 플랭크

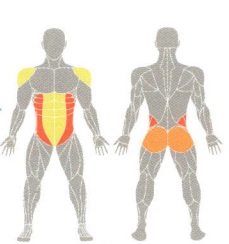

설명   몸을 옆으로 눕혀 한쪽 팔과 다리로 자세를 유지하는 코어 운동이다.
운동 부위   배빗근(복사근), 중간볼기근(중둔근), 배가로근(복횡근)
특징   옆구리 근육을 집중적으로 사용하며 중심 안정성과 균형 감각 향상에 효과적이다.

1

옆으로 누운 상태에서 아래팔은 어깨 아래에 두고, 두 다리는 곧게 펴 겹쳐 놓는다.

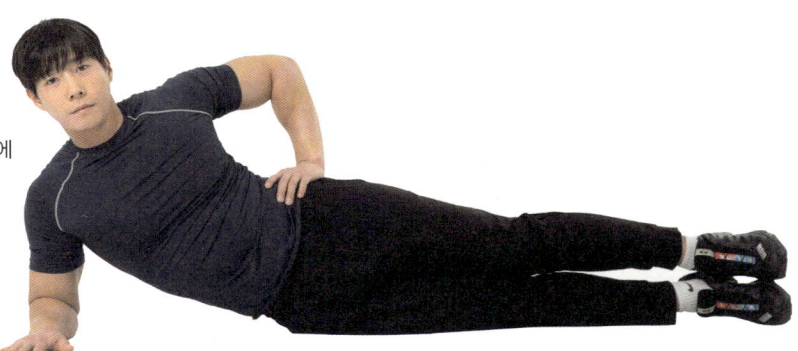

2

복부와 엉덩이에 힘을 주고, 엉덩이를 들어 올려 몸을 일직선으로 만든다. 이때 시선은 한곳에 두고, 호흡을 자연스럽게 하며 정해진 시간 동안 자세를 유지한다.

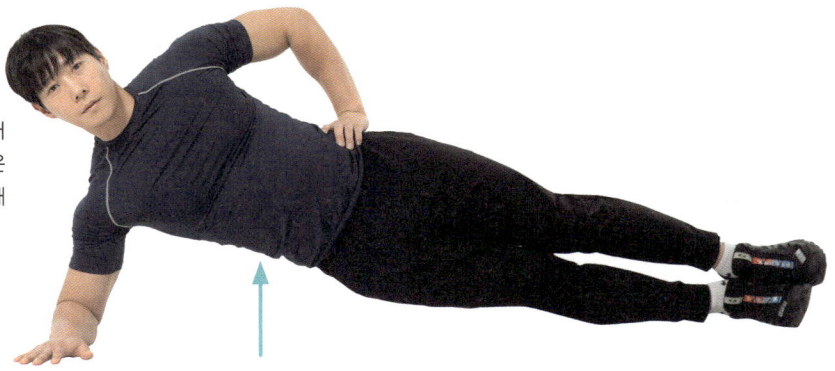

 주의!

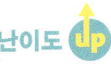 난이도 up

사이드 플랭크 레그레이즈
사이드 플랭크 자세에서 한쪽 다리를 엉덩이 힘으로 들어 올리고 천천히 내린다. 동작 수행에 어려움이 있으면 양손으로 바닥을 짚고 수행해도 좋다.

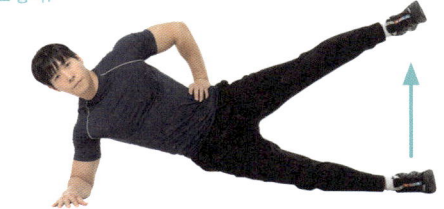

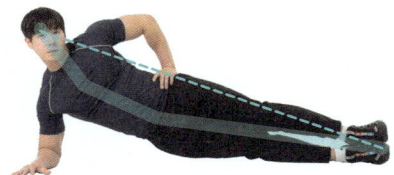

일직선 자세 유지
엉덩이가 너무 내려가거나 올라가면 몸의 정렬이 흐트러져서 운동의 효과가 떨어지고 부상의 위험이 커지므로, 머리부터 발끝까지 일직선을 유지하려고 노력한다.

5 weeks　　　　　　　　　　　　　　　　　　　　Side Kick Through

20 몸 단단

사이드 킥 스루

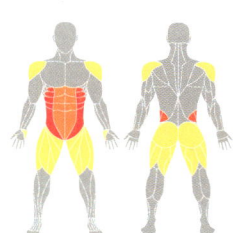

설명	코어의 회전을 활용하여 하체와 상체를 동시에 움직이는 전신 운동이다.
운동 부위	배빗근(복사근), 배곧은근(복직근), 볼기근(둔근)
특징	코어 근육의 안정성과 전신 협응력을 향상시키며, 체지방 감소에도 효과적이다.

1 양손을 어깨너비로 벌려 바닥을 짚고, 무릎을 구부린 채 바닥에서 살짝 띄운다.

2 왼팔과 오른발을 바닥에서 뗀 후, 몸통을 옆으로 회전한다.

3 왼쪽 팔꿈치는 회전하는 방향으로 당기고, 오른발은 발끝을 펴서 옆으로 길게 밀어 보낸다.

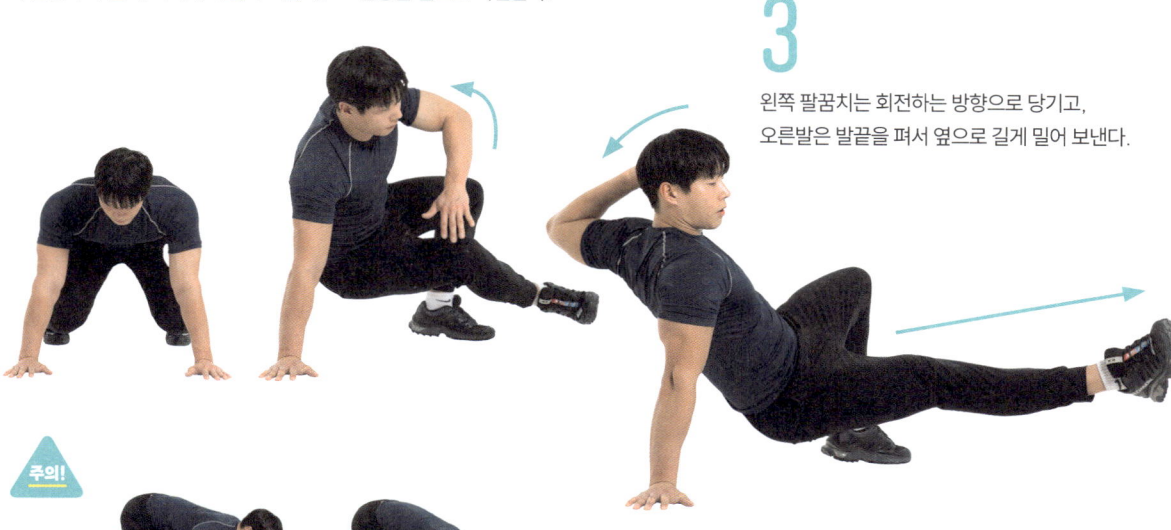

주의!

무릎의 높이
무릎을 지나치게 높이 들거나 상체를 지나치게 앞으로 숙일 경우, 엉덩이가 들리면서 체중이 분산되고, 손목에 부담이 가해져 부상의 위험이 커진다.

4 왼손과 오른발을 원래 자리로 천천히 되돌리고, 똑같은 방법으로 반대쪽도 실시한다.

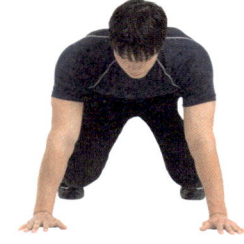

난이도 up

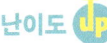

언더 스위치
비스트 자세에서 오른손과 왼 다리를 동시에 들어 올려 몸을 비튼 후, 다리가 가슴 위를 향하도록 전환한다. 이후 두 손과 발을 부드럽게 내려놓아 크랩 자세를 만든다.

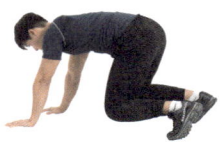
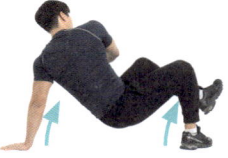
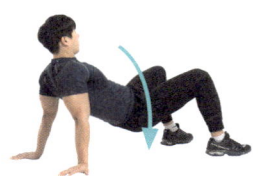

몸 단단 체크

5주 차 운동

5주 차 적응 단계, 어떤 운동을 얼마나 열심히 하였는지 기록해 봅시다.

day 1   월 /   일 /

1일 차 운동 별점 ☆☆☆☆☆

수준	숄더 탭(횟수)			스탠딩 힙 어브덕션(횟수)			사이드 플랭크(초)			사이드 킥 스루(횟수)		
	초급	중급	상급	초급	중급	상급	초급	중급	상급	초급	중급	상급
횟수	5 10	15 20	25 30	5 10	15 20	25 30	10 20	30 40	50 60	5 10	15 20	25 30
1세트	☐ ☐	☐ ☐	☐ ☐	☐ ☐	☐ ☐	☐ ☐	☐ ☐	☐ ☐	☐ ☐	☐ ☐	☐ ☐	☐ ☐
2세트	☐ ☐	☐ ☐	☐ ☐	☐ ☐	☐ ☐	☐ ☐	☐ ☐	☐ ☐	☐ ☐	☐ ☐	☐ ☐	☐ ☐
3세트	☐ ☐	☐ ☐	☐ ☐	☐ ☐	☐ ☐	☐ ☐	☐ ☐	☐ ☐	☐ ☐	☐ ☐	☐ ☐	☐ ☐
4세트	☐ ☐	☐ ☐	☐ ☐	☐ ☐	☐ ☐	☐ ☐	☐ ☐	☐ ☐	☐ ☐	☐ ☐	☐ ☐	☐ ☐

☉ 오늘 운동에 대한 한 줄 평:

day 2   월 /   일 /

2일 차 운동 별점 ☆☆☆☆☆

수준	숄더 탭(횟수)			스탠딩 힙 어브덕션(횟수)			사이드 플랭크(초)			사이드 킥 스루(횟수)		
	초급	중급	상급	초급	중급	상급	초급	중급	상급	초급	중급	상급
횟수	5 10	15 20	25 30	5 10	15 20	25 30	10 20	30 40	50 60	5 10	15 20	25 30
1세트	☐ ☐	☐ ☐	☐ ☐	☐ ☐	☐ ☐	☐ ☐	☐ ☐	☐ ☐	☐ ☐	☐ ☐	☐ ☐	☐ ☐
2세트	☐ ☐	☐ ☐	☐ ☐	☐ ☐	☐ ☐	☐ ☐	☐ ☐	☐ ☐	☐ ☐	☐ ☐	☐ ☐	☐ ☐
3세트	☐ ☐	☐ ☐	☐ ☐	☐ ☐	☐ ☐	☐ ☐	☐ ☐	☐ ☐	☐ ☐	☐ ☐	☐ ☐	☐ ☐
4세트	☐ ☐	☐ ☐	☐ ☐	☐ ☐	☐ ☐	☐ ☐	☐ ☐	☐ ☐	☐ ☐	☐ ☐	☐ ☐	☐ ☐

☉ 오늘 운동에 대한 한 줄 평:

day 3   월 /   일 /

3일 차 운동 별점 ☆☆☆☆☆

수준	숄더 탭(횟수)			스탠딩 힙 어브덕션(횟수)			사이드 플랭크(초)			사이드 킥 스루(횟수)		
	초급	중급	상급	초급	중급	상급	초급	중급	상급	초급	중급	상급
횟수	5 10	15 20	25 30	5 10	15 20	25 30	10 20	30 40	50 60	5 10	15 20	25 30
1세트	☐ ☐	☐ ☐	☐ ☐	☐ ☐	☐ ☐	☐ ☐	☐ ☐	☐ ☐	☐ ☐	☐ ☐	☐ ☐	☐ ☐
2세트	☐ ☐	☐ ☐	☐ ☐	☐ ☐	☐ ☐	☐ ☐	☐ ☐	☐ ☐	☐ ☐	☐ ☐	☐ ☐	☐ ☐
3세트	☐ ☐	☐ ☐	☐ ☐	☐ ☐	☐ ☐	☐ ☐	☐ ☐	☐ ☐	☐ ☐	☐ ☐	☐ ☐	☐ ☐
4세트	☐ ☐	☐ ☐	☐ ☐	☐ ☐	☐ ☐	☐ ☐	☐ ☐	☐ ☐	☐ ☐	☐ ☐	☐ ☐	☐ ☐

☉ 오늘 운동에 대한 한 줄 평:

day 4   월 /   일 /

4일 차 운동 별점 ☆☆☆☆☆

수준	숄더 탭(횟수)			스탠딩 힙 어브덕션(횟수)			사이드 플랭크(초)			사이드 킥 스루(횟수)		
	초급	중급	상급	초급	중급	상급	초급	중급	상급	초급	중급	상급
횟수	5 10	15 20	25 30	5 10	15 20	25 30	10 20	30 40	50 60	5 10	15 20	25 30
1세트	☐ ☐	☐ ☐	☐ ☐	☐ ☐	☐ ☐	☐ ☐	☐ ☐	☐ ☐	☐ ☐	☐ ☐	☐ ☐	☐ ☐
2세트	☐ ☐	☐ ☐	☐ ☐	☐ ☐	☐ ☐	☐ ☐	☐ ☐	☐ ☐	☐ ☐	☐ ☐	☐ ☐	☐ ☐
3세트	☐ ☐	☐ ☐	☐ ☐	☐ ☐	☐ ☐	☐ ☐	☐ ☐	☐ ☐	☐ ☐	☐ ☐	☐ ☐	☐ ☐
4세트	☐ ☐	☐ ☐	☐ ☐	☐ ☐	☐ ☐	☐ ☐	☐ ☐	☐ ☐	☐ ☐	☐ ☐	☐ ☐	☐ ☐

☉ 오늘 운동에 대한 한 줄 평:

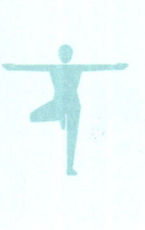

6 weeks 단단 프로젝트

단 10분의 운동이 뇌를 깨우고 마음을 단단하게 만든다!

- 운동, 10분이면 충분하다!
- 운동, 머리에서 다리까지의 거리 좁히기부터 시작된다
- 심박수로 알아보는 스마트한 달리기 강도 설정법

- ☑ 스탠다드/내로우 푸시업 Standard / Narrow Push-up
- ☑ 카프 레이즈 Carf Raise
- ☑ 트위스트 크런치 Twist Crunch
- ☑ 플랭크 업 & 다운 Plank Up & Down

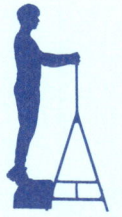

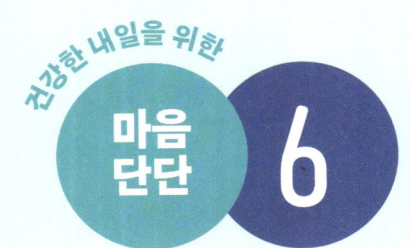

운동, 10분이면 충분하다!

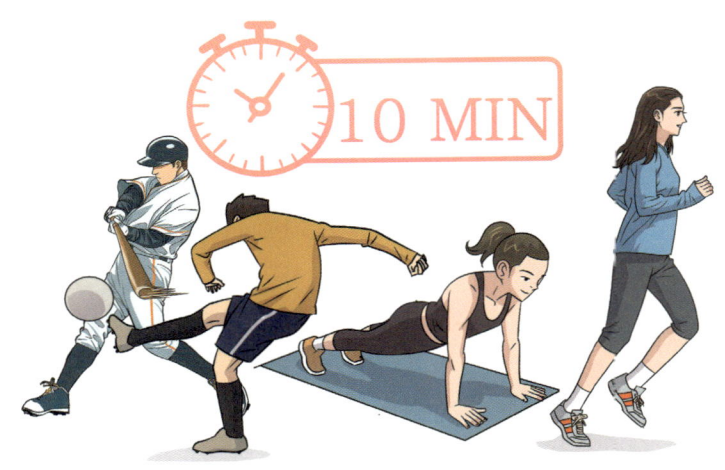

대부분의 사람이 운동 효과를 보기 위해서는 30분 이상의 무산소 또는 유산소 운동을 실시해야 한다고 알고 있다. 하지만 이 사실에 반박하듯 일본 쓰쿠바 대학교의 연구팀은 국제학술지인 <사이언티픽 리포츠>를 통해 단 10분의 가벼운 유산소 운동만으로도 뇌 기능과 정신 건강에 긍정적인 영향을 줄 수 있다는 연구 결과를 발표하였다. 특히 가벼운 운동만으로도 뇌의 전전두엽 활성화와 관련된 뇌 혈류가 증가하여 기분 개선과 인지력 향상에 도움을 줄 수 있다고 밝혔다. 전전두엽은 감정 조절과 집중력, 계획 실행을 담당하는 뇌 영역이기 때문에 그 영향력은 결코 작지 않다. 따라서 이 연구 결과는 정신 건강 회복이 필요한 사람, 혹은 운동을 시작하려는 사람 모두에게 매우 실용적인 해답이 될 수 있다.

단 10분의 운동으로도 심박수가 상승하고, 혈액 순환과 근육 자극이 일어나며, 운동 후에는 엔도르핀과 세로토닌 같은 기분 개선에 효과적인 호르몬이 분비된다. 또한 짧지만 강한 자극은 뇌와 몸에 즉각적인 활력을 주고, 스트레스 해소에도 탁월한 효과를 보인다. 그러므로 아침에 일어난 직후, 혹은 점심, 저녁 시간에 10분씩만 투자하여 운동을 시작해 보자. 이러한 짧은 실천이 모이면 꾸준한 운동 습관이 형성되어 결과적으로 삶의 질을 높이는 데 큰 도움이 된다.

운동은 결국 마음에서 시작된다. 그리고 그 작은 결심으로 시작된 10분의 움직임이 우리의 일상을 놀랍도록 변화시키며, 건강한 삶으로 이끌어 주는 원동력이 된다.

마음 단단 첵!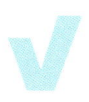

인생을 바꾸는 시간 단 10분,
그 짧은 시간의 움직임이 우리 삶에 놀라운 변화를 만들어 낸다.

자신의 일상 속에서 실천 가능한 짧은 운동 루틴을 총 4단계로 계획해 보자.

1단계	2단계	3단계	4단계

계획한 운동 루틴을 직접 실천해 보고, 해당 운동이 나의 기분, 몸, 생각에 어떠한 영향을 주었는지 작성해 보자.

_____
_____
_____

단 10분으로도 뇌가 깨어나고, 기분이 달라진다!

1~2분	3~5분	6~8분	9~10분
- 심박수 상승 - 혈액 순환 속도 증가	- 근육 활성화 - 체온 상승	- 기분 좋은 호르몬(엔도르핀, 세로토닌 등) 분비	- 전전두엽 활성화 시작 - 집중력 & 기억력 향상

전전두엽이 중요한 이유

전전두엽의 기능 운동을 하면?	감정 조절	판단력&계획 수립	집중력 조절	동기 부여	사회적 행동 통제
	- 스트레스 완화 - 평정 유지	- 목표 설정 향상 - 실행력 향상	- 학습 능력 향상 - 업무 효율 증가	- 꾸준함 유지 - 지속성 강화	- 긍정적 관계 형성 - 공감 능력 향상

건강한
성장을
위한

**지식
단단**

11

운동, 머리에서 다리까지의 거리 좁히기부터 시작된다

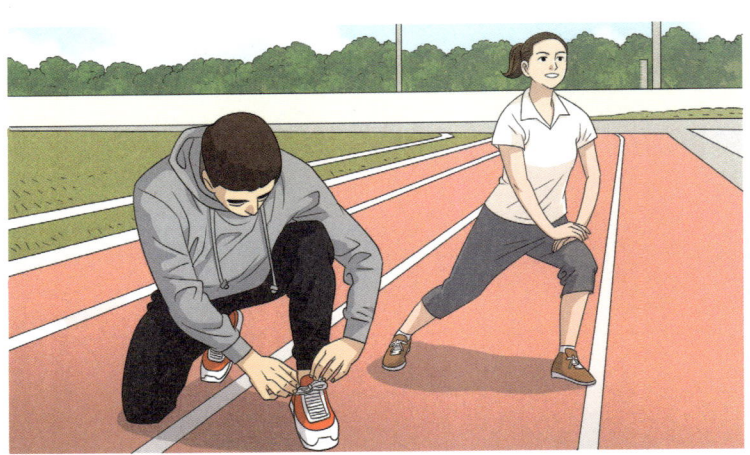

'세상에서 가장 먼 거리는 머리에서 가슴까지'라는 말이 있다. 운동도 마찬가지이다. '운동이 필요하다.'라는 사실을 알고 있지만, 마음이 움직이지 않으면 결국 행동으로 이어지지 않는다. 그렇다면 우리가 실행을 망설이는 이유는 무엇일까? 그것은 바로 마음의 문을 여는 일이 가장 어렵기 때문이다. 하지만 마음의 문을 열고 한 걸음만 내디딘다면, 운동이 더 이상 어렵지 않게 느껴질 것이다. 문을 나서 걷기 시작하고, 조금씩 속도를 높이면 몸이 반응한다. 그리고 이 작은 움직임이 심장과 폐를 깨우고, 전신을 살아나게 만든다.

특히 달리기는 인생을 바꿀 수 있는 가장 쉬운 마음의 문 중 하나이다. 별다른 준비나 도구 없이, 그저 '나가서 달리는 것'만으로 시작할 수 있기 때문이다. 또한 달리는 동안 우리 몸은 엔도르핀, 세로토닌, 도파민 등과 같은 긍정적인 호르몬들을 분비한다. 그리고 이 호르몬들은 기분을 좋게 만들고, 스트레스를 낮춰 주며, 동기 부여와 집중력, 기억력, 면역력 등을 높여 준다. 실제로 달리기를 통해 체력 향상뿐만 아니라 스트레스 해소, 정신적 안정, 집중력 향상까지 경험하는 사람이 많다. 즉 달리기는 단순한 신체 활동을 넘어 우리 몸과 마음을 동시에 단련시키는 최고의 운동인 것이다. 건강해지고 싶다면 신발 끈을 묶고 매일 10분이라도 가볍게 달려보자. 운동은 마음에서 다리로 향하는 가장 짧고도 강력한 여정이다.

달리기의 놀라운 효과

전신 근육 활성화	심폐 기능 강화	행복 호르몬 분비	두뇌 및 면역력 강화
발목부터 어깨까지 신체 모든 근육에 긍정적인 운동 효과 제공	심장과 폐가 활발히 작동하여 순환계와 호흡계 건강 증진	엔도르핀, 세로토닌, 도파민 등의 분비를 통해 기분 개선	신경 전달 물질의 활성화로 기억력 증진 및 면역력 향상

✓ 지금 신발 끈을 묶고 문밖으로 나가 달려보세요!

러닝 크루, 함께 달릴 때의 힘

혼자 달리는 것도 좋지만, 누군가와 함께 달리는 순간 운동은 전혀 다른 경험이 된다. 최근 들어 취미와 일상, 관계를 함께 나누는 러닝 크루 문화가 인기이다. 매주 정해진 시간, 정해진 장소에서 모여 함께 달리고, 달리고 난 후에는 서로를 격려하고 응원하며 건강한 루틴을 만들어 간다.

혼자서는 놓치기 쉬운 꾸준함도, 함께라면 자연스럽게 지속된다. 운동을 습관으로 만들고 싶다면 가까운 러닝 크루를 찾아보는 것도 좋은 시작이 될 수 있다. 운동이 '혼자 하는 결심'에서 '함께 가는 즐거움'으로 바뀌는 순간이다.

☑ **러닝 크루 입문 가이드 3단계**

1. **내 수준에 맞는 크루 찾기**
   - '초보 환영', '5km 러너', '건강 걷기' 등 다양한 레벨 존재
2. **첫 참여는 가볍게**
   - 무리하지 말고, 달리기보다는 분위기 적응에 집중
3. **기록의 습관화**
   - 스마트폰 러닝 앱을 활용하여 러닝 정보 기록 및 공유

지식 단단 쳌!

다음 중 달리기를 통해 기대할 수 있는 효과로 옳지 않은 것은?

 좋은 호르몬 분비로 기분 개선

 스트레스 감소와 동기 부여 제공

 기억력과 집중력, 면역력 향상

 체온 상승으로 수면의 질 감소

건강한
성장을
위한

**지식
단단
12**

심박수로 알아보는 스마트한 달리기 강도 설정법

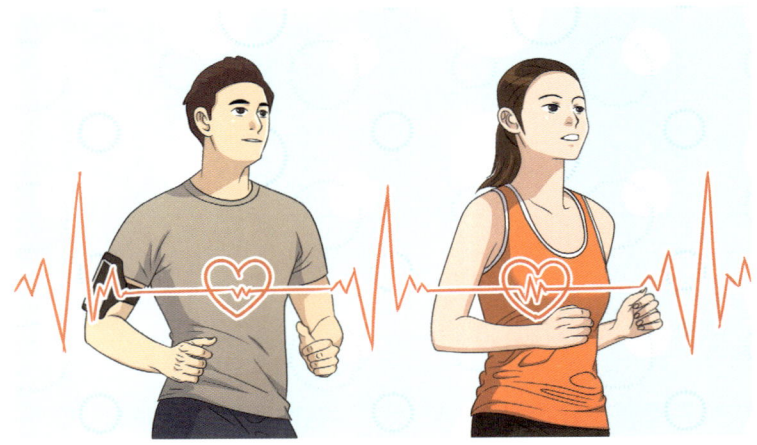

    달리기의 강도는 사람마다 다르며, 심폐 지구력 역시 개인의 체력 수준과 나이에 따라 큰 차이가 있다. 그렇기에 트레드밀 기구의 속도 9가 어떤 사람에게는 무리일 수도 있고, 또 어떤 사람에게는 가벼운 조깅 수준으로 느껴질 수 있다. 달리기의 운동 강도는 일반적으로 '220 - 자신의 나이'를 기준으로 최대 심박수를 계산한 후, 그 비율에 따라 저강도(50~60%), 중강도(60~80%), 고강도(80~90%)로 나눠 결정한다.

    달리기는 운동 목적에 따라 적절한 강도를 선택하는 것이 중요하다. 체중 감량이 목표라면 지방을 주요 에너지원으로 활용하면서도 충분한 칼로리를 소모할 수 있는 중강도 운동이 가장 효과적이다. 반면 심폐 지구력을 향상시키고 싶다면 중강도에서 고강도 사이의 운동이 더 적합하다. 단, 고강도 운동은 심장에 무리를 줄 수 있으므로, 현재 자신의 체력 수준을 충분히 고려하여 신중하게 접근해야 한다.

    무엇보다 중요한 것은 무리하지 않고, 지속 가능한 강도로 시작하는 것이다. 초보자나 고령자는 저강도에서 시작하여 점차 강도를 높이는 것이 안전하며, 부상 예방에도 도움이 된다. 또한 나이에 따라 최대 심박수 역시 달라지므로, 자신의 나이에 맞는 심박수 구간을 계산하여 운동하는 것이 중요하다. 즉 달리기의 강도는 '남들 기준'이 아닌, 나의 체력과 목적에 맞게 조절하는 것이 가장 현명한 방법이다.

달리기 강도, 어떻게 정할까?

1. 최대 심박수(HRmax: Maximal Heart Rate) = 1분 동안 심장이 뛸 수 있는 최대 횟수
2. 최대 심박수 = 220 − 나이
3. 강도별 심박수 구간

강도	심박수 비율	운동 목적
저강도	50~60% of HRmax	초보자 적응, 가벼운 체력 회복 운동
중강도	60~80% of HRmax	체중 감량, 지방 연소 최적 구간
고강도	80~90% of HRmax	심폐 지구력 향상, 운동 능력 향상
최대 강도	90% 이상 HRmax	단시간 폭발력 향상, 숙련자

4. 예시: 16세 중학생
   - 최대 심박수 = 220 - 16 = 204회/분
   - 중강도 심박수 = 최대 심박수의 60 ~ 80% = (204 × 0.6) ~ (204 × 0.8) = 123~163회/분

나이별 운동 강도에 따른 평균 심박수 영역

운동 강도	비율(%)	16세	30세	50세
최대 강도	90~100%	183~204	171~190	153~170
고강도	80~90%	163~183	152~171	136~153
중강도	60~80%	123~163	114~152	102~136
저강도	50~60%	102~122	95~114	85~102
매우 저강도	30~50%	61~102	57~95	51~85
안정 시	~30%	~61	~57	~51

지식 단단 첵!

나의 최대 심박수를 구하고, 운동 목적에 맞는 운동 강도와 목표 심박수를 설정해 보자.

최대 심박수 구하기	운동 목적 설정하기	운동 강도 설정하기	목표 심박수 설정하기

6 weeks

Standard/Narrow Push-up

21 몸 단단

스탠다드/내로우 푸시업

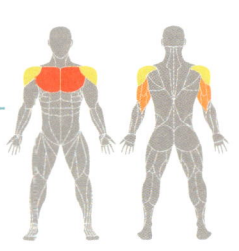

- **설명**: 팔 위치를 조절하여 가슴, 어깨, 팔 근육을 강화하는 기본적인 상체 운동이다.
- **운동 부위**: 큰가슴근(대흉근), 위팔세갈래근(상완삼두근), 어깨세모근(삼각근)
- **특징**: 손을 짚는 너비에 따라서 주로 운동하는 근육 부위에 변화를 줄 수 있다.

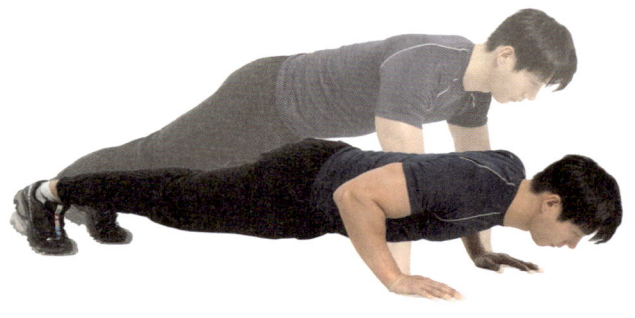

스탠다드 푸시업

1. 양손은 어깨너비보다 조금 넓게 짚고, 몸을 일직선으로 유지한다.

2. 팔꿈치를 굽혀 가슴이 바닥에 닿기 전까지 내려간 뒤, 다시 처음 자세로 돌아간다.

내로우 푸시업

1. 양손을 어깨너비보다 좁게 모아 바닥을 짚고, 몸을 일직선으로 유지한다.

2. 팔꿈치를 몸통 가까이 붙인 채 상체를 낮춘 후, 팔꿈치가 몸을 스치듯 천천히 밀어 올린다.

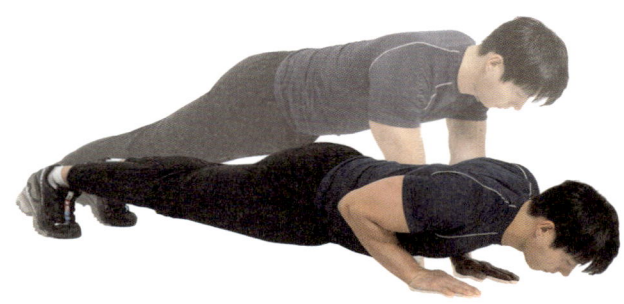

다양하게 즐기기

디클라인 푸시업
발을 높인 상태에서 푸시업을 진행하여 상체와 어깨에 자극을 주는 운동이다.

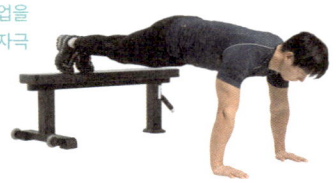

다이아몬드 푸시업
손을 다이아몬드 모양으로 모아 팔꿈치를 몸에 가까이 붙여 위팔세갈래근에 자극을 주는 운동이다.

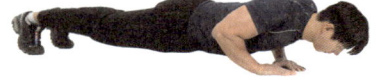

주의!

엉덩이 위치
허리나 엉덩이가 너무 처지거나 들리지 않도록 몸 전체를 일직선으로 유지한다.

팔꿈치 각도
팔꿈치를 너무 좁게 접거나 옆으로 과하게 벌리지 않고, 자연스럽게 유지한다.

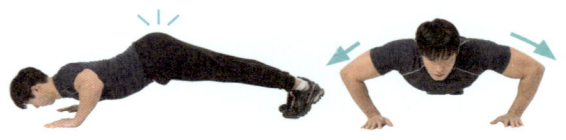

6 weeks Carf Raise

22 몸 단단

카프 레이즈

설명 발뒤꿈치를 들어 올려 종아리 근육 및 발목의 안정성을 강화하는 하체 운동이다.
운동 부위 장딴지세갈래근(장딴지근, 가자미근)
특징 자신의 체중 또는 덤벨(바벨)을 활용하여 강도 조절을 할 수 있다.

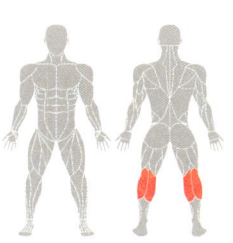

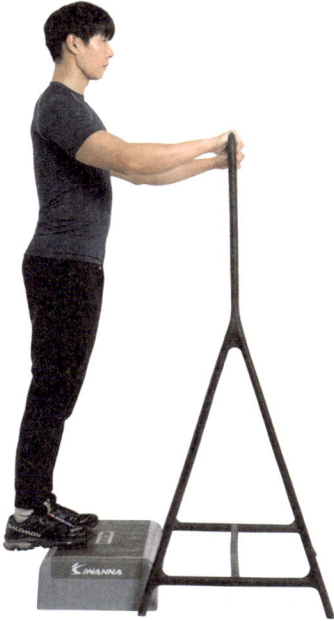

1 스텝 박스 위에 올라간 후, 양손으로 벽 또는 의자를 잡고 균형을 잡는다.

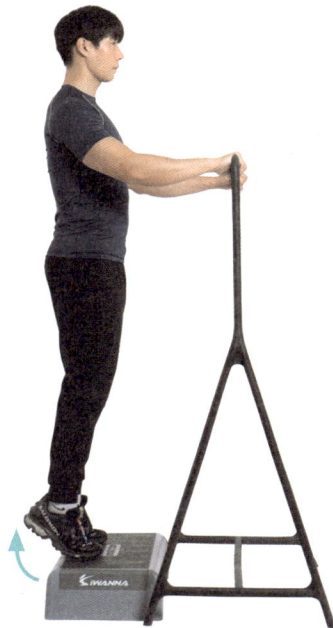

2 발끝에 힘을 주어 발꿈치를 들어 올린 후, 정점에서 자세를 유지한다.

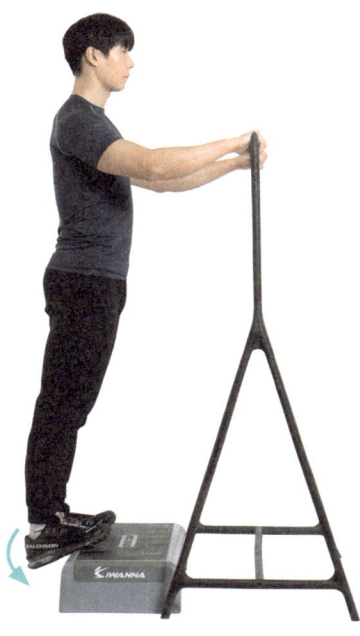

3 상체 균형을 유지한 채 발뒤꿈치를 아래로 천천히 내린다.

 주의!

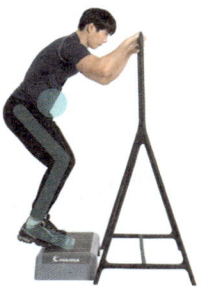

상체의 균형과 자세 고정
자세가 잘못되면 무릎, 발목, 허리에 무리가 올 수 있으므로, 몸이 앞뒤로 흔들리지 않도록 코어에 힘을 주고 상체를 곧게 세운 채 균형을 유지해야 한다.

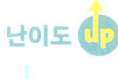 난이도 UP

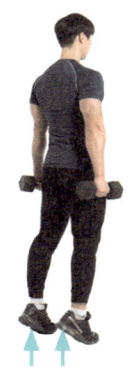

덤벨 카프 레이즈
양손에 덤벨을 들고 실시한다.

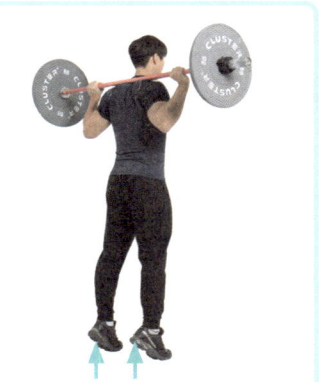

바벨 카프 레이즈
바벨을 어깨에 메고 실시한다.

Chapter 2 | 반복의 힘, 습관 만들기 93

6 weeks   Twist Crunch

23 몸 단단

트위스트 크런치

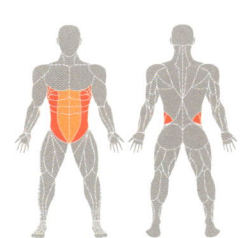

설명	상체를 좌우로 비틀어 복부 근육을 강화하는 코어 운동이다.
운동 부위	배곧은근(복직근), 배빗근(복사근)
특징	옆구리 주변 근육을 강화시켜 몸통의 안정성을 향상시킨다.

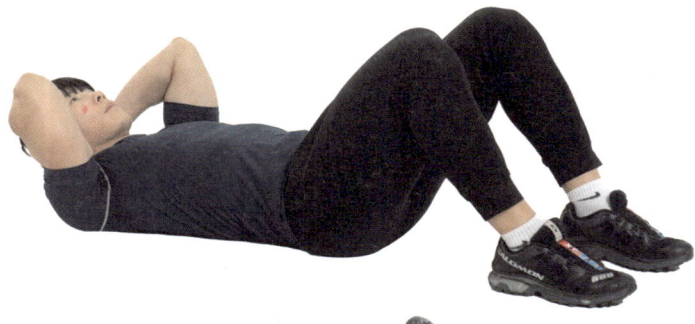

1
머리 뒤에 손을 가볍게 댄 후,
엉덩이를 바닥에 대고 편안하게 눕는다.

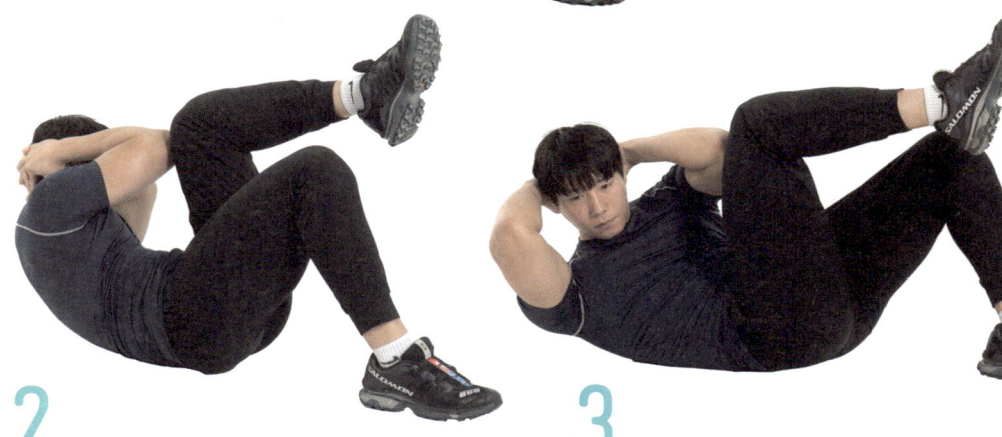

2
복근에 힘을 주어 오른쪽 팔꿈치가 왼쪽 무릎에 닿도록
상체를 비틀면서 들어 올린다.

3
반대로 왼쪽 팔꿈치가 오른쪽 무릎에 닿도록
상체를 비틀면서 들어 올린다.

주의!

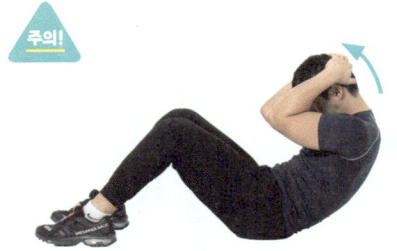

머리 당기지 않기
머리를 손으로 당기지 말고, 목을 편안하게 유지하면서
복근의 힘으로 상체를 들어 올린다.

난이도 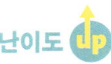

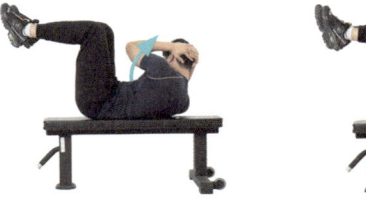

다리 들고 트위스트 크런치
다리를 공중에 들어 올린 상태에서 트위스트 크런치를 하면 복부 전체에 추가적인 자극을 줄 수 있다.

6 weeks　　　　　　　　　　　　　　　　　　　　　　　Plank Up & Down

24 몸 단단

플랭크 업 & 다운

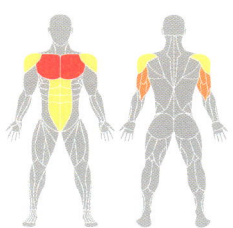

설명　　팔꿈치 지지에서 손바닥 지지로 전환하여 상체를 강화하는 전신 운동이다.
운동 부위　큰가슴근(대흉근), 위팔세갈래근(상완삼두근), 어깨세모근(삼각근)
특징　　상체 근력뿐만 아니라 심폐 지구력 및 체지방 감소에도 효과적이다.

1 양팔을 어깨너비로 벌린 후, 주먹을 쥔 상태에서 팔꿈치가 바닥에 닿도록 한다. 이때 몸 전체가 일직선이 되도록 유지한다.

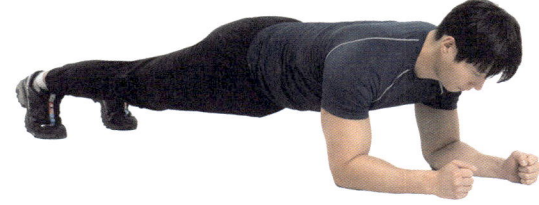

2 오른쪽 손바닥으로 바닥을 짚는다.

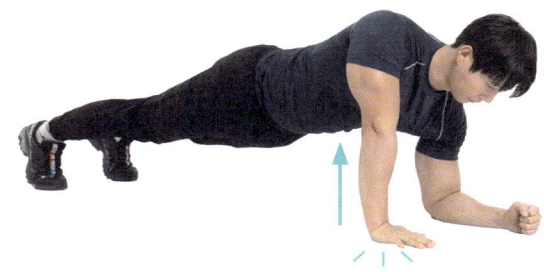

3 왼쪽 손바닥으로 바닥을 짚는다. 이때 뒤꿈치부터 머리까지 일직선이 되도록 유지한다.

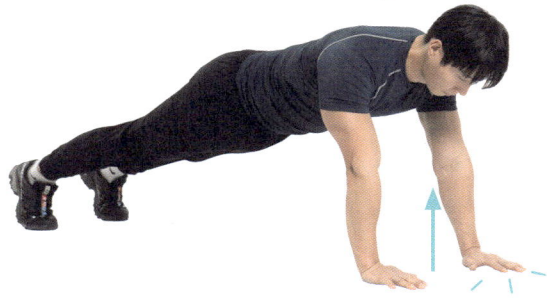

 주의!

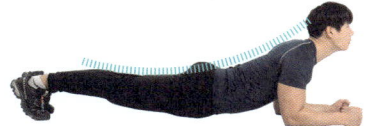

자세 유지
복부에 힘을 주어 몸이 흔들리지 않도록 안정성을 유지한다.

정확한 자세
어깨와 손목에 부담이 가지 않도록 동작을 천천히 수행하며, 근육을 효과적으로 자극하는 데 집중한다.

난이도 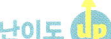

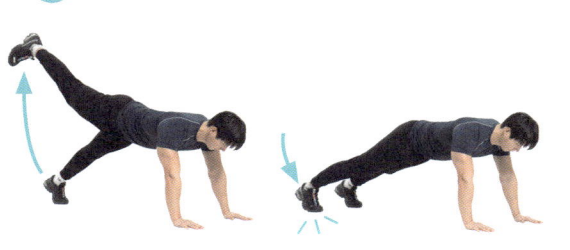

싱글 레그 플랭크 업 & 다운
한쪽 다리를 바닥에서 들어 올린 상태에서 동작을 수행한다. 코어, 균형 감각, 상체 근육에 강한 자극을 줄 수 있도록 양쪽 다리를 번갈아 가며 실시한다.

몸 단단 체크

6주 차 운동

6주 차 핸타 단계, 어떤 운동을 얼마나 열심히 하였는지 기록해 봅시다.

day 1   월 /   일 /
1일 차 운동 별점 ☆☆☆☆☆

수준	스탠다드/네로우 푸시업(횟수)			카프 레이즈(횟수)			트위스트 크런치(횟수)			플랭크 업 & 다운(횟수)		
	초급	중급	상급	초급	중급	상급	초급	중급	상급	초급	중급	상급
횟수	5 10	15 20	25 30	5 10	15 20	25 30	5 10	15 20	25 30	5 10	15 20	25 30
1 세트	☐ ☐	☐ ☐	☐ ☐	☐ ☐	☐ ☐	☐ ☐	☐ ☐	☐ ☐	☐ ☐	☐ ☐	☐ ☐	☐ ☐
2 세트	☐ ☐	☐ ☐	☐ ☐	☐ ☐	☐ ☐	☐ ☐	☐ ☐	☐ ☐	☐ ☐	☐ ☐	☐ ☐	☐ ☐
3 세트	☐ ☐	☐ ☐	☐ ☐	☐ ☐	☐ ☐	☐ ☐	☐ ☐	☐ ☐	☐ ☐	☐ ☐	☐ ☐	☐ ☐
4 세트	☐ ☐	☐ ☐	☐ ☐	☐ ☐	☐ ☐	☐ ☐	☐ ☐	☐ ☐	☐ ☐	☐ ☐	☐ ☐	☐ ☐

⊙ 오늘 운동에 대한 한 줄 평:

day 2   월 /   일 /
2일 차 운동 별점 ☆☆☆☆☆

수준	스탠다드/네로우 푸시업(횟수)			카프 레이즈(횟수)			트위스트 크런치(횟수)			플랭크 업 & 다운(횟수)		
	초급	중급	상급	초급	중급	상급	초급	중급	상급	초급	중급	상급
횟수	5 10	15 20	25 30	5 10	15 20	25 30	5 10	15 20	25 30	5 10	15 20	25 30
1 세트	☐ ☐	☐ ☐	☐ ☐	☐ ☐	☐ ☐	☐ ☐	☐ ☐	☐ ☐	☐ ☐	☐ ☐	☐ ☐	☐ ☐
2 세트	☐ ☐	☐ ☐	☐ ☐	☐ ☐	☐ ☐	☐ ☐	☐ ☐	☐ ☐	☐ ☐	☐ ☐	☐ ☐	☐ ☐
3 세트	☐ ☐	☐ ☐	☐ ☐	☐ ☐	☐ ☐	☐ ☐	☐ ☐	☐ ☐	☐ ☐	☐ ☐	☐ ☐	☐ ☐
4 세트	☐ ☐	☐ ☐	☐ ☐	☐ ☐	☐ ☐	☐ ☐	☐ ☐	☐ ☐	☐ ☐	☐ ☐	☐ ☐	☐ ☐

⊙ 오늘 운동에 대한 한 줄 평:

day 3   월 /   일 /
3일 차 운동 별점 ☆☆☆☆☆

수준	스탠다드/네로우 푸시업(횟수)			카프 레이즈(횟수)			트위스트 크런치(횟수)			플랭크 업 & 다운(횟수)		
	초급	중급	상급	초급	중급	상급	초급	중급	상급	초급	중급	상급
횟수	5 10	15 20	25 30	5 10	15 20	25 30	5 10	15 20	25 30	5 10	15 20	25 30
1 세트	☐ ☐	☐ ☐	☐ ☐	☐ ☐	☐ ☐	☐ ☐	☐ ☐	☐ ☐	☐ ☐	☐ ☐	☐ ☐	☐ ☐
2 세트	☐ ☐	☐ ☐	☐ ☐	☐ ☐	☐ ☐	☐ ☐	☐ ☐	☐ ☐	☐ ☐	☐ ☐	☐ ☐	☐ ☐
3 세트	☐ ☐	☐ ☐	☐ ☐	☐ ☐	☐ ☐	☐ ☐	☐ ☐	☐ ☐	☐ ☐	☐ ☐	☐ ☐	☐ ☐
4 세트	☐ ☐	☐ ☐	☐ ☐	☐ ☐	☐ ☐	☐ ☐	☐ ☐	☐ ☐	☐ ☐	☐ ☐	☐ ☐	☐ ☐

⊙ 오늘 운동에 대한 한 줄 평:

day 4   월 /   일 /
4일 차 운동 별점 ☆☆☆☆☆

수준	스탠다드/네로우 푸시업(횟수)			카프 레이즈(횟수)			트위스트 크런치(횟수)			플랭크 업 & 다운(횟수)		
	초급	중급	상급	초급	중급	상급	초급	중급	상급	초급	중급	상급
횟수	5 10	15 20	25 30	5 10	15 20	25 30	5 10	15 20	25 30	5 10	15 20	25 30
1 세트	☐ ☐	☐ ☐	☐ ☐	☐ ☐	☐ ☐	☐ ☐	☐ ☐	☐ ☐	☐ ☐	☐ ☐	☐ ☐	☐ ☐
2 세트	☐ ☐	☐ ☐	☐ ☐	☐ ☐	☐ ☐	☐ ☐	☐ ☐	☐ ☐	☐ ☐	☐ ☐	☐ ☐	☐ ☐
3 세트	☐ ☐	☐ ☐	☐ ☐	☐ ☐	☐ ☐	☐ ☐	☐ ☐	☐ ☐	☐ ☐	☐ ☐	☐ ☐	☐ ☐
4 세트	☐ ☐	☐ ☐	☐ ☐	☐ ☐	☐ ☐	☐ ☐	☐ ☐	☐ ☐	☐ ☐	☐ ☐	☐ ☐	☐ ☐

⊙ 오늘 운동에 대한 한 줄 평:

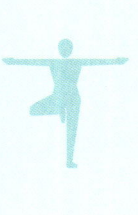

7 weeks 단단 프로젝트

고통은 사점일 뿐! 세컨드 윈드는 곧 찾아온다!

- 순간의 고통을 이겨내고 앞으로 나아가자!
- 사점과 세컨드 윈드의 비밀
- 아침 운동 vs 저녁 운동, 언제가 더 좋을까?

- ☑ 힌두 푸시업 Hindu Push-up
- ☑ 덤벨 런지 Dumbbell Lunge
- ☑ 바이시클 크런치 Bicycle Crunch
- ☑ 암 워킹 Arm Walking

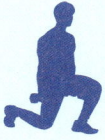

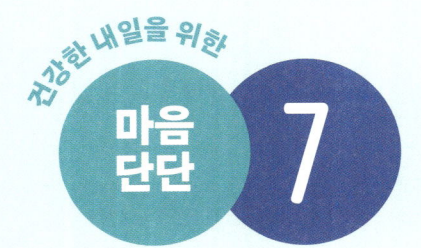

순간의 고통을 이겨내고 앞으로 나아가자!

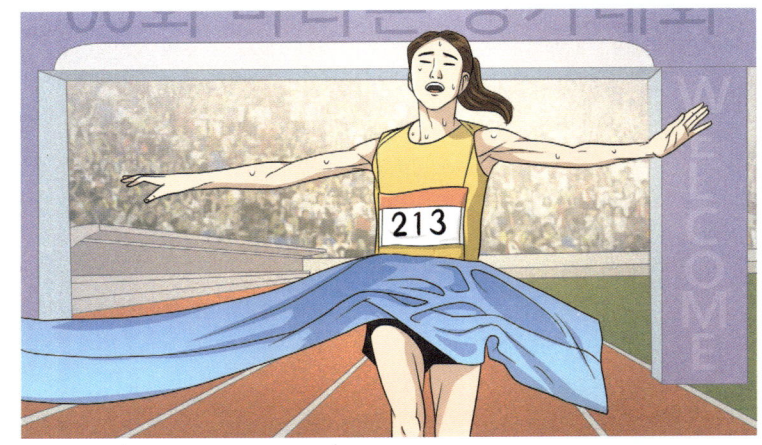

    운동을 하다 보면 누구나 한 번쯤은 겪는 고비의 순간이 있다. 보통 심장이 빠르게 뛰고 숨이 가빠지면서 더 이상 움직일 수 없을 것 같은 순간을 의미하는데, 바로 이러한 순간을 '사점(Dead Point)'이라고 부른다. 따라서 사점이 찾아오면 대부분의 사람이 운동을 멈추고 휴식을 취하려 한다. 하지만 이 고통을 참고 조금만 더 나아가면 몸이 적응하면서 오히려 편안해지는 단계, 즉 '세컨드 윈드(Second Wind)'에 도달하게 된다. 마라톤 선수들이 흔히 말하는 '러너스 하이(Runner's High)'가 바로 이 사점을 극복했을 때 느끼는 황홀한 순간인 것이다. 세컨드 윈드를 겪게 되면 마치 구름 위를 달리는 듯한 가벼움과 달리기의 즐거움이 동시에 찾아온다.

    사점과 비슷해 보이지만 본질적으로 다른 것이 바로 '슬럼프(Slump)'이다. 사점이 운동 초반에 나타나는 일시적인 고비라면, 슬럼프는 일정 수준의 실력 향상 이후 찾아오는 지속적인 침체를 의미한다. 특히 운동을 처음 시작할 때 겪는 고통과 어색함은 슬럼프보다 사점에 더 가깝다. 그러므로 운동을 처음 시작한다면 이 둘의 차이점을 명확하게 파악하는 것이 중요하다. 그렇지 않을 경우, 이 시기를 슬럼프로 착각하여 포기하기 때문이다. 고통의 순간을 조금만 버텨내면, 몸이 변화하고 운동이 즐거워지는 순간이 반드시 찾아온다. 그렇기에 사점은 멈춰야 할 이유가 아니라, 진짜 시작을 알리는 신호이자 변화가 시작되고 있다는 가장 분명한 증거이다. 지금 이 순간이 고통스럽고 힘든가? 그렇다면 멈추지 말고 돌파하라. 이 고통이 당신을 더 단단하게 만들고, 더 멀리 나아갈 수 있게 만들 것이다.

마음 단단 첵!

누구에게나 힘든 시기는 찾아온다. 하지만 그 고비를 이겨낸 사람만이 더 단단해지고, 더 멀리 나아갈 수 있다.

> 나의 인생에서 만난 사점(Dead Point)은 언제였을까? 그리고 그 순간을 어떻게 극복했을까? 당시의 기억을 떠올려 작성해 보자.
>
> _____
>
> _____

> 누군가가 인생의 사점에서 힘들어하고 있다면, 어떤 말로 응원할 수 있을까? 내가 해줄 수 있는 응원의 말을 작성해 보자.
>
> _____
>
> _____

일상생활에서의 슬럼프 탈출을 위한 실천 TIP!

1. 작은 목표 설정하기

어떻게?	왜?
하루에 할 수 있는 작은 목표를 설정하고 그것만 집중적으로 달성하자. 예 오늘은 영어 단어 20개 외우기	큰 목표는 부담을 줄 수 있지만 작은 목표는 실현 가능성이 높고, 해당 목표를 달성하면 성취감을 느끼고 자신감도 회복할 수 있어.

2. 스트레스 관리하기

어떻게?	왜?
운동, 취미, 명상 등 다양한 방법을 통해 스트레스를 해소하자. 예 하루 10분 산책하기, 좋아하는 음악 듣기	스트레스는 집중력과 의욕을 저하시키기 때문에 운동, 취미, 명상, 여행 등 재충전할 시간을 통해 스트레스를 관리하면 슬럼프에서 벗어나기 쉬워.

3. 목표 달성 후, 자신에게 보상하기

어떻게?	왜?
목표를 달성한 후, 자신에게 작은 보상을 주자. 예 공부 후 좋아하는 간식 먹기, 짧은 영화 보기	보상은 동기를 높이고, 꾸준히 노력할 수 있는 원동력으로 작동해. 따라서 목표 달성과 보상을 통한 기쁨은 슬럼프를 극복하는 데 큰 도움이 되지.

4. 자신의 감정을 인정하고 받아들이기

어떻게?	왜?
슬럼프를 겪고 있다면 자신의 감정을 억누르지 말고, 그대로 받아들이자. 또 자신의 감정을 표현할 방법을 찾고, 너무 자책하지 말자.	감정을 무시하거나 억제하면 더 큰 스트레스를 받을 수 있어. 따라서 감정을 인정하고 받아들이는 것이 슬럼프를 벗어나기 위한 첫걸음이야.

사점과 세컨드 윈드의 비밀

건강한 성장을 위한 지식 단단 13

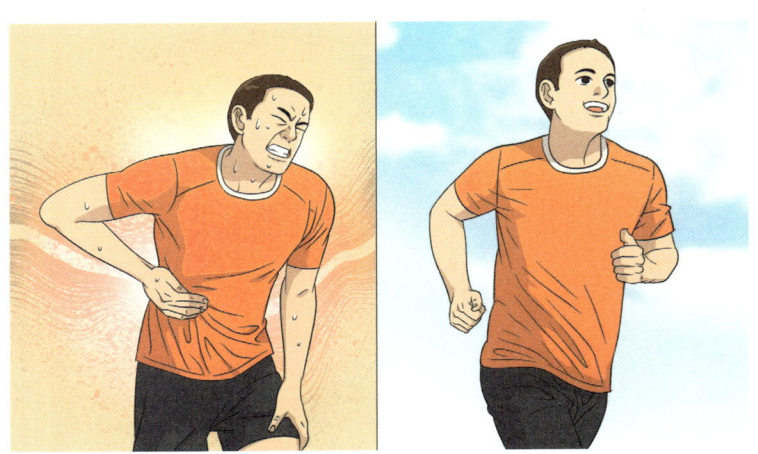

　사점은 운동을 시작할 때 신체가 운동에 적응하지 못한 초기 단계에서 발생하는 고비로, 생리학적으로는 체내 시스템의 불균형으로 인해 발생한다. 운동을 시작하면 교감 신경계의 자극으로 인해 말초 혈관이 수축하여 혈액이 원활하게 순환되지 않으며, 그 결과 근육에 충분한 산소가 공급되지 않아 폐와 순환계가 산소 요구량을 따라가지 못하게 된다. 또한 무산소성 대사인 해당계가 우세하게 작동하면서 산소 없이 에너지를 생성하게 되고, 이 과정에서 젖산이 축적되어 근육에 피로와 통증을 유발하며, 호흡 곤란과 같은 불편한 증상이 나타난다. 이처럼 신체가 한계에 도달한 지점이 바로, 사점이다.

　세컨드 윈드는 사점을 넘어선 후, 신체가 운동에 적응하면서 나타나는 긍정적인 변화이다. 세컨드 윈드가 발생하면 심장박출량이 증가하여 혈액 순환이 개선되고, 근육 내 모세 혈관이 확장되어 산소와 영양소의 공급이 원활해진다. 그리고 이는 폐와 순환계가 산소 소비량과 에너지 소비량을 균형 있게 조절할 수 있도록 만들어 산소 부채를 해소시키며, 젖산 제거 능력을 향상시켜 간과 심장에서 젖산을 효과적으로 재활용하거나 제거할 수 있도록 만든다. 또한 체온 조절 역시 원활하게 이루어져 땀이 정상적으로 분비되고, 신체 온도가 안정화된다. 이처럼 운동을 지속할 수 있는 에너지를 제공하고 고통을 줄여 주며, 운동을 더욱 편안하게 할 수 있는 신체 상태를 만드는 것이 바로 세컨드 윈드이다.

사점(Dead Point)의 생리학적 원인

❶ 혈관 수축
혈관이 수축하여 혈액 순환이 원활하게 이루어지지 않는다.

❷ 산소 부족 (산소 부채)
신체 활동을 위해 근육이 필요로 하는 산소가 부족해진다.

❸ 해당계 우세 (무산소성 대사)
산소 없이 에너지를 만드는 무산소 대사가 우세해져 젖산이 쌓인다.

❹ 젖산 축적
젖산이 축적되면서 근육에 피로와 통증을 유발한다.

❺ 에너지 고갈
초기에는 에너지가 빠르게 소진되어 피로가 몰려온다.

✓ 신체가 한계에 도달한 지점을 나타낸다!
✓ 운동 시작 후, 신체가 운동에 적응하지 못한 초기 단계에서 발생한다!

세컨드 윈드(Second Wind)의 생리학적 원인

❶ 심장박출량 증가
운동을 지속하면 심장의 펌프 능력이 향상되어 혈류 공급이 좋아진다.

❷ 모세 혈관 확장
근육 내 모세 혈관이 확장되어 산소와 영양소가 효율적으로 전달된다.

❸ 산소 소비 안정화
산소 섭취와 에너지 소비가 균형을 이루어 효율적인 대사가 이루어진다.

❹ 젖산 제거 능력 향상
젖산이 간과 심장에서 효율적으로 제거되어 신체 피로가 줄어든다.

❺ 체온 조절
땀이 분비되어 체온이 안정되며 운동이 편안해진다.

✓ 운동을 지속할 수 있는 에너지를 제공하여 고통을 줄여 준다!
✓ 신체가 운동에 적응하면서 나타나는 긍정적인 변화로, 사점을 넘어선 후 나타난다!

지식 단단 첵!

사점에 대한 설명으로 옳지 않은 것은?

 유산소 운동을 할 때 발생한다.

 혈관이 수축되어 있는 상태이다.

 대사 작용이 원활하게 이루어지는 상태이다.

 근육으로 산소 전달이 원활하지 못한 상태이다.

건강한 성장을 위한 **지식 단단** 14

아침 운동 vs 저녁 운동, 언제가 더 좋을까?

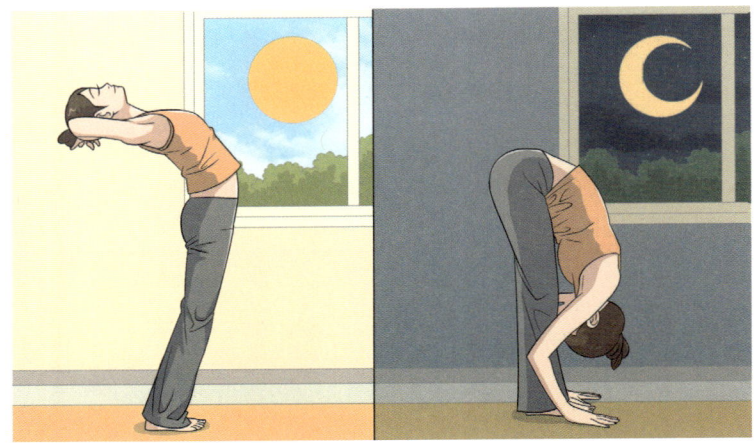

운동 효과는 시간대에 따라 조금씩 달라진다. 아침 운동은 보통 공복 상태에서 이루어지는 경우가 많으며, 체내에 저장된 지방을 에너지원으로 사용하므로 체지방 감량에 효과적이다. 하지만 밤새 체온이 떨어지고 혈당이 낮은 상태이기에 심혈관 질환이 있는 사람은 주의가 필요하며, 몸이 완전히 깨어 있지 않기 때문에 부상 확률이 높아진다. 반면 저녁에는 하루 활동으로 인해 이미 신체가 깨어 있는 상태이기에 관절과 근육이 유연하고, 반응 속도 역시 빠르다. 또한 대사 작용이 활발해 운동 강도를 높이기에도 유리하다. 다만 너무 늦은 시간에 운동할 경우 교감 신경이 흥분 상태를 지속하여 수면을 방해할 수도 있다. 이렇듯 시간마다, 또 개인의 생활 환경에 따라 신체에 나타나는 반응이 다르기 때문에 자신의 생활 리듬과 건강 상태 등을 고려하여 운동 시간대를 선택해야 한다.

가장 중요한 것은 자신에게 맞는 시간대를 정해 꾸준하게 운동하는 것이다. 아침에는 가볍게 신체를 깨우는 가벼운 걷기나 달리기 같은 저강도 유산소 운동이, 저녁에는 에너지를 충분히 활용할 수 있는 웨이트 트레이닝이나 크로스핏 같은 고강도 근력 운동이 이상적이다. 하지만 무엇보다도 중요한 것은 일상생활 속에서 자연스럽게 운동을 습관화하고, 그것을 지속하는 것이다. 꾸준함이야말로 가장 강력한 운동 방법이자 건강한 몸과 마음을 만들 수 있는 최고의 지름길이기 때문이다.

아침 운동 vs 저녁 운동 - 한눈에 비교하기

아침 운동	구분	저녁 운동
공복 상태, 혈당 낮음	에너지 상태	에너지 충전 완료, 혈당 안정
체지방 연소 효과 ↑	주요 효과	근력 향상, 운동 강도 ↑
저강도 유산소(걷기, 가벼운 달리기)	추천 운동	근력 운동, 고강도 트레이닝
몸이 덜 깬 상태, 근육 경직	신체 반응	관절과 근육 유연, 반응 빠름
지방 연소, 상쾌한 하루 시작	장점	부상 위험 ↓, 운동 효율 ↑
부상 위험 ↑, 혈관 수축	단점	늦은 시간에 하면 수면 방해

아침 운동 vs 저녁 운동 - 실천 TIP!

아침 운동

게으름을 이기는 가장 빠른 방법

실천 TIP

전날 운동복 꺼내 두기 - 고민 없이 바로 착용!
알람 멀리 두기 - 일어나서 움직이게!
'5분만 해 보자' 마음먹기 - 부담 없이 시작!
가볍게 시작하기 - 스트레칭·걷기 등 저강도로!

저녁 운동

하루의 스트레스를 땀으로 씻어내자

실천 TIP

나만의 운동 루틴 정하기 - 시간 미루지 않기!
집에서 할 수 있는 운동 찾기 - 스트레칭, 홈트로 간편하게!
잠들기 2시간 전에 마무리 - 수면 방해 피하기!
짧고 집중해서 하기 - 20~30분 정도로 꾸준하게!

지식 단단 첵!

OX 퀴즈로 건강을 위한 지식의 수준을 한층 더 높여 보자.

아침 시간은 혈당 수치가 낮은 상태이다!?

저녁 시간은 대사 작용이 활발한 상태이다!?

저녁 시간은 아침 시간보다 근육의 유연성이 높아 부상의 위험이 적다!?

7 weeks — Hindu Push-up

25 몸 단단

힌두 푸시업

설명	엉덩이를 들어 올린 자세에서 팔꿈치를 굽혔다가 펴는 상체 운동이다.
운동 부위	큰가슴근(대흉근), 어깨세모근(삼각근), 위팔세갈래근(상완삼두근)
특징	상체의 근력과 유연성을 동시에 향상시킨다.

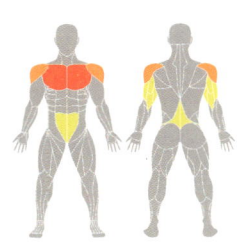

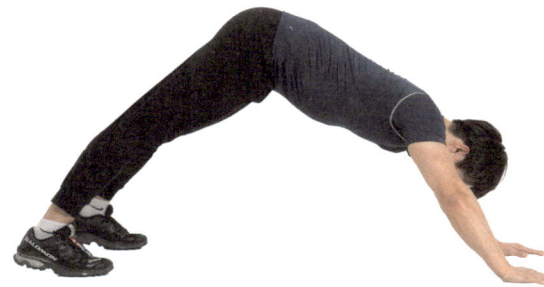

1 양손을 어깨너비 정도로 벌려 바닥을 짚은 후, 엉덩이를 높게 들어 올린다.

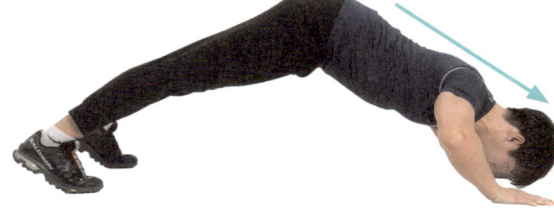

2 발끝에 힘을 주고, 팔꿈치를 천천히 굽히면서 아래로 내려간다.

3 엉덩이와 팔꿈치가 평행이 되도록 상체를 앞으로 밀어준다.

4 하체에 힘을 주어 자세를 유지하고, 팔꿈치를 천천히 펴면서 상체를 위로 들어 올린다.

주의!

부드럽게 연결하기
허리에 무리가 가지 않도록 부드러운 곡선을 유지하며 각 동작을 자연스럽게 연결한다.

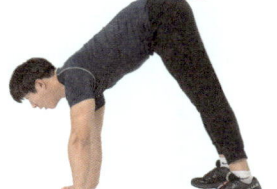
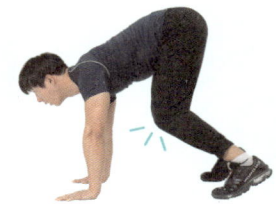

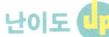

난이도 UP

다이아몬드 푸시업
손을 다이아몬드 모양으로 만들어 힌두 푸시업을 실시하는 운동으로, 위팔두갈래근과 가슴, 어깨를 동시에 자극한다.

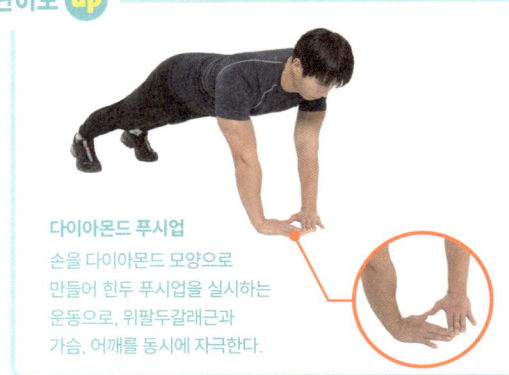

7 weeks — Dumbbell Lunge

26 몸 단단

덤벨 런지

설명 양손으로 덤벨을 잡고 런지 동작을 수행하여 하체 근육을 강화하는 운동이다.
운동 부위 넙다리네갈래근(대퇴사두근), 넙다리뒤근육(햄스트링), 볼기근(둔근)
특징 좌우 근력의 불균형을 교정하고, 코어의 안정성을 향상시킨다.

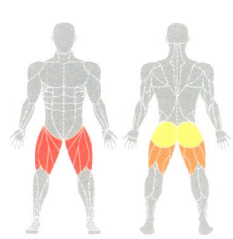

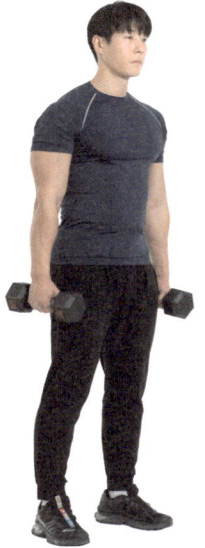
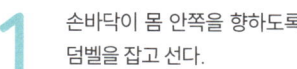

1 손바닥이 몸 안쪽을 향하도록 덤벨을 잡고 선다.

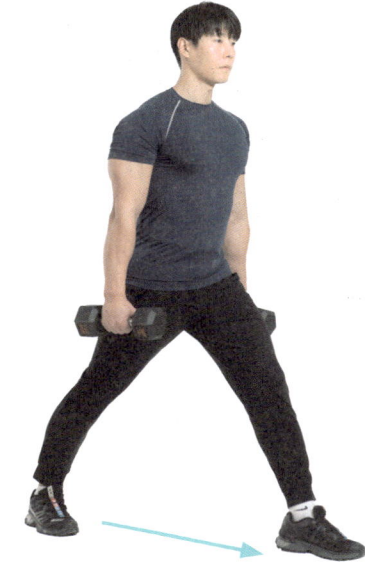

2 상체를 고정한 상태에서 왼쪽 발을 앞으로 크게 내디딘다.

 주의!

덤벨 무게는 적당하게
자신의 근력 수준에 맞춰 덤벨 무게를 조절한다.

자세는 정확하게
무릎이 좌우로 흔들리지 않도록, 또 무릎이 발끝을 넘지 않도록 정확한 자세로 실시한다.

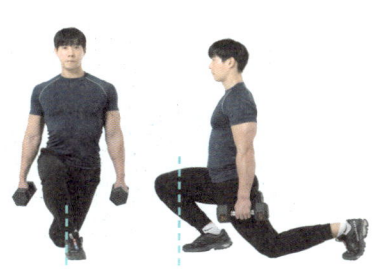

3 왼쪽 허벅지가 지면과 수평이 되도록 무릎을 천천히 구부린다.

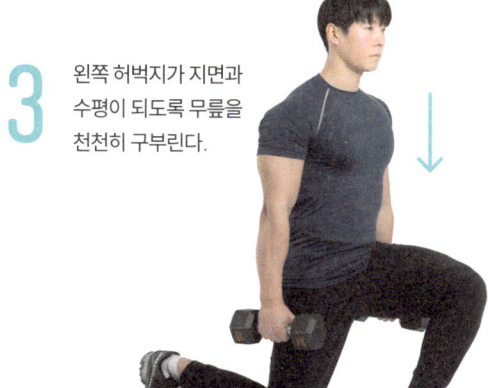

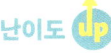 **난이도 UP**

워킹 덤벨 런지
양손으로 덤벨을 들고 앞으로 이동하면서 런지를 반복하는 운동으로, 하체 근력과 균형 감각, 코어 안정성을 동시에 강화시킨다.

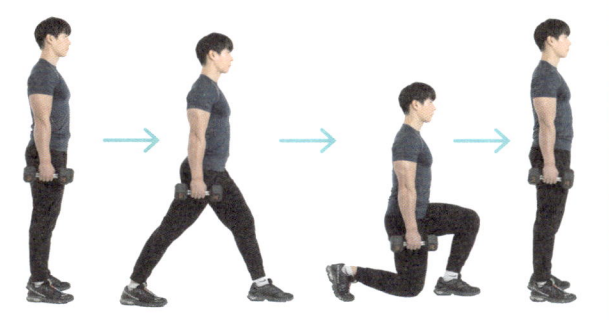

7 weeks　　　　　　　　　　　　　　　　　　　　Bicycle Crunch

27 몸 단단

바이시클 크런치

설명	일반적인 크런치를 변형하여 복부 근육을 강화하는 코어 운동이다.
운동 부위	배빗근(복사근), 배곧은근(복직근), 엉덩허리근(장요근)
특징	옆구리 라인에 있는 근육을 강화하는 데 효과적이다.

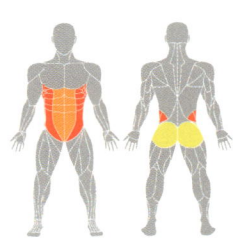

1
깍지 낀 양손을 머리 뒤에 댄 후, 바닥에 누워 무릎을 90도로 굽힌다.

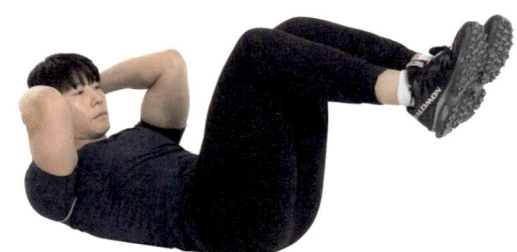

2
왼쪽 팔꿈치를 오른쪽 무릎 쪽으로 비틀면서 왼쪽 다리를 앞으로 뻗는다.

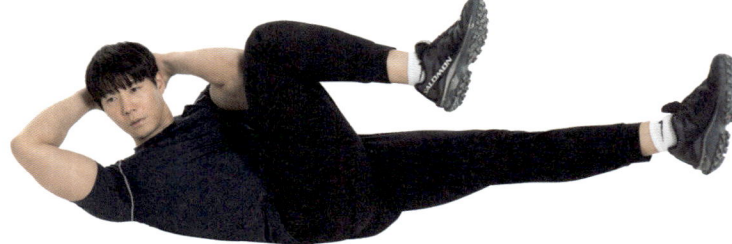

3
오른쪽 팔꿈치를 왼쪽 무릎 쪽으로 비틀면서 오른쪽 다리를 앞으로 뻗는다.

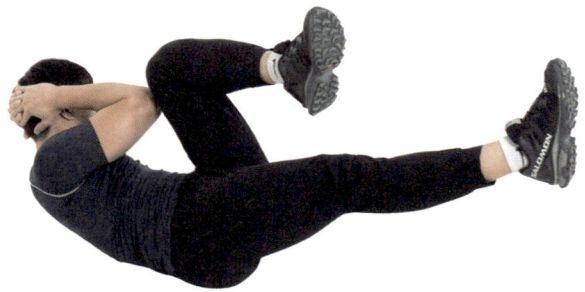

 주의!

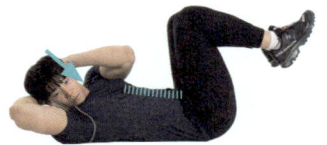

정확한 자세 및 복부 근육 사용
복부 힘을 사용해 복부 근육이 수축되는 자극을 느끼며, 정확한 자세로 상체와 하체를 천천히 비튼다.

머리 당기지 않기
손으로 머리를 당기지 말고, 복부의 힘으로 상체를 들어 올린다.

 난이도 up

롱암 크런치
바이시클 크런치의 변형 동작으로, 팔을 길게 뻗어서 복부와 옆구리 근육을 더욱 집중적으로 자극하는 운동이다.

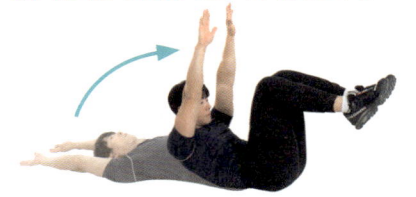

7 weeks　　　　　　　　　　　　　　　　　　　　　Arm Walking

28 몸 단단　암 워킹

설명	손으로 바닥을 짚고 앞으로 이동하며 상체 근육을 강화하는 전신 운동이다.
운동 부위	어깨세모근(삼각근), 큰가슴근(대흉근), 위팔세갈래근(상완삼두근)
특징	상체 근력뿐만 아니라 심폐 지구력 및 체지방 감소에도 효과적이다.

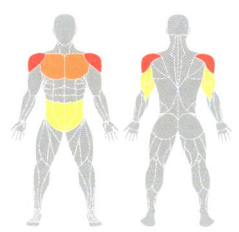

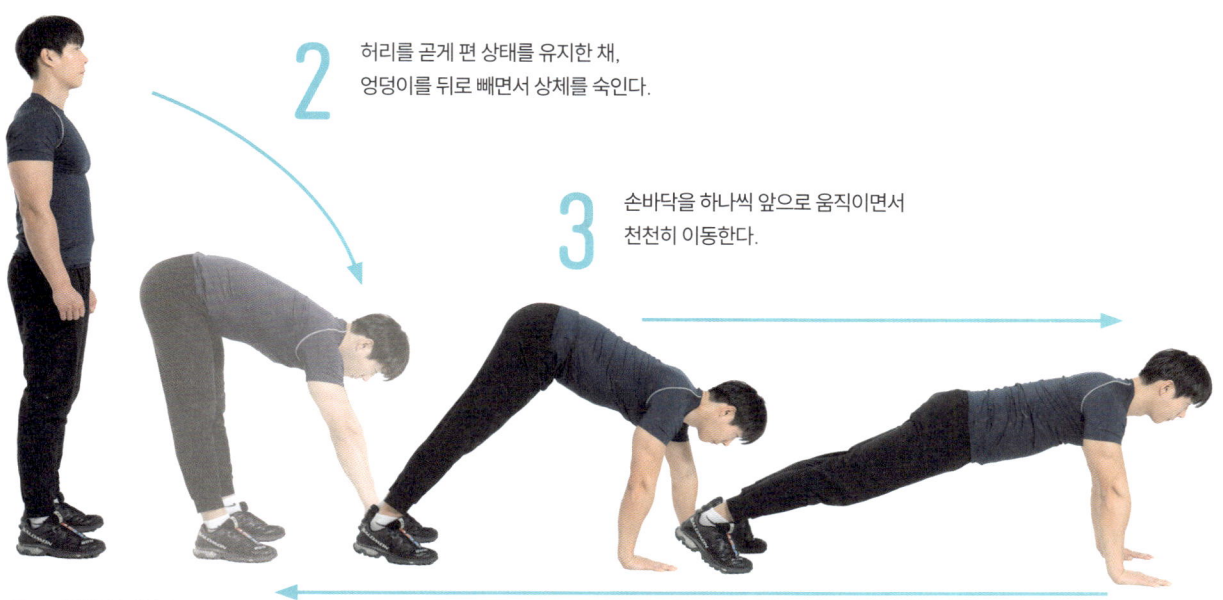

1. 발을 어깨보다 약간 넓게 벌리고 선다.
2. 허리를 곧게 편 상태를 유지한 채, 엉덩이를 뒤로 빼면서 상체를 숙인다.
3. 손바닥을 하나씩 앞으로 움직이면서 천천히 이동한다.
4. 상체와 하체를 일직선으로 유지하면서 시작 자세로 돌아간다.

 주의!

무릎 펴기
무릎을 굽히지 않고 자세를 유지하는 것이 가장 중요하다.

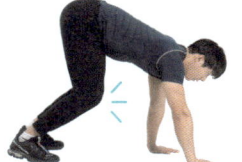

허리 곡선
허리가 U자 형태로 꺾이게 되면 허리에 과도한 압력이 가해져 요통 또는 부상 위험이 높아진다.

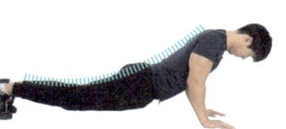

난이도 UP

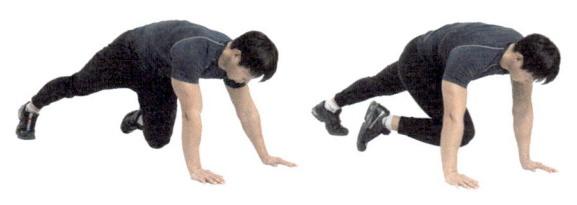

암 워킹 니킥
암 워킹 동작 후 플랭크 자세에서 무릎을 가슴 쪽으로 차올리는 동작을 추가해 상체와 하체, 코어 근육을 동시에 강화하고 심박수까지 높여 주는 복합 전신 운동이다.

Chapter 2 | 반복의 힘, 습관 만들기

몸 단단 체크

7주 차 운동

7주 차 고비 단계, 어떤 운동을 얼마나 열심히 했는지 기록해 봅시다.

---

day 1   월 / 일 /

1일 차 운동 별점 ☆☆☆☆☆

수준	힌두 푸시업(횟수)			덤벨 런지(횟수)			바이시클 크런치(횟수)			암 워킹(횟수)		
	초급	중급	상급	초급	중급	상급	초급	중급	상급	초급	중급	상급
횟수	5 10	15 20	25 30	5 10	15 20	25 30	5 10	15 20	25 30	5 10	15 20	25 30
1세트	☐ ☐	☐ ☐	☐ ☐	☐ ☐	☐ ☐	☐ ☐	☐ ☐	☐ ☐	☐ ☐	☐ ☐	☐ ☐	☐ ☐
2세트	☐ ☐	☐ ☐	☐ ☐	☐ ☐	☐ ☐	☐ ☐	☐ ☐	☐ ☐	☐ ☐	☐ ☐	☐ ☐	☐ ☐
3세트	☐ ☐	☐ ☐	☐ ☐	☐ ☐	☐ ☐	☐ ☐	☐ ☐	☐ ☐	☐ ☐	☐ ☐	☐ ☐	☐ ☐
4세트	☐ ☐	☐ ☐	☐ ☐	☐ ☐	☐ ☐	☐ ☐	☐ ☐	☐ ☐	☐ ☐	☐ ☐	☐ ☐	☐ ☐

◎ 오늘 운동에 대한 한 줄 평:

---

day 2   월 / 일 /

2일 차 운동 별점 ☆☆☆☆☆

수준	힌두 푸시업(횟수)			덤벨 런지(횟수)			바이시클 크런치(횟수)			암 워킹(횟수)		
	초급	중급	상급	초급	중급	상급	초급	중급	상급	초급	중급	상급
횟수	5 10	15 20	25 30	5 10	15 20	25 30	5 10	15 20	25 30	5 10	15 20	25 30
1세트	☐ ☐	☐ ☐	☐ ☐	☐ ☐	☐ ☐	☐ ☐	☐ ☐	☐ ☐	☐ ☐	☐ ☐	☐ ☐	☐ ☐
2세트	☐ ☐	☐ ☐	☐ ☐	☐ ☐	☐ ☐	☐ ☐	☐ ☐	☐ ☐	☐ ☐	☐ ☐	☐ ☐	☐ ☐
3세트	☐ ☐	☐ ☐	☐ ☐	☐ ☐	☐ ☐	☐ ☐	☐ ☐	☐ ☐	☐ ☐	☐ ☐	☐ ☐	☐ ☐
4세트	☐ ☐	☐ ☐	☐ ☐	☐ ☐	☐ ☐	☐ ☐	☐ ☐	☐ ☐	☐ ☐	☐ ☐	☐ ☐	☐ ☐

◎ 오늘 운동에 대한 한 줄 평:

---

day 3   월 / 일 /

3일 차 운동 별점 ☆☆☆☆☆

수준	힌두 푸시업(횟수)			덤벨 런지(횟수)			바이시클 크런치(횟수)			암 워킹(횟수)		
	초급	중급	상급	초급	중급	상급	초급	중급	상급	초급	중급	상급
횟수	5 10	15 20	25 30	5 10	15 20	25 30	5 10	15 20	25 30	5 10	15 20	25 30
1세트	☐ ☐	☐ ☐	☐ ☐	☐ ☐	☐ ☐	☐ ☐	☐ ☐	☐ ☐	☐ ☐	☐ ☐	☐ ☐	☐ ☐
2세트	☐ ☐	☐ ☐	☐ ☐	☐ ☐	☐ ☐	☐ ☐	☐ ☐	☐ ☐	☐ ☐	☐ ☐	☐ ☐	☐ ☐
3세트	☐ ☐	☐ ☐	☐ ☐	☐ ☐	☐ ☐	☐ ☐	☐ ☐	☐ ☐	☐ ☐	☐ ☐	☐ ☐	☐ ☐
4세트	☐ ☐	☐ ☐	☐ ☐	☐ ☐	☐ ☐	☐ ☐	☐ ☐	☐ ☐	☐ ☐	☐ ☐	☐ ☐	☐ ☐

◎ 오늘 운동에 대한 한 줄 평:

---

day 4   월 / 일 /

4일 차 운동 별점 ☆☆☆☆☆

수준	힌두 푸시업(횟수)			덤벨 런지(횟수)			바이시클 크런치(횟수)			암 워킹(횟수)		
	초급	중급	상급	초급	중급	상급	초급	중급	상급	초급	중급	상급
횟수	5 10	15 20	25 30	5 10	15 20	25 30	5 10	15 20	25 30	5 10	15 20	25 30
1세트	☐ ☐	☐ ☐	☐ ☐	☐ ☐	☐ ☐	☐ ☐	☐ ☐	☐ ☐	☐ ☐	☐ ☐	☐ ☐	☐ ☐
2세트	☐ ☐	☐ ☐	☐ ☐	☐ ☐	☐ ☐	☐ ☐	☐ ☐	☐ ☐	☐ ☐	☐ ☐	☐ ☐	☐ ☐
3세트	☐ ☐	☐ ☐	☐ ☐	☐ ☐	☐ ☐	☐ ☐	☐ ☐	☐ ☐	☐ ☐	☐ ☐	☐ ☐	☐ ☐
4세트	☐ ☐	☐ ☐	☐ ☐	☐ ☐	☐ ☐	☐ ☐	☐ ☐	☐ ☐	☐ ☐	☐ ☐	☐ ☐	☐ ☐

◎ 오늘 운동에 대한 한 줄 평:

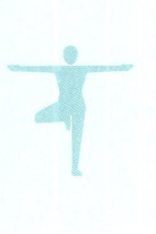

8 weeks 단단 프로젝트

타고난 재능보다 중요한 건, 매일 쌓이는 하루의 노력이다!

- 타고나야 하는 것은 노력!
- 달리기가 만들어 내는 심장의 놀라운 변화
- 달리는 사람은 세포가 다르다! 세포를 업그레이드하자

- ☑ 베어 워킹 푸시업 Bear Walking Push-up
- ☑ T- 홀드 익스텐션 T-hold Extension
- ☑ 힐 터치 Heel Touch
- ☑ 버피 & 푸시업 Burpee & Push-up

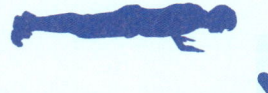

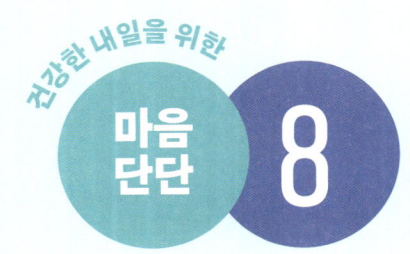

타고나야 하는 것은 노력!

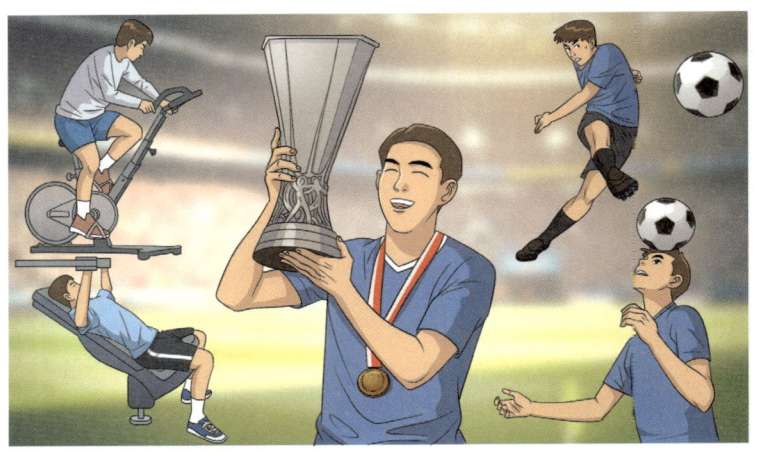

    축구, 농구, 야구, 달리기 등의 스포츠 경기를 보면 눈에 띄게 뛰어난 능력을 발휘하는 선수들이 있다. 그리고 그런 선수들을 보면서 '타고난 재능'이라는 말을 쉽게 떠올린다. 이처럼 많은 사람들이 성공한 선수를 볼 때 그들의 타고난 재능을 부러워한다. 그렇다면 과연 그들은 단지 타고난 재능만으로 그 자리에 도달하였을까? 절대 그렇지 않다. 실제로 성공한 운동선수들은 하나같이 입을 모아 '타고난 재능'보다는 '꾸준한 노력'을 통해 성공을 이루었다고 말한다. 농구 역사상 가장 위대한 선수 중 한 명인 마이클 조던은 고등학교 시절 농구부 주전 발탁에서 탈락하기도, 중요한 경기에서 결정적인 실수로 팀을 패배에 빠뜨리기도 하는 등 수많은 실패를 반복하였다. 하지만 포기하지 않고 매일 새벽 기초 체력과 슛 연습 등을 통해 선수로서의 가치를 인정받기 위해 노력하였고, 결국 농구 역사상 최고의 선수로 거듭나게 되었다. 즉 엄청난 노력이 그의 성공을 가능하게 만든 것이다.

    타고난 재능이 확실히 중요한 요소일 수 있다. 하지만 그것을 어떻게 활용하고 또 발전시킬지는 오롯이 개인의 노력에 달려 있다. 매일 같은 동작을 반복하고, 다른 사람이 쉬는 시간에도 훈련장을 지키는 노력이 결국 세계적인 선수로 성장하여 성공하게 만드는 것이다. 가장 중요한 것은 '지금'부터 시작하는 꾸준한 노력이다. 우리가 가진 재능을 키우고 발전시키기 위해서는 시간과 노력을 들여야 한다. 즉 타고난 재능이 아니라, 그 재능을 어떻게 갈고닦고, 실천하느냐에 따라 성공의 결과가 바뀌는 것이다. 노력은 누구나 실천할 수 있고, 모두에게 주어지는 공평한 기회이다.

마음 단단 첵!

뛰어난 재능만으로 성공하는 사람은 드물다. 재능에 노력이 더해졌을 때 비로소 뛰어난 성장을 이룰 수가 있다.

나는 어떤 재능을 가지고 있을까? 노력으로 발전시킬 수 있는 나만의 재능 여섯 가지를 찾아보자.

1. _____
2. _____
3. _____
4. _____
5. _____
6. _____

미래의 내 아이에게 '재능과 노력'에 대해 들려주고 싶은 이야기를 편지 형식으로 작성해 보자.

_____
_____
_____
_____

노력으로 정상에 오른 운동선수들

박지성
축구

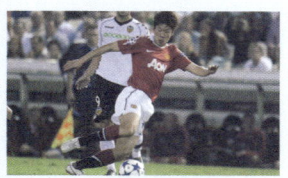

어린 시절 체격이 작고 평발이었던 박지성은 여러 번의 좌절을 겪었지만, 끊임없는 노력과 자기 관리를 통해 이를 극복하였다. 그리고 그는 결국 2002년 한일 월드컵에서 엄청난 활약을 하였으며, 유럽 챔피언스 리그 우승도 경험하였다.

김연아
피겨 스케이팅

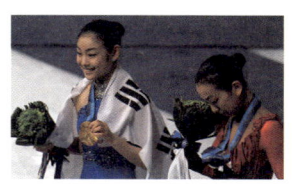

김연아는 열악한 훈련 상황에도 불평 한 번 하지 않고 새벽부터 밤늦게까지 훈련을 거듭하였다. 이러한 노력은 결국 올림픽을 포함한 각종 대회에서 우승을 하게 만드는 원동력이 되었고, 그녀를 '피겨의 여왕'으로 불리게 만들었다.

양학선
체조

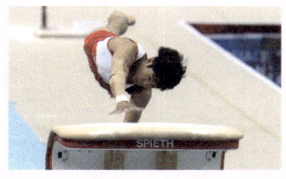

불우한 가정 환경에서 자란 양학선은 체조에 대한 열정 하나만으로 온갖 고난을 극복하였다. 결국 그는 2012년 제30회 런던 올림픽에서 자신의 이름을 딴 기술인 '양학선'을 선보이며 한국 체조 역사상 첫 금메달을 획득하였다.

건강한 성장을 위한 **지식 단단 15**

달리기가 만들어 내는 심장의 놀라운 변화

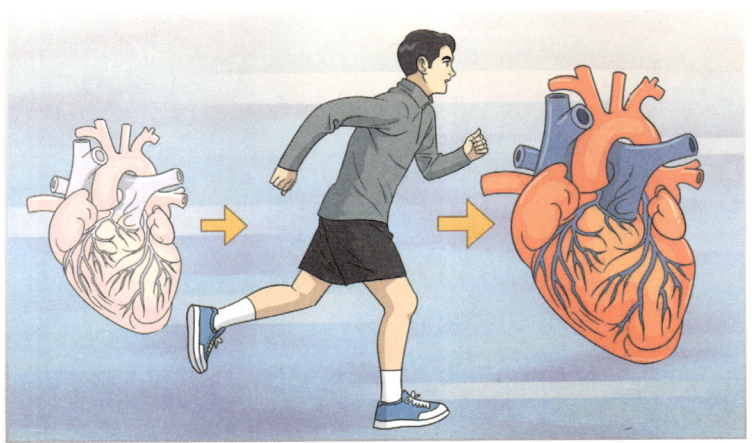

　심장은 우리 몸의 생명 펌프로, 혈액을 순환시켜 산소와 영양분을 온몸에 전달한다. 평소에는 분당 60~90회 수축하지만, 유산소 운동을 시작하면 심장 박동수가 빨라지고, 더 강한 수축을 통해 더욱더 많은 혈액을 온몸에 공급한다. 이처럼 심장은 신체 활동량에 민감하게 반응하는 매우 중요한 기관이다.

　달리기처럼 꾸준한 유산소 운동은 신체 근육을 단련시키기도 하지만 심장 역시 단련시킨다. 반복적인 운동은 심실의 크기를 증가시키며, 심장 벽을 두껍게 만들고, 수축력을 향상시킨다. 그리고 그 결과, 더 많은 혈액을 온몸으로 공급할 수 있게 되어 적은 심장 박동으로도 신체 균형을 충분히 유지할 수 있게 된다. 즉 운동을 꾸준히 하게 되면 심장 역시 점점 더 효율적으로 작동하게 되는 것이다.

　마라토너 황영조와 이봉주, 축구 선수 박지성은 분당 심박수 약 38~40회의 강력한 심장을 가지고 있다. 또한 이들은 한 번의 수축을 통해 엄청난 양의 혈액을 몸 전체로 보낸다. 즉 적은 심박수로도 많은 양의 에너지를 쏟을 수 있는 것이다. 이들처럼 우리 모두 강한 심장을 가질 수 있다. 필요한 것은 단 하나, 현관문을 열고 달리기를 시작하는 것이다. 심장은 달릴수록 더욱더 단단해진다.

유산소성 트레이닝 전후 심장의 변화 비교

구분	트레이닝 전(훈련✕)	트레이닝 후(훈련○)
심장 크기(좌심실)	정상 범위	확장(용적 증가)
심근 수축력	보통	강함
안정 시 심박수	보통(60~80회/분)	낮아짐(40~60회/분)
1회 박출량	안정 시 약 5mL/min 최대 운동 시 20~25mL/min	안정 시 비슷함 최대 운동 시 30~35mL/min 이상 가능
*심장 충만 시간	짧음	낮은 심박수로 충분한 충만 시간 확보
*좌심실 이완기 말기 용적	보통(120~130mL)	증가(150~180mL)
동맥혈 산소 운반 능력	중간	증가(혈액량, 헤모글로빈 농도 상승)
혈액량(혈장량 포함)	일반적 수준(약 5L)	증가(6~7L)
심장 벽 두께	정상 두께	증가(두꺼워짐)

* 심장 충만 시간(Diastolic Filling Time) : 심장의 이완기에 심실이 혈액으로 채워지는 시간. 충만 시간이 길수록 혈액 유입량과 배출량이 증가한다.
* 좌심실 이완기 말기 용적(LVEDV: Left Ventricular End-Diastolic Volume) : 좌심실이 이완한 후 혈액이 최대한으로 채워졌을 때의 혈액량. 많은 혈액을 채우면 더 많이 내보낼 수 있다.

달리기 전후 심장 체크 리스트

☑ 지금 내 심장은 준비됐을까?

구분	항목	체크
달리기 전	오늘 내 몸 상태는 괜찮은가요?	☐
준비 운동	달리기 전에 5~10분간 준비 운동을 했나요?	☐
달리기 중	달리는 중에 가슴 통증이나 어지러움은 없었나요?	☐
정리 운동	달리기를 마친 후에 천천히 걸으며 숨을 가라앉히고, 가벼운 스트레칭을 했나요?	☐
달리기 후	충분한 수분 보충 및 휴식으로 심장의 회복을 도왔나요?	☐

지식 단단 첵!

심장 건강을 위한 생활 수칙과 건강 구호를 만들어 보자.

건강한 심장을 위한 생활 수칙 3가지

❶ _____
❷ _____
❸ _____

건강한 심장을 위한 건강 구호 3가지

❶ _____
❷ _____
❸ _____

건강한 성장을 위한

지식 단단

16

달리는 사람은 세포가 다르다!
세포를 업그레이드하자

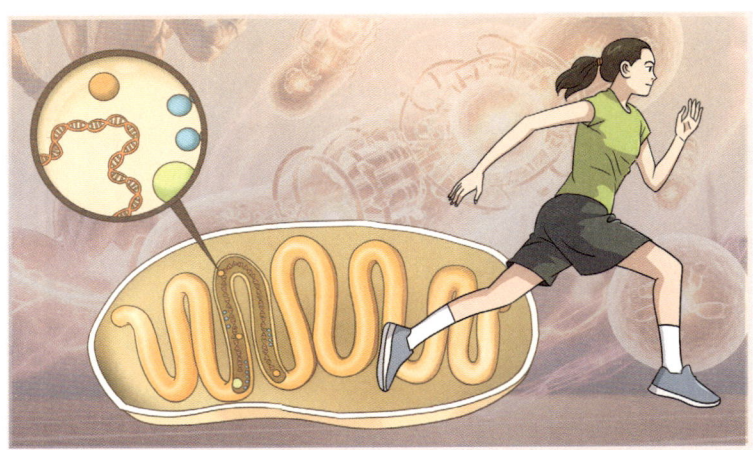

우리 신체의 세포 속에는 '미토콘드리아(Mitochondria)'라는 작은 에너지 공장이 있다. 이 미토콘드리아는 우리가 먹은 음식 속에 들어 있는 탄수화물, 지방, 단백질 등을 ATP(Adenosine Triphosphate)라는 형태로 바꿔 에너지로 사용한다. 또한 미토콘드리아의 수와 크기는 사람마다 다르며, 이 수가 많고 크면 에너지 생산 능력이 향상되어 더욱더 건강한 신체를 만들 수 있다. 그리고 이 과정은 체중 관리에도 도움을 주고, 효율적인 에너지 사용과 향상된 대사 능력을 제공한다. 과거에는 에너지 소비를 줄이는 것이 유리하였지만, 오늘날에는 효율적인 에너지 소비가 필요하기에 미토콘드리아의 수와 크기를 증가시키는 것이 필요하다.

정기적인 달리기는 근육 세포 내 미토콘드리아의 수를 50~100%, 크기를 30~40% 증가시킨다. 그 결과, 에너지 생산 능력이 높아지고, 체내 지방 연소와 기초대사량이 증가하여 휴식 중에도 더 많은 칼로리를 소모하게 만든다. 또한 지구력과 피로 회복 속도가 향상되며, 노화 속도를 늦추고 전반적인 건강과 활력을 유지시켜 같은 운동을 해도 덜 지치게 만든다. 이처럼 달리기를 통해 더욱더 강력한 미토콘드리아를 생성하게 되면 신체 에너지 효율을 높일 수 있게 된다. 어떤 세포를 가지고 싶은가? 평범한 세포인가, 아니면 고성능으로 업그레이드된 세포인가? 선택은 스스로의 몫이다.

미토콘드리아의 주요 기능과 역할

ATP 생성 (에너지 생산)	대사 조절	항산화 방어 기능 및 세포 항상성 유지	세포 생존 및 사멸 조절
- 세포 호흡 과정을 통해 포도당, 지방산, 아미노산 등을 분해하여 ATP 생성 - 세포 활동에 필요한 에너지원 공급	- 탄수화물, 지방, 단백질 대사 과정의 중심 역할 - 에너지 요구에 따라 대사 경로 조절	- 활성산소 생성과 동시에 항산화 효소로 조절 - 세포 내 산화 스트레스 조절, 손상 방지	- 세포 사멸 신호 조절 - 손상된 세포의 제거를 통해 조직 건강 유지

✓ ATP는 아데노신 삼인산을 의미하며, 근육을 움직이는 데 사용되는 직접적인 에너지이다!
✓ 미토콘드리아는 단순한 에너지 공장을 넘어, 세포의 생존과 기능 전체를 조율하는 핵심 기관이다!

달리기를 통한 미토콘드리아의 변화와 효과

미토콘드리아 수 증가	미토콘드리아 크기 증가	대사 효율 향상	생활 속 효과
- 수 50~100% ↑ - 에너지 생산 능력 ↑	- 크기 30~40% ↑ - 에너지 효율 능력 ↑	- 지방 연소 능력 ↑ - 칼로리 소모 ↑ - 기초 대사량 ↑ - ATP 생성 ↑	- 체중 관리에 도움 - 지구력 ↑ - 피로 회복 속도 ↑ - 덜 지침

✓ 달리기 훈련은 에너지 생산 능력, 체내 지방 연소, 기초 대사량을 높여 더 많은 칼로리를 소모하게 만든다!
✓ 달리기 훈련은 미토콘드리아의 수와 크기, 효율을 높여서 더 건강한 몸을 만든다!

지식 단단 첵!

"나는 미토콘드리아입니다."
상상 인터뷰 형식으로 아래 질문에 대한 답변을 작성해 보자.

질문		답변
당신은 무슨 일을 하나요?	→	
당신은 달리기 덕분에 어떻게 변했나요?	→	
당신의 목표는 무엇인가요?	→	

8 weeks — Bear Walking Push-up

29 몸 단단

베어 워킹 푸시업

설명	베어 크롤과 푸시업을 결합한 전신 운동이다.
운동 부위	큰가슴근(대흉근), 위팔세갈래근(상완삼두근), 어깨세모근(삼각근)
특징	상체 근력, 코어 안정성, 전신 협응력 및 지구력을 동시에 향상시킨다.

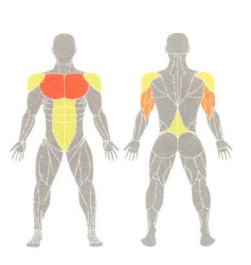

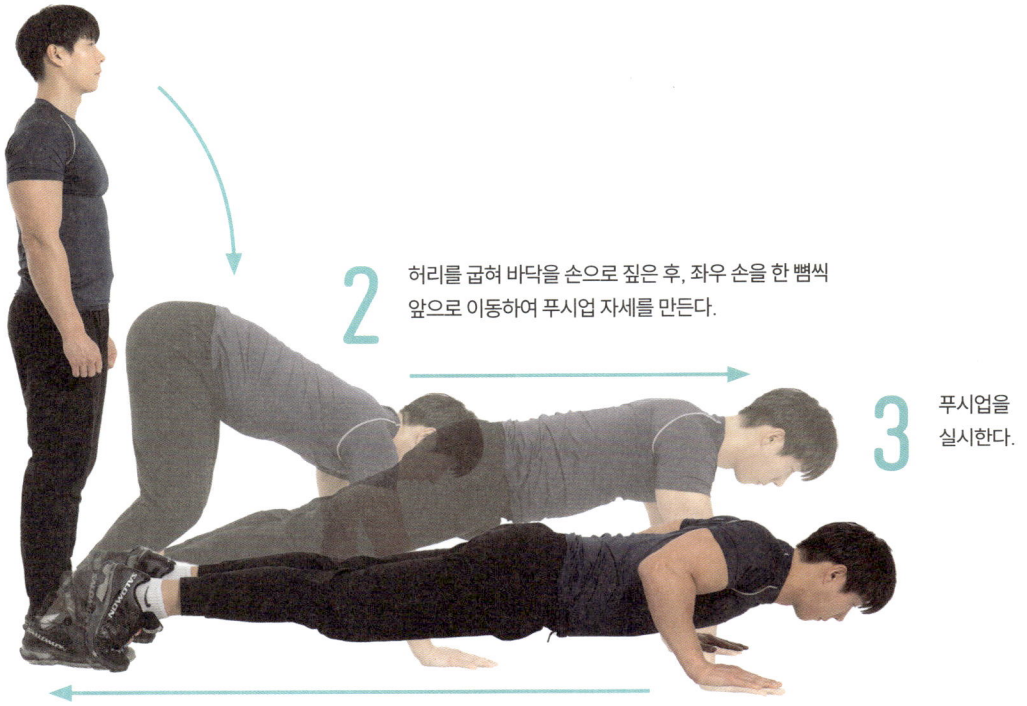

1. 다리를 어깨너비로 벌리고 자연스럽게 선다.
2. 허리를 굽혀 바닥을 손으로 짚은 후, 좌우 손을 한 뼘씩 앞으로 이동하여 푸시업 자세를 만든다.
3. 푸시업을 실시한다.
4. 좌우 손을 한 뼘씩 뒤로 이동하여 처음 자세로 돌아간다.

주의!

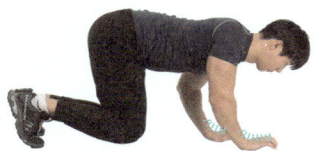

손목 보호
손목이 너무 꺾이지 않도록 손가락을 쫙 펴고 손바닥 전체에 힘을 고르게 분산한다.

난이도 down

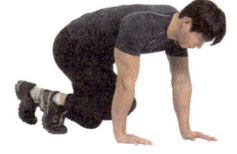
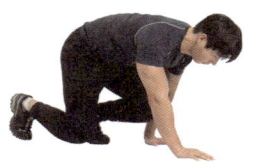

베어 워킹
푸시업 동작을 빼고 베어 워킹으로 지정된 목표 지점까지 갔다가 되돌아오는 운동이다.

8 weeks

T-Hold Extension

30 몸 단단

T-홀드 익스텐션

설명	몸을 T자 형태로 만들어서 신체 균형을 유지하는 운동이다.
운동 부위	넙다리뒤근육(햄스트링), 볼기근(둔근), 척주세움근(척주기립근)
특징	근육의 지속적인 자극으로 자세의 안정성, 집중력, 자세 교정에도 효과적이다.

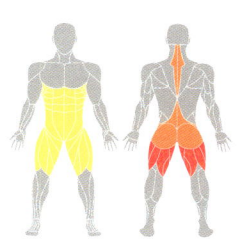

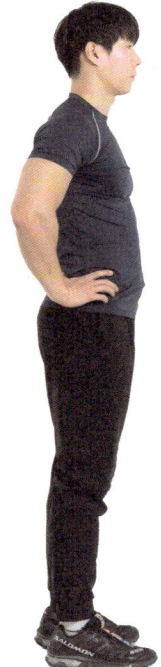

1
양손은 허리에 두고, 오른쪽 다리에 무게 중심을 두고 선다.

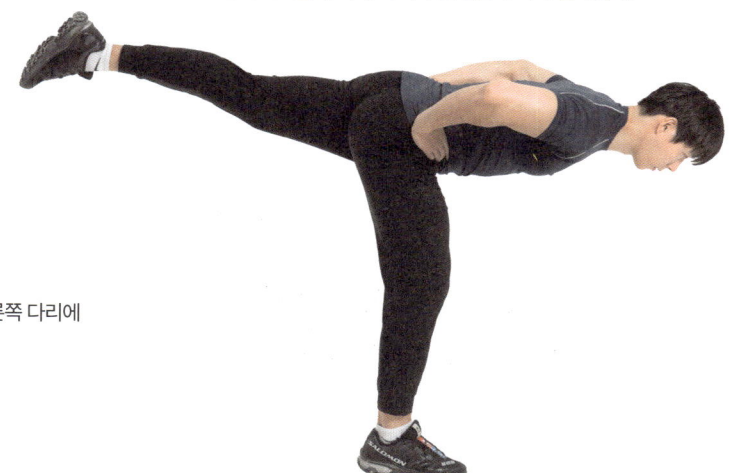

2
엉덩이에 힘을 주며 왼쪽 다리를 뒤로 들어 올린다.
20초간 정지 자세를 유지하고, 좌우를 번갈아 가며 실시한다.

 주의!

올바른 자세 유지하기
골반이 틀어지지 않도록 주의하며, 균형을 잡기 위해 양팔을 활용하는 것도 도움이 된다.

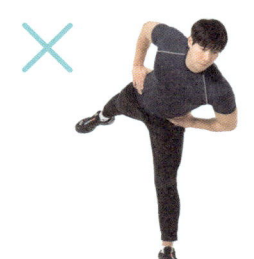
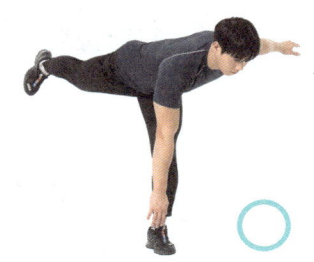

 난이도 up

덤벨 활용 T-홀드 익스텐션
적당한 무게의 덤벨을 양손에 들고 운동을 하면 난이도를 높여 효과적으로 운동할 수 있다.

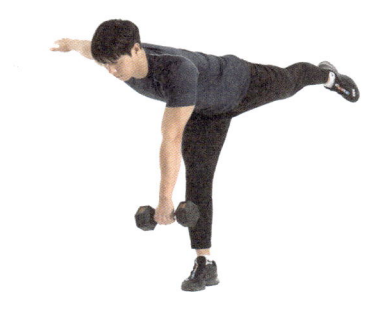

Chapter 2 | 반복의 힘, 습관 만들기

8 weeks — Heel Touch

31 몸 단단

힐 터치

설명   몸을 좌우로 비틀며 손으로 발뒤꿈치를 번갈아 터치하는 복부 강화 운동이다.
운동 부위   바깥배빗근(외복사근), 배곧은근(복직근)
특징   코어 자극과 함께 유연성, 균형 감각 향상에도 효과적이다.

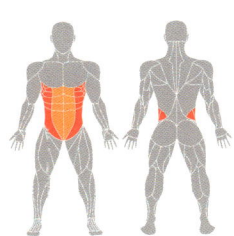

1
바닥에 누워 무릎을 구부린 후, 양발을 어깨너비로 넓힌다. 양손은 몸 옆에 편안하게 둔다.

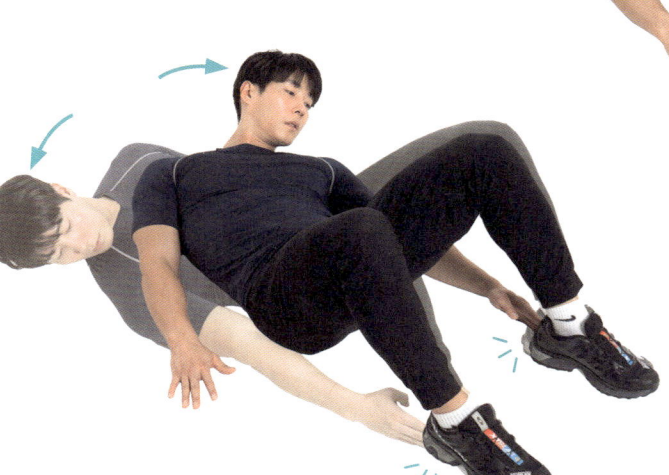

2
복부에 힘을 주고 상체를 오른쪽으로 기울여 오른발 뒤꿈치를 터치한다. 이후 왼쪽도 같은 방식으로 반복한다.

 주의!

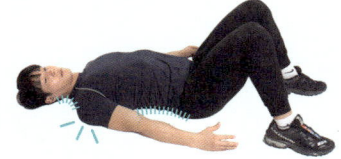

목에 힘 빼기
목에 힘이 들어가지 않게 해야 하며, 목을 과도하게 꺾지 않도록 한다.

허리와 어깨 위치
허리가 바닥에서 떨어지지 않도록 하고, 어깨는 바닥에 닿지 않게 유지한다.

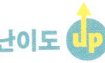 난이도 up

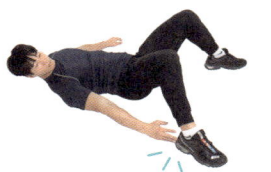

와이드 힐 터치
양발을 골반보다 넓게 벌린 뒤, 옆구리를 깊게 기울여 뒤꿈치를 터치한다.

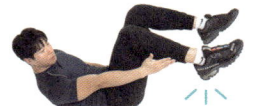

다리 들고 힐 터치
다리를 90도로 들어 올린 후, 뒤꿈치 대신 발목이나 종아리를 터치한다.

8 weeks — Burpee & Push-up

32 몸 단단

버피 & 푸시업

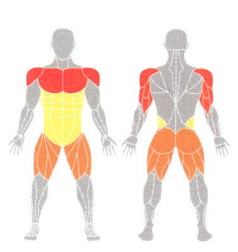

- **설명**: 버피 운동과 푸시업을 결합한 고강도 전신 운동이다.
- **운동 부위**: 상체 근육, 하체 근육, 복부 및 코어 근육
- **특징**: 전신 근력과 심폐 지구력을 향상시키며, 전신 컨디셔닝에도 효과적이다.

1 다리를 어깨너비로 벌리고 자연스럽게 선다.

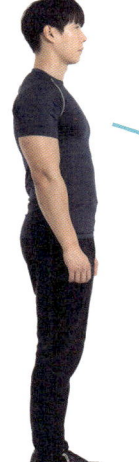

2 무릎을 구부려 손을 바닥에 댄다.

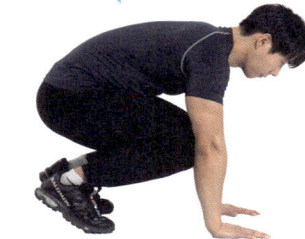

3 몸을 낮추며 두 발을 뒤로 뻗는다.

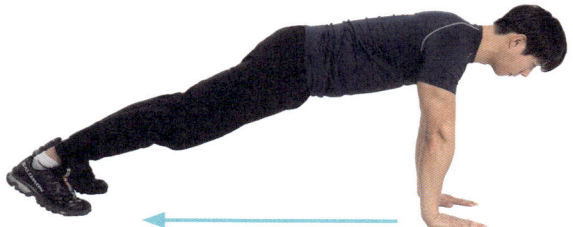

4 팔꿈치를 천천히 구부리며 푸시업을 한다.

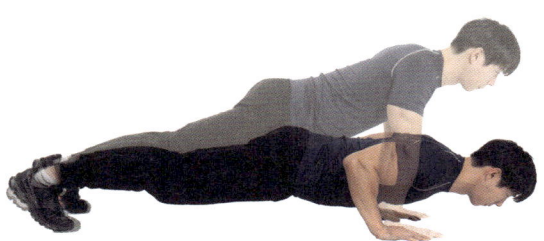

5 무릎을 구부리며 양발을 상체 앞으로 끌어 당긴다.

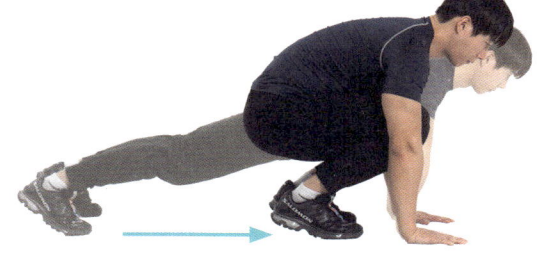

 허리 일직선 유지
허리가 너무 젖혀지면 부상의 위험이 있으므로 허리의 일직선을 유지한다.

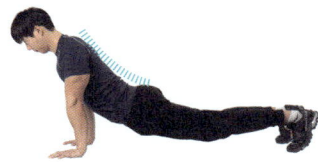

난이도 UP

푸시업 & 버피 점프
마지막 동작에 점프를 추가하면 순발력을 기르는데 도움이 되며, 전반적인 운동의 강도가 높아진다.

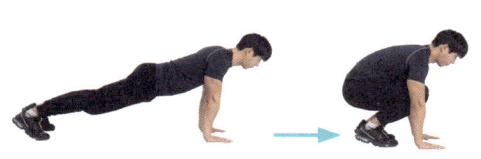
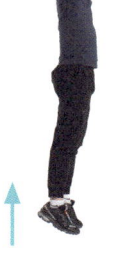

몸 단단 체크

8주 차 운동

8주 차 회복 단계, 어떤 운동을 얼마나 열심히 했는지 기록해 봅시다.

day 1   월 / 일

1일 차 운동 별점 ☆☆☆☆☆

수준	베어 워킹 푸시업(횟수)			T-홀드 익스텐션(횟수)			힐 터치(횟수)			버피 & 푸시업(횟수)		
	초급	중급	상급	초급	중급	상급	초급	중급	상급	초급	중급	상급
횟수	5 10	15 20	25 30	5 10	15 20	25 30	5 10	15 20	25 30	5 10	15 20	25 30
1세트	☐ ☐	☐ ☐	☐ ☐	☐ ☐	☐ ☐	☐ ☐	☐ ☐	☐ ☐	☐ ☐	☐ ☐	☐ ☐	☐ ☐
2세트	☐ ☐	☐ ☐	☐ ☐	☐ ☐	☐ ☐	☐ ☐	☐ ☐	☐ ☐	☐ ☐	☐ ☐	☐ ☐	☐ ☐
3세트	☐ ☐	☐ ☐	☐ ☐	☐ ☐	☐ ☐	☐ ☐	☐ ☐	☐ ☐	☐ ☐	☐ ☐	☐ ☐	☐ ☐
4세트	☐ ☐	☐ ☐	☐ ☐	☐ ☐	☐ ☐	☐ ☐	☐ ☐	☐ ☐	☐ ☐	☐ ☐	☐ ☐	☐ ☐

⊙ 오늘 운동에 대한 한 줄 평:

day 2   월 / 일

2일 차 운동 별점 ☆☆☆☆☆

수준	베어 워킹 푸시업(횟수)			T-홀드 익스텐션(횟수)			힐 터치(횟수)			버피 & 푸시업(횟수)		
	초급	중급	상급	초급	중급	상급	초급	중급	상급	초급	중급	상급
횟수	5 10	15 20	25 30	5 10	15 20	25 30	5 10	15 20	25 30	5 10	15 20	25 30
1세트	☐ ☐	☐ ☐	☐ ☐	☐ ☐	☐ ☐	☐ ☐	☐ ☐	☐ ☐	☐ ☐	☐ ☐	☐ ☐	☐ ☐
2세트	☐ ☐	☐ ☐	☐ ☐	☐ ☐	☐ ☐	☐ ☐	☐ ☐	☐ ☐	☐ ☐	☐ ☐	☐ ☐	☐ ☐
3세트	☐ ☐	☐ ☐	☐ ☐	☐ ☐	☐ ☐	☐ ☐	☐ ☐	☐ ☐	☐ ☐	☐ ☐	☐ ☐	☐ ☐
4세트	☐ ☐	☐ ☐	☐ ☐	☐ ☐	☐ ☐	☐ ☐	☐ ☐	☐ ☐	☐ ☐	☐ ☐	☐ ☐	☐ ☐

⊙ 오늘 운동에 대한 한 줄 평:

day 3   월 / 일

3일 차 운동 별점 ☆☆☆☆☆

수준	베어 워킹 푸시업(횟수)			T-홀드 익스텐션(횟수)			힐 터치(횟수)			버피 & 푸시업(횟수)		
	초급	중급	상급	초급	중급	상급	초급	중급	상급	초급	중급	상급
횟수	5 10	15 20	25 30	5 10	15 20	25 30	5 10	15 20	25 30	5 10	15 20	25 30
1세트	☐ ☐	☐ ☐	☐ ☐	☐ ☐	☐ ☐	☐ ☐	☐ ☐	☐ ☐	☐ ☐	☐ ☐	☐ ☐	☐ ☐
2세트	☐ ☐	☐ ☐	☐ ☐	☐ ☐	☐ ☐	☐ ☐	☐ ☐	☐ ☐	☐ ☐	☐ ☐	☐ ☐	☐ ☐
3세트	☐ ☐	☐ ☐	☐ ☐	☐ ☐	☐ ☐	☐ ☐	☐ ☐	☐ ☐	☐ ☐	☐ ☐	☐ ☐	☐ ☐
4세트	☐ ☐	☐ ☐	☐ ☐	☐ ☐	☐ ☐	☐ ☐	☐ ☐	☐ ☐	☐ ☐	☐ ☐	☐ ☐	☐ ☐

⊙ 오늘 운동에 대한 한 줄 평:

day 4   월 / 일

4일 차 운동 별점 ☆☆☆☆☆

수준	베어 워킹 푸시업(횟수)			T-홀드 익스텐션(횟수)			힐 터치(횟수)			버피 & 푸시업(횟수)		
	초급	중급	상급	초급	중급	상급	초급	중급	상급	초급	중급	상급
횟수	5 10	15 20	25 30	5 10	15 20	25 30	5 10	15 20	25 30	5 10	15 20	25 30
1세트	☐ ☐	☐ ☐	☐ ☐	☐ ☐	☐ ☐	☐ ☐	☐ ☐	☐ ☐	☐ ☐	☐ ☐	☐ ☐	☐ ☐
2세트	☐ ☐	☐ ☐	☐ ☐	☐ ☐	☐ ☐	☐ ☐	☐ ☐	☐ ☐	☐ ☐	☐ ☐	☐ ☐	☐ ☐
3세트	☐ ☐	☐ ☐	☐ ☐	☐ ☐	☐ ☐	☐ ☐	☐ ☐	☐ ☐	☐ ☐	☐ ☐	☐ ☐	☐ ☐
4세트	☐ ☐	☐ ☐	☐ ☐	☐ ☐	☐ ☐	☐ ☐	☐ ☐	☐ ☐	☐ ☐	☐ ☐	☐ ☐	☐ ☐

⊙ 오늘 운동에 대한 한 줄 평:

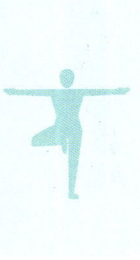

끈기
단계

Chapter 3

포기하고 싶을 때 다시 일어나는 힘

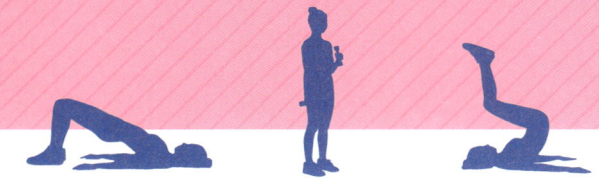

**끈기는 마음이 약할 때
다시 도전하는 용기이다.**

작심삼일이어도 괜찮습니다. 무너져도 다시 시작하면 됩니다.
실패보다 두려운 것은 포기니까요.

남들이 보지 않는 시간에
얼마나 연습했는지가 메달의 색깔을 바꿔요.
짧은 순간에 모든 걸 보여줘야 하는 운동선수는,
그 짧은 순간을 위해 몇 년씩 몸을 만들고 마음을 다잡아야 해요.

그래서 시간은 고통이 아니라 자산입니다.

· 양학선 ·

9 weeks 단단 프로젝트

철저한 자기 관리, 나만의 만다라트 목표를 세워 보자!

- 오타니 쇼헤이의 만다라트 전략
- 스스로 만드는 러닝, D. I. Y 달리기
- 달리기 앱 제대로 활용하기!

- ☑ 베어 크롤 Bear Crawl
- ☑ 크로스 백 런지 Cross Back Lunge
- ☑ 힙 브릿지 Hip Bridge
- ☑ 버피 Burpee

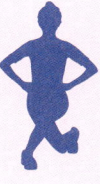

9 오타니 쇼헤이의 만다라트 전략

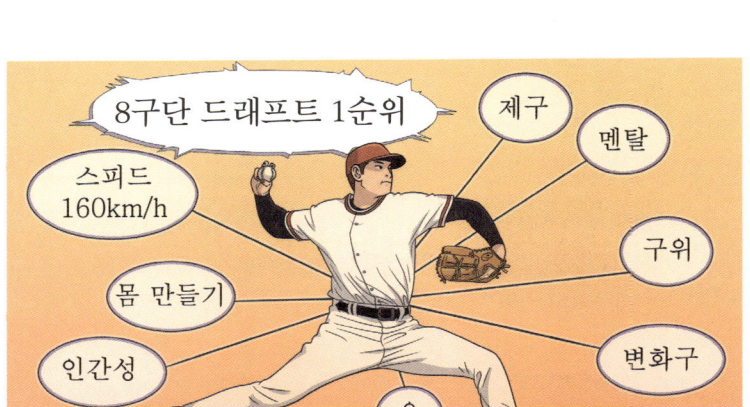

　미국 프로 야구인 메이저 리그(MLB)에서 맹활약하고 있는 오타니 쇼헤이는 철저한 자기 관리와 뛰어난 품성으로 세계적인 사랑과 성공을 동시에 거머쥔 야구 선수이다. 그는 단기적인 성과보다는 장기적인 기량 유지와 지속성을 중요시하였으며, 이를 위해 '만다라트 계획표(Mandarat Chart)'를 활용하였다. 만다라트 계획표는 중앙에 최종 목표를 설정하고 주변 8칸에 세부 목표를 채워 실천하는 기법을 말한다. 오타니는 '최고의 야구 선수'라는 목표를 이루기 위해 기술, 체력, 멘탈 관리, 팀워크 등 구체적인 세부 목표를 세워 매일 같이 실천하였다.

　만다라트 계획표의 가장 큰 특징은 목표를 시각적으로 구조화하여 추상적인 계획 또는 꿈을 구체적인 행동으로 연결해 준다는 것이다. 막연히 '성공하고 싶다.', '건강해지고 싶다.'와 같은 목표는 어디서부터 어떻게 시작해야 할지 몰라 중도 포기하게 만든다. 하지만 만다라트 계획표는 이러한 추상적인 목표를 단계별로 쪼개 눈에 보이게 정리함으로써 행동으로 이어질 수 있도록 도와준다.

　오타니가 많은 이들의 존경을 받는 이유는 뛰어난 실력뿐만 아니라 인성에서도 모범을 보였기 때문이다. 그는 팀원과 코치, 팬들에게 늘 감사하는 마음을 표현하며, 겸손하고 성실한 태도로 팀 승리에 헌신하였다. 이처럼 철저한 자기 관리 속에서 인성을 함께 가꾸는 오타니의 삶은 우리에게 '건강한 삶의 자세란 무엇인가?'를 깊이 생각하게 만든다.

마음 단단 첵!

세계 최고의 야구 선수가 된 오타니의 비밀은 특별한 재능이 아니라,
흔들림 없는 자기 관리와 꾸준한 실천이다.

나만의 만다라트 계획표 작성하기

1. 가운데에 최종 목표를 적는다.
2. 최종 목표의 상하 좌우에 8가지의 세부 목표를 적는다.
3. 8가지의 세부 목표를 다른 칸 중심에 적고, 실천 과제 8가지를 작성한다.

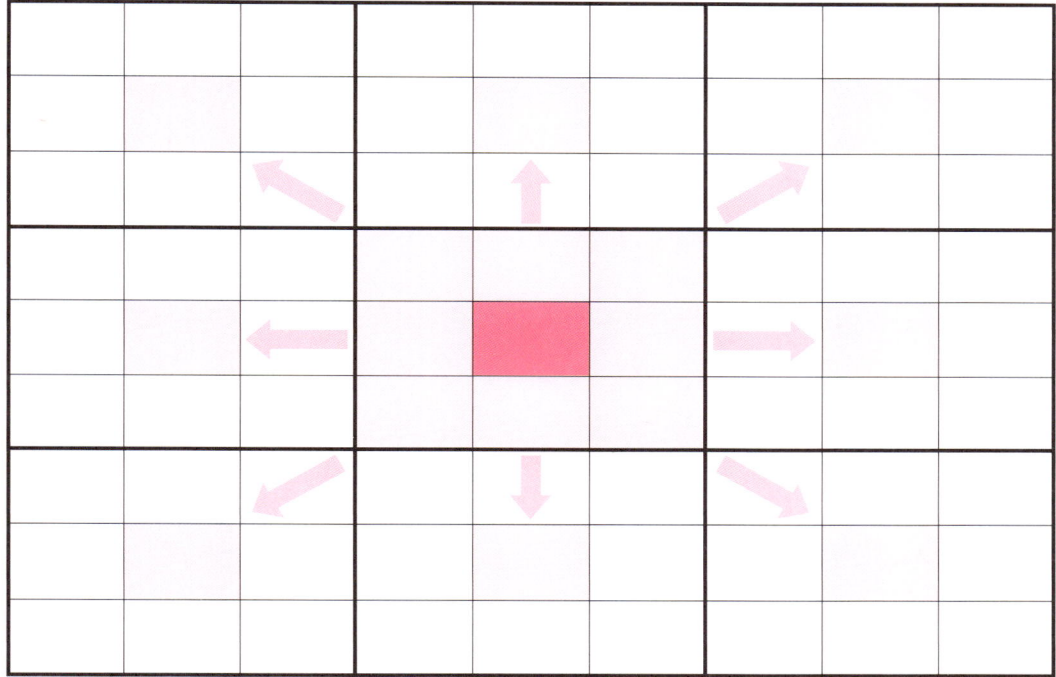

만다라트 계획표 작성 시, 유의점 3가지

구분	구체화하기	쪼개기	점검하기
적용 예시	6월 모의고사에서 수학, 국어 과목 2등급 달성하기	매일 30분씩 수학 종합 문제집 3~5 페이지 풀기	매주 일요일에 계획 달성률 확인하고 조정하기
흔한 실수	수학, 국어 과목 잘하고 싶다. (구체적인 기준이 없으면 방향을 잃게 됨)	수학 1권 다 끝내기 (목표가 너무 커서 작심삼일 끝남)	한 번 쓰고 방치하기 (결국 확실하게 끝맺지 못하게 됨)

스스로 만드는 러닝, D.I.Y 달리기

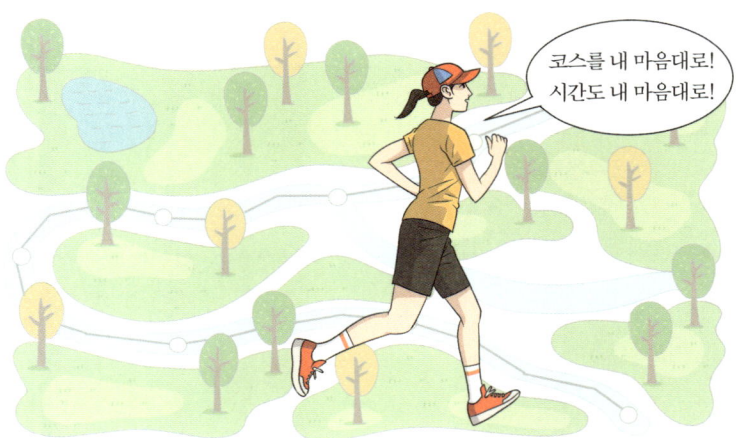

D.I.Y 달리기란 'Do It Yourself Running'의 약자로, 말 그대로 자신이 원하는 코스와 목표를 설정하여 자유롭게 달리는 활동을 의미한다. 이 운동의 가장 큰 특징은 정해진 코스 없이 자신만의 루틴을 만들며 달릴 수 있다는 것이다. 장소와 시간에 제약 없이 어디서든 실시할 수 있으며, 심지어 실내에 있는 러닝 머신을 이용해서 실시할 수도 있다. 이렇듯 특별한 제약 없이 누구나 쉽게 도전할 수 있다는 점과 자신의 페이스에 맞춰 참여할 수 있다는 점에서 최근 많은 이들의 관심을 받고 있다.

D.I.Y 달리기의 가장 큰 장점은 자율성과 맞춤형 도전을 할 수 있다는 것이다. 참가비와 시간제한이 없으며, 목표 역시 자신의 체력 또는 상황에 맞게 설정할 수 있다. 예를 들어 하루 5km씩 달려 한 달 동안 총 100km의 누적 거리를 달성하는 목표를 설정할 수 있는 것이다. 또한 이러한 목표들을 SNS나 스마트폰 앱을 통해 기록하고, 친구들과 함께 버추얼 미션으로 도전하는 등 즐겁게 참여할 수도 있다.

D.I.Y 달리기에서는 기록이나 다른 사람과의 경쟁은 중요하지 않다. 대신 '어제의 나를 넘어서기'라는 정신을 강조한다. 목표 달성 과정에서 자신과의 싸움이 이루어지며, 이를 통해 작은 성취감을 경험하고, 큰 기쁨과 자부심을 느낄 수 있다. 그리고 이 과정에서 얻는 것은 단순한 달리기 능력만이 아닌, 자기 관리 능력과 성취감이다. D.I.Y 달리기는 바로 이러한 경험을 더 중요시한다. 신체뿐만 아니라 정신적 성장을 도와 삶의 다른 분야에서도 긍정적인 영향을 미치게 만드는 것 말이다.

초보자를 위한 4주 러닝 프로그램

구분	1주 차	2주 차	3주 차	4주 차
준비 운동	동적 스트레칭 5분	동적 스트레칭 5분	동적 스트레칭 5분	동적 스트레칭 5분
워밍업	천천히 걷기 5분	천천히 걷기 5분	빠르게 걷기 10분	천천히 달리기 5분
본운동	빠르게 걷기 15분	빠르게 걷기 10분 천천히 달리기 5분	천천히 달리기 10분 약간 빠르게 달리기 5분	(약간 빠르게 달리기 5분 + 빠르게 달리기 2분) x 2회 반복
쿨다운	천천히 걷기 5분	천천히 걷기 5분	천천히 걷기 5분	천천히 걷기 5분
정리 운동	정적 스트레칭 5분	정적 스트레칭 5분	정적 스트레칭 5분	정적 스트레칭 5분

*심박수 가이드

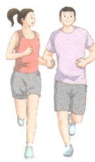
천천히 달리기
최대 심박수의 60%

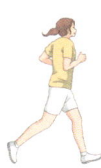
약간 빠르게 달리기
최대 심박수의 70%

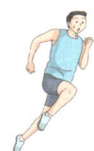
빠르게 달리기
최대 심박수의 80% 이상

D.I.Y 달리기 실천을 위한 TIP!

구분	작은 목표부터 시작하자	기록하며 성장하자	다양한 장소에서 달리자
예	- 오늘은 10분만 달리기 - 이번 주에 2번 달리기	- 매일 달린 시간, 거리, 기분 등을 기록해 보자.	- 공원, 학교 운동장, 동네 공원, 실내 등
포인트	작은 목표를 차근차근 이뤄가면 자신감을 키울 수 있어!	기록을 보면 내가 얼마나 발전했는지 확인할 수 있어!	매일 다른 곳에서 달리면 지루함을 줄일 수 있어!

지식 단단 첵!

D.I.Y 달리기의 실천 의지를 더욱 단단히 만들기 위해 다음의 빈칸을 작성해 보자.

· 내가 D.I.Y. 달리기를 실천하려는 이유는 _____ 때문이다.

· 이 목표를 이루기 위해 이번 주에 내가 해야 할 일은 _____ 이다.

· 이 과정에서 내가 극복해야 할 가장 큰 장애물은 _____ 이다.

달리기 앱 제대로 활용하기!

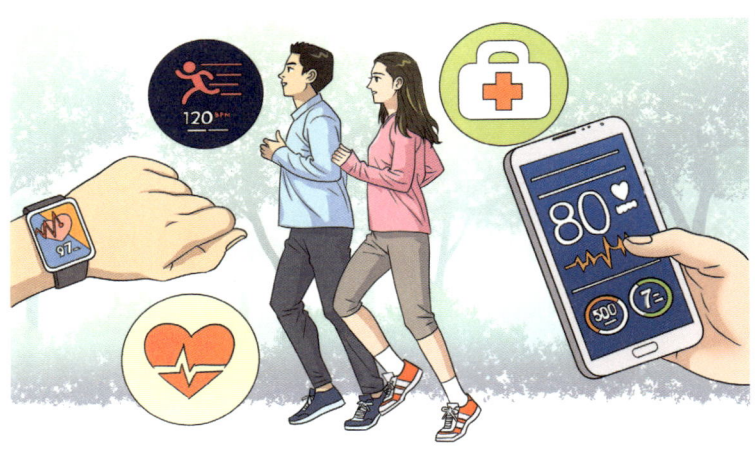

스마트폰과 웨어러블 기기의 발전으로 인해 달리기를 효율적으로 돕는 다양한 앱들이 등장하였다. S사의 '헬스' 앱은 사용자가 달리기를 할 때 실시간으로 유용한 정보를 제공한다. 달리기 시작 전에 앱을 열고 '달리기' 버튼을 누르면 위치 정보를 기반으로 달리기 경로와 거리, 페이스, 속도, 케이던스(발걸음 빈도), 칼로리 소모량 등을 실시간으로 확인할 수 있도록 돕는다. 이처럼 실시간 제공되는 다양한 데이터를 통해 사용자는 운동 중에 자기 점검을 할 수 있으며, 성과를 실시간으로 추적하여 목표를 재설정하는 등 운동에 대한 동기 부여를 유지할 수 있다. 특히 경로와 속도 등의 데이터를 확인하여 자신의 운동 수준 또는 운동 목표를 점검할 수 있어 꾸준한 성장을 이룰 수 있도록 돕는다.

스마트 워치와 같은 웨어러블 기기를 연동하면 더욱더 정밀한 운동 분석이 가능하다. 예를 들어 심박수, 혈중 산소 농도, 운동 강도 등 한층 더 심화된 데이터를 실시간으로 추적할 수 있어 자신의 체력 상태를 정확하게 파악하며 운동 강도를 조절할 수 있다. 또 운동이 끝난 후에는 성적표 형식으로 달리기 데이터를 한눈에 확인할 수 있어 자기 발전을 체크하고, 다음 목표를 설정할 수도 있다. 이처럼 달리기 앱을 제대로 활용하면 단순히 운동하는 것을 넘어 체계적으로 운동 계획을 세우고 성과를 점검하며 점진적으로 성장할 수 있다. 그리고 이를 통해 지속적으로 동기 부여를 얻고, 나만의 맞춤형 운동을 꾸준히 실천할 수 있다.

러닝 앱을 통해서 알 수 있는 정보와 활용법

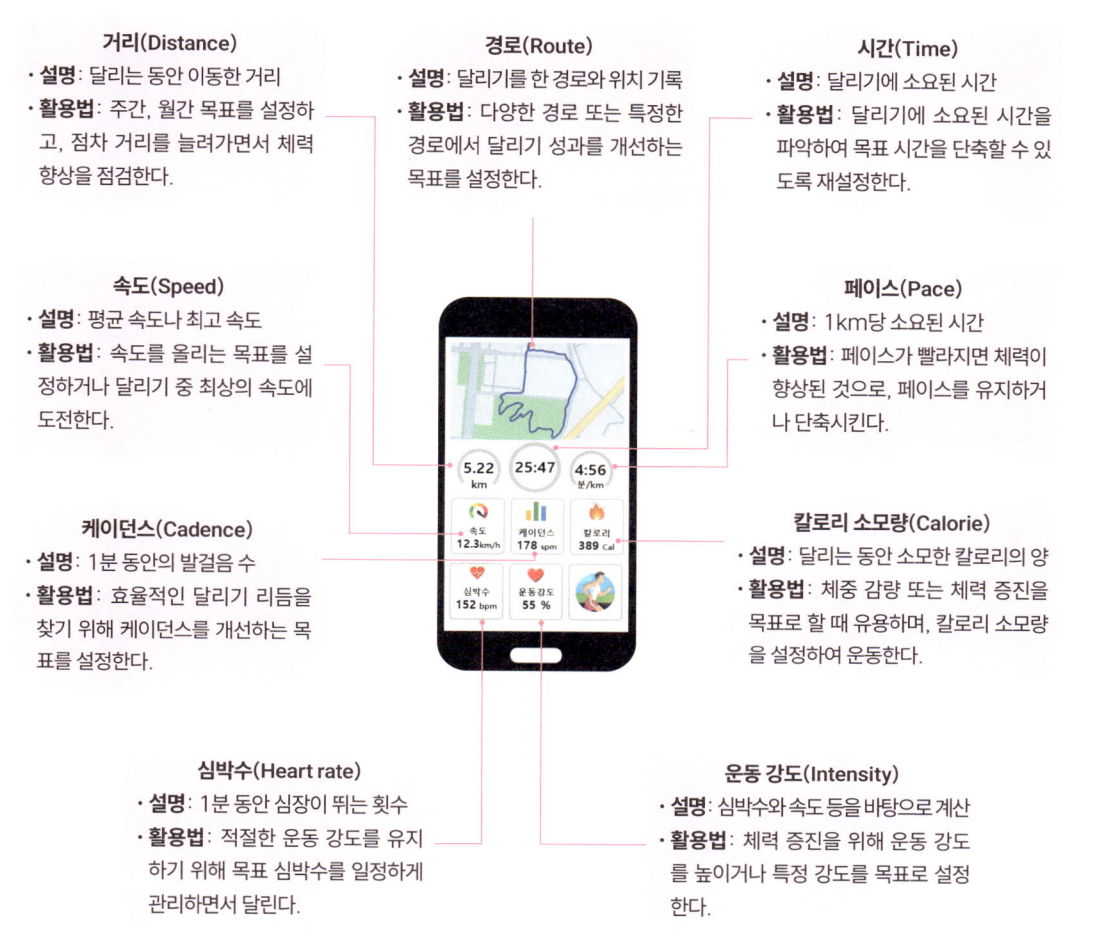

거리(Distance)
- 설명: 달리는 동안 이동한 거리
- 활용법: 주간, 월간 목표를 설정하고, 점차 거리를 늘려가면서 체력 향상을 점검한다.

경로(Route)
- 설명: 달리기를 한 경로와 위치 기록
- 활용법: 다양한 경로 또는 특정한 경로에서 달리기 성과를 개선하는 목표를 설정한다.

시간(Time)
- 설명: 달리기에 소요된 시간
- 활용법: 달리기에 소요된 시간을 파악하여 목표 시간을 단축할 수 있도록 재설정한다.

속도(Speed)
- 설명: 평균 속도나 최고 속도
- 활용법: 속도를 올리는 목표를 설정하거나 달리기 중 최상의 속도에 도전한다.

페이스(Pace)
- 설명: 1km당 소요된 시간
- 활용법: 페이스가 빨라지면 체력이 향상된 것으로, 페이스를 유지하거나 단축시킨다.

케이던스(Cadence)
- 설명: 1분 동안의 발걸음 수
- 활용법: 효율적인 달리기 리듬을 찾기 위해 케이던스를 개선하는 목표를 설정한다.

칼로리 소모량(Calorie)
- 설명: 달리는 동안 소모한 칼로리의 양
- 활용법: 체중 감량 또는 체력 증진을 목표로 할 때 유용하며, 칼로리 소모량을 설정하여 운동한다.

심박수(Heart rate)
- 설명: 1분 동안 심장이 뛰는 횟수
- 활용법: 적절한 운동 강도를 유지하기 위해 목표 심박수를 일정하게 관리하면서 달린다.

운동 강도(Intensity)
- 설명: 심박수와 속도 등을 바탕으로 계산
- 활용법: 체력 증진을 위해 운동 강도를 높이거나 특정 강도를 목표로 설정한다.

지식 단단 책!

달리기 앱을 활용하여 달리기를 실천하고, 결과를 바탕으로 기록을 분석해 보자.

구분	기록	나의 달리기 운동 분석
거리	( )km	
평균 페이스	( )분 ( )초	
케이던스	( )*SPM	
심박수	( ) ~ ( )*BPM	

* SPM: Steps Per Minute의 줄임말로, 케이던스를 나타내는 단위
* BPM: Beats Per Minute의 줄임말로, 1분 동안의 심박수를 나타내는 단위

9 weeks — Bear Crawl

33 몸 단단

베어 크롤

설명　네발(손과 발)로 기어가듯 전진하는 유산소 및 근력 운동이다.
운동 부위　어깨세모근(삼각근), 위팔세갈래근(상완삼두근), 코어 근육
특징　코어, 어깨, 다리 근육을 많이 쓰며, 안정성 향상에 도움을 준다.

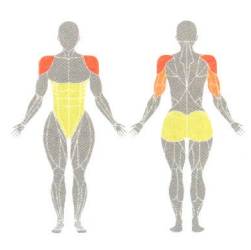

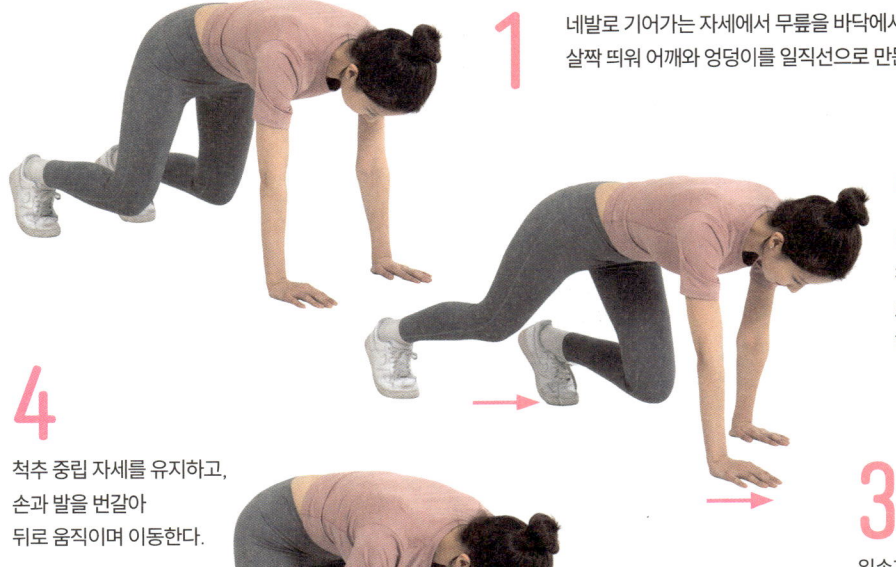

1 네발로 기어가는 자세에서 무릎을 바닥에서 살짝 띄워 어깨와 엉덩이를 일직선으로 만든다.

2 척추 중립 자세를 유지하며, 오른손과 왼발을 동시에 앞으로 한 뼘 정도 내디딘다.

3 왼손과 오른발을 동시에 앞으로 옮기며 몸의 균형을 유지한다.

4 척추 중립 자세를 유지하고, 손과 발을 번갈아 뒤로 움직이며 이동한다.

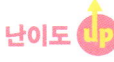 난이도 UP

덤벨 베어 크롤
덤벨을 들고 베어 크롤 동작을 수행함으로써 상체 근육에 더 큰 저항을 주고, 코어 안정성을 강화하는 변형 운동이다.

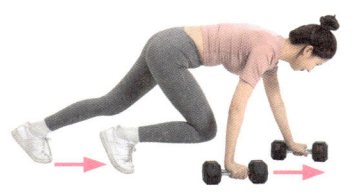

 주의!

엉덩이 위치
엉덩이가 상체보다 높이 올라가지 않도록 낮은 자세를 유지한다.

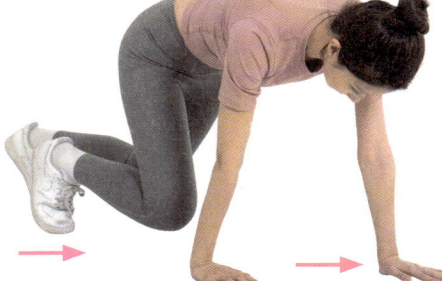
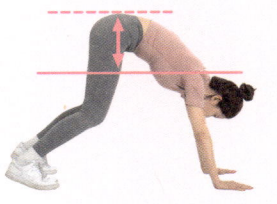

9 weeks

Cross Back Lunge

34 몸 단단

크로스 백 런지

설명   한쪽 다리를 뒤로 보내면서 신체 균형을 잡는 하체 및 코어 운동이다.
운동 부위   볼기근(둔근), 넙다리네갈래근(대퇴사두근), 모음근(내전근)
특징   하체와 코어를 동시에 강화하며 균형 감각과 유연성 증진에 도움을 준다.

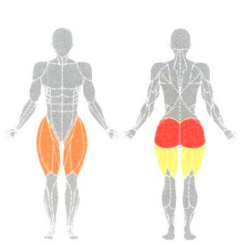

1 다리를 어깨너비로 벌린 후, 양손으로 허리를 잡고 선다.

2 한쪽 다리를 반대쪽 다리의 뒤로 이동시킨 후, 양쪽 무릎이 교차되도록 천천히 무릎을 굽힌다.

3 상체의 일직선을 유지하며 천천히 시작 자세로 돌아온다.

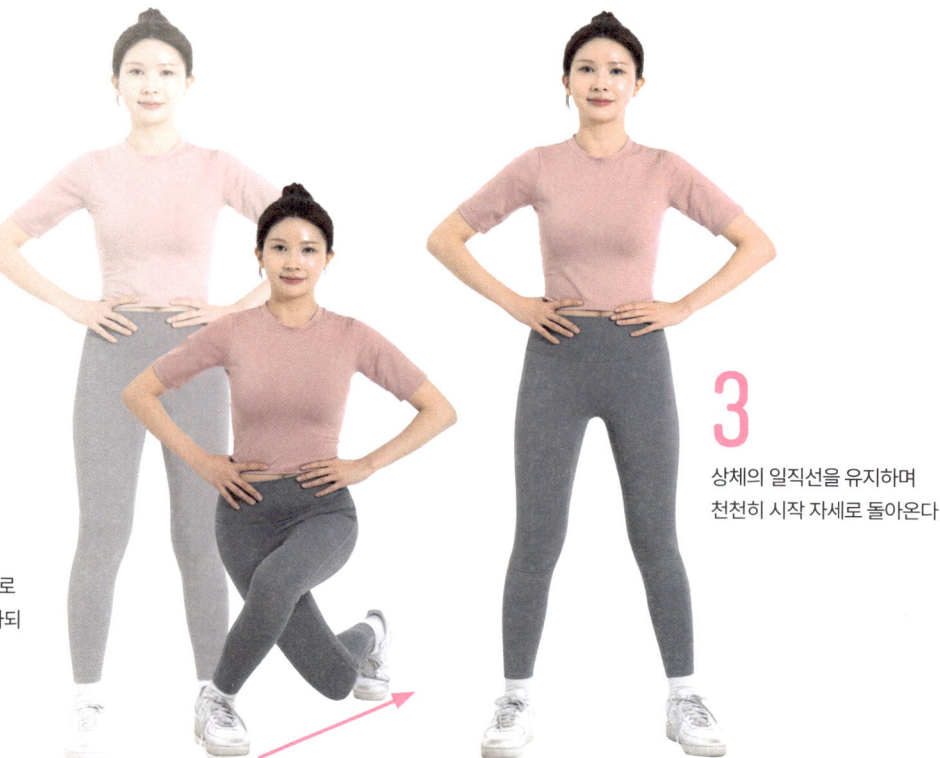

정면 바라보기
한쪽 다리를 반대편 대각선 뒤쪽으로 보낼 때 몸이 비틀어지지 않도록 정면을 바라보면서 자세를 유지한다.

다양하게 즐기기

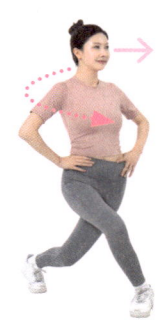

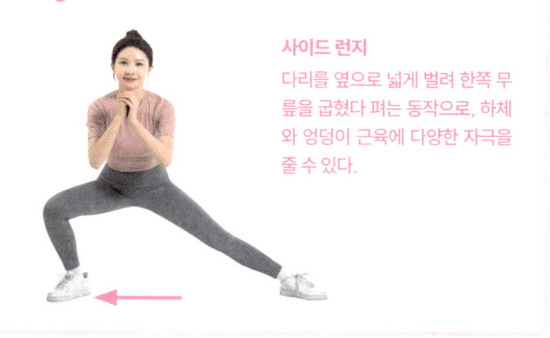

사이드 런지
다리를 옆으로 넓게 벌려 한쪽 무릎을 굽혔다 펴는 동작으로, 하체와 엉덩이 근육에 다양한 자극을 줄 수 있다.

9 weeks — Hip Bridge

35 몸단단

힙 브릿지

- 설명: 등을 대고 누운 상태에서 엉덩이를 들어 올리는 코어 강화 운동이다.
- 운동 부위: 볼기근(둔근), 넙다리뒤근육(햄스트링), 척주세움근(척주기립근)
- 특징: 엉덩이 근육과 코어 근육을 강화하여 허리 통증을 효과적으로 예방한다.

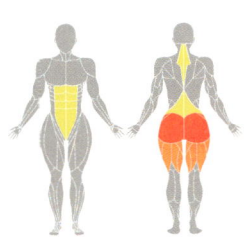

1
바닥에 누워 무릎을 세운다.
이때 척추가 일직선이 되도록 한다.

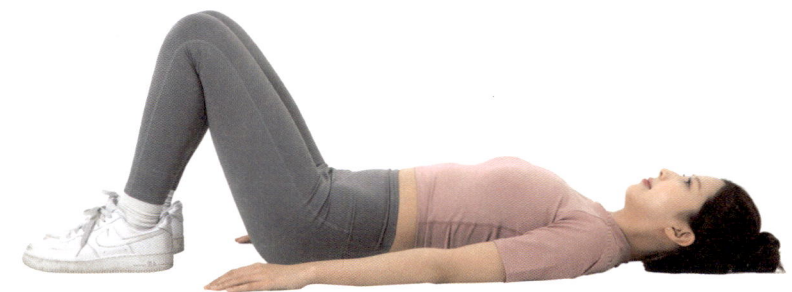

2
엉덩이에 힘을 주어 골반을 들어 올리고,
어깨와 무릎이 일직선이 되도록 만든 후
3초간 자세를 유지한다.

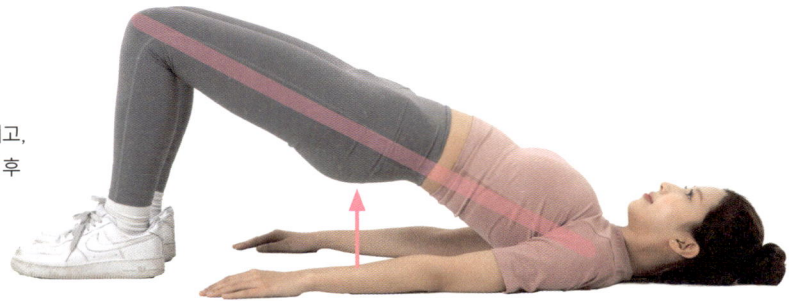

 주의!

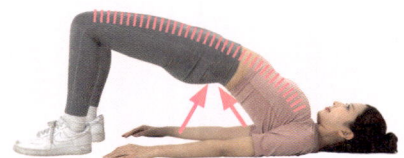

허리의 각도
허리를 너무 높이 들어 올리면 몸의 자세가 흐트러져
다른 부위에 무리가 가며, 부상으로도 이어질 수 있다.

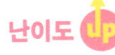 난이도 up

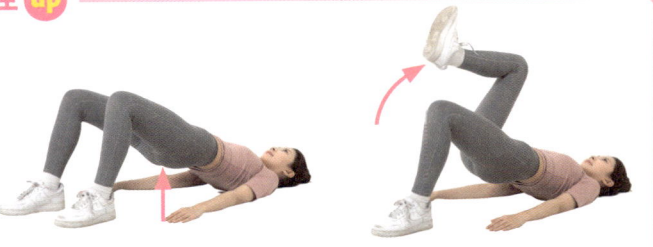

원 레그 힙 브릿지
힙 브릿지를 한 상태에서 한쪽 다리씩 번갈아 가며 들어 올렸다가 내리는 동작으로, 코어와 척추의 안정성을 더욱 강화할 수 있다.

9 weeks — Burpee

36 몸 단단

버피

설명   앉았다 일어서기, 다리 뻗기 등으로 이루어진 전신 운동이다.
운동 부위   넙다리네갈래근(대퇴사두근), 볼기근(둔근), 코어 근육
특징   체력과 지구력을 높이는 데 효과적이며, 짧은 시간에 많은 칼로리를 소모시킨다.

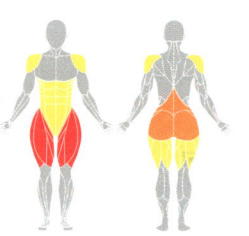

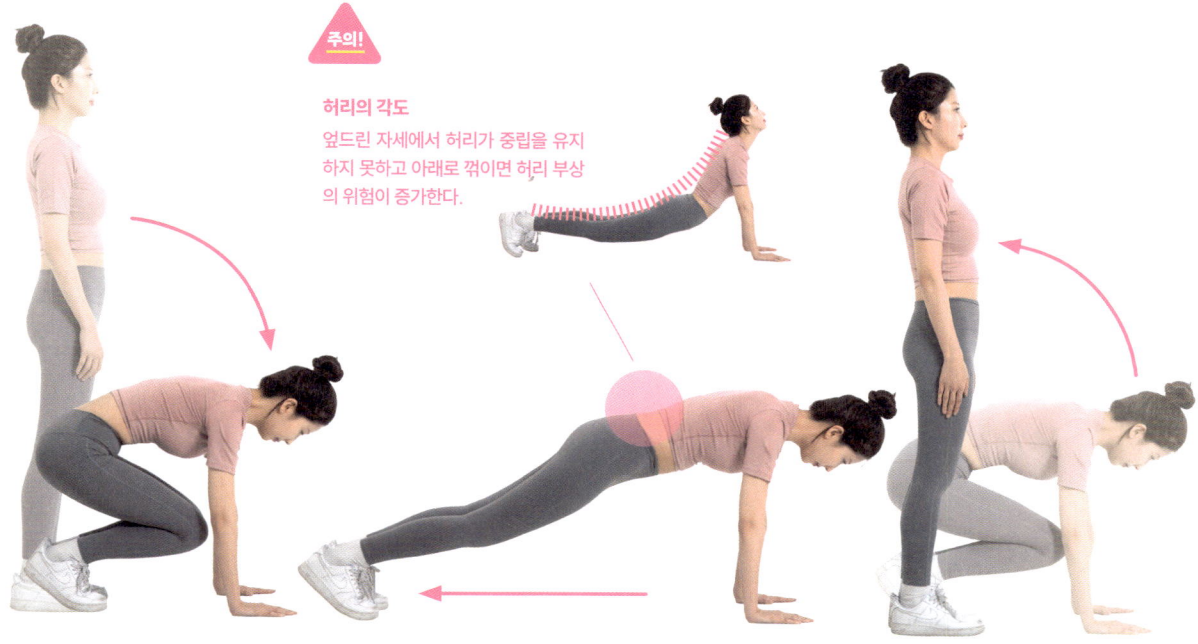

주의!
허리의 각도
엎드린 자세에서 허리가 중립을 유지하지 못하고 아래로 꺾이면 허리 부상의 위험이 증가한다.

1 허리를 펴고 편안하게 선다.

2 무릎을 구부리고, 양손으로 바닥을 짚는다.

3 두 다리를 동시에 뒤로 쭉 뻗는다.

4 양쪽 다리를 가슴 쪽으로 당긴 후, 일어선다.

난이도 down

슬로우 버피
천천히 하는 버피 운동으로, 대부분의 동작은 동일하나 다리를 뻗었다가 다시 모을 때 양쪽 다리가 아니라 한쪽 다리씩 차례로 움직인다.

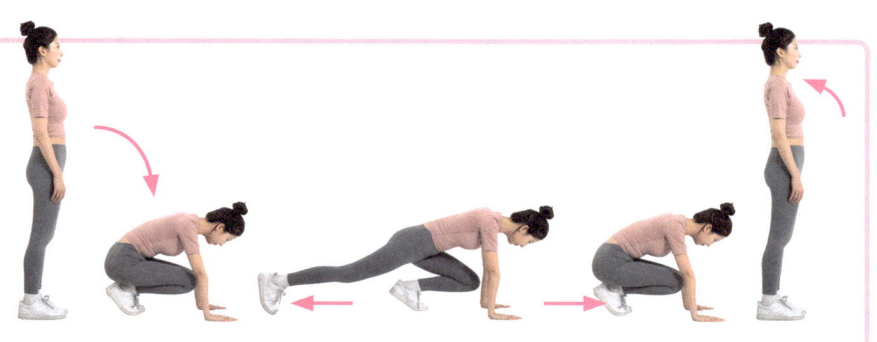

몸 단단 체크

9주 차 운동

9주 차 레벨 업 단계, 어떤 운동을 얼마나 열심히 했었는지 기록해 봅시다.

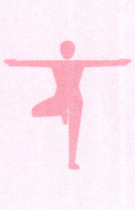

day 1   월 / 일
1일 차 운동 별점 ☆☆☆☆☆

수준	베어 크롤(횟수)			크로스 백 런지(횟수)			힙 브릿지(횟수)			버피(횟수)		
	초급	중급	상급	초급	중급	상급	초급	중급	상급	초급	중급	상급
횟수	5 10	15 20	25 30	5 10	15 20	25 30	5 10	15 20	25 30	5 10	15 20	25 30
1세트	☐ ☐	☐ ☐	☐ ☐	☐ ☐	☐ ☐	☐ ☐	☐ ☐	☐ ☐	☐ ☐	☐ ☐	☐ ☐	☐ ☐
2세트	☐ ☐	☐ ☐	☐ ☐	☐ ☐	☐ ☐	☐ ☐	☐ ☐	☐ ☐	☐ ☐	☐ ☐	☐ ☐	☐ ☐
3세트	☐ ☐	☐ ☐	☐ ☐	☐ ☐	☐ ☐	☐ ☐	☐ ☐	☐ ☐	☐ ☐	☐ ☐	☐ ☐	☐ ☐
4세트	☐ ☐	☐ ☐	☐ ☐	☐ ☐	☐ ☐	☐ ☐	☐ ☐	☐ ☐	☐ ☐	☐ ☐	☐ ☐	☐ ☐

◎ 오늘 운동에 대한 한 줄 평:

day 2   월 / 일
2일 차 운동 별점 ☆☆☆☆☆

수준	베어 크롤(횟수)			크로스 백 런지(횟수)			힙 브릿지(횟수)			버피(횟수)		
	초급	중급	상급	초급	중급	상급	초급	중급	상급	초급	중급	상급
횟수	5 10	15 20	25 30	5 10	15 20	25 30	5 10	15 20	25 30	5 10	15 20	25 30
1세트	☐ ☐	☐ ☐	☐ ☐	☐ ☐	☐ ☐	☐ ☐	☐ ☐	☐ ☐	☐ ☐	☐ ☐	☐ ☐	☐ ☐
2세트	☐ ☐	☐ ☐	☐ ☐	☐ ☐	☐ ☐	☐ ☐	☐ ☐	☐ ☐	☐ ☐	☐ ☐	☐ ☐	☐ ☐
3세트	☐ ☐	☐ ☐	☐ ☐	☐ ☐	☐ ☐	☐ ☐	☐ ☐	☐ ☐	☐ ☐	☐ ☐	☐ ☐	☐ ☐
4세트	☐ ☐	☐ ☐	☐ ☐	☐ ☐	☐ ☐	☐ ☐	☐ ☐	☐ ☐	☐ ☐	☐ ☐	☐ ☐	☐ ☐

◎ 오늘 운동에 대한 한 줄 평:

day 3   월 / 일
3일 차 운동 별점 ☆☆☆☆☆

수준	베어 크롤(횟수)			크로스 백 런지(횟수)			힙 브릿지(횟수)			버피(횟수)		
	초급	중급	상급	초급	중급	상급	초급	중급	상급	초급	중급	상급
횟수	5 10	15 20	25 30	5 10	15 20	25 30	5 10	15 20	25 30	5 10	15 20	25 30
1세트	☐ ☐	☐ ☐	☐ ☐	☐ ☐	☐ ☐	☐ ☐	☐ ☐	☐ ☐	☐ ☐	☐ ☐	☐ ☐	☐ ☐
2세트	☐ ☐	☐ ☐	☐ ☐	☐ ☐	☐ ☐	☐ ☐	☐ ☐	☐ ☐	☐ ☐	☐ ☐	☐ ☐	☐ ☐
3세트	☐ ☐	☐ ☐	☐ ☐	☐ ☐	☐ ☐	☐ ☐	☐ ☐	☐ ☐	☐ ☐	☐ ☐	☐ ☐	☐ ☐
4세트	☐ ☐	☐ ☐	☐ ☐	☐ ☐	☐ ☐	☐ ☐	☐ ☐	☐ ☐	☐ ☐	☐ ☐	☐ ☐	☐ ☐

◎ 오늘 운동에 대한 한 줄 평:

day 4   월 / 일
4일 차 운동 별점 ☆☆☆☆☆

수준	베어 크롤(횟수)			크로스 백 런지(횟수)			힙 브릿지(횟수)			버피(횟수)		
	초급	중급	상급	초급	중급	상급	초급	중급	상급	초급	중급	상급
횟수	5 10	15 20	25 30	5 10	15 20	25 30	5 10	15 20	25 30	5 10	15 20	25 30
1세트	☐ ☐	☐ ☐	☐ ☐	☐ ☐	☐ ☐	☐ ☐	☐ ☐	☐ ☐	☐ ☐	☐ ☐	☐ ☐	☐ ☐
2세트	☐ ☐	☐ ☐	☐ ☐	☐ ☐	☐ ☐	☐ ☐	☐ ☐	☐ ☐	☐ ☐	☐ ☐	☐ ☐	☐ ☐
3세트	☐ ☐	☐ ☐	☐ ☐	☐ ☐	☐ ☐	☐ ☐	☐ ☐	☐ ☐	☐ ☐	☐ ☐	☐ ☐	☐ ☐
4세트	☐ ☐	☐ ☐	☐ ☐	☐ ☐	☐ ☐	☐ ☐	☐ ☐	☐ ☐	☐ ☐	☐ ☐	☐ ☐	☐ ☐

◎ 오늘 운동에 대한 한 줄 평:

10 weeks 단단 프로젝트

1시간도 허비하지 말자! 오늘의 시간은 미래의 자산이다!

- 내가 보낸 1시간의 값어치는 얼마일까?
- 최고의 달리기 방법, 인터벌 트레이닝!
- 산소 빌려 쓰며 운동하기: 산소 부채

- ☑ 해머 컬 Hammer Curl
- ☑ 스쾃 인 & 아웃 Squat In & Out
- ☑ 러시안 트위스트 Russian Twist
- ☑ 스텝 업 Step Up

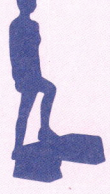

마음 단단 10 — 내가 보낸 1시간의 값어치는 얼마일까?

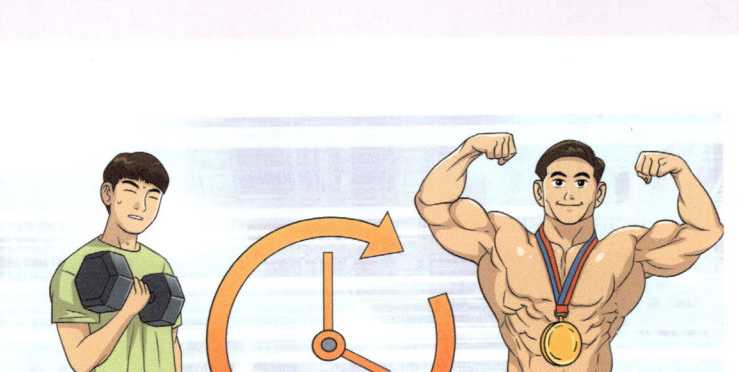

2025년 최저 시급은 약 1만 원이다. 그렇다면 1시간의 가치는 단순히 최저 시급에 맞춰 1만 원일까? 1시간의 가치를 최저 시급에 맞춰 계산할 경우, 하루 5시간을 스마트폰 또는 컴퓨터 게임에 허비한다면 하루 5만 원, 한 달 150만 원, 일 년이면 무려 1,800만 원의 가치를 날려 버리는 셈이다. 하지만 이는 단순한 계산일 뿐, 본질적으로는 우리가 얼마나 많은 가능성과 기회를, 또 시간의 가치를 허무하게 놓치고 있는지를 명확하게 보여 주는 경고이다. 무의미하게 흘려보낸 시간은 눈에 보이지 않게 쌓이다가 결국 중요한 순간에 우리의 발목을 잡는다. 시간은 돈처럼 빌릴 수도, 저축할 수도 없는 중요한 자산이기 때문이다.

하루에 단 1시간이라도 자신을 위해 쓴다면, 그 시간은 인생의 방향을 바꾸는 강력한 투자로 이어진다. 예를 들어 하루 1시간씩 운동을 한다면, 1개월 후에는 체력이 눈에 띄게 좋아질 것이며, 6개월 후에는 학교 스포츠 클럽에서 주목받는 사람이, 1년 후에는 해당 종목의 대표 선수가 되어 각종 대회에 참여할 수도 있을 것이다. 그러므로 SNS를 통해 남의 인생을 구경하는 대신 내가 주인공인 삶을 살아 보자. 세계적인 가수 BTS도, 축구 스타 손흥민도, 그리고 우리 모두에게도 시간은 똑같이 24시간이 주어진다. 다만 '그 시간을 어떻게 사용하였는가?'에서 차이가 나타나고, 격차가 벌어지기 시작한다. 시간은 가장 공평한 자원인 동시에 냉정한 자원이기 때문이다. 따라서 지금 이 순간부터라도 나만의 이야기를 시작해 보자. 오늘의 작은 도전이 1년, 5년, 그리고 10년 후 완전히 새로운 나를 만든다.

마음 단단 첵!

시간은 누구에게나 공평하게 주어진다.
다만 어떤 사람은 그 시간을 소중하게 사용하기도, 어떤 사람은 가치 없게 사용하기도 한다.

시간을 돈으로 환산하였을 때, 나는 시간을 헐값에 팔고 있지 않은가? 구체적인 하루 일과를 분석하고, 시간을 어떻게 활용하고 있는지 작성해 보자.

만약 하루에 단 1시간을 나의 성장을 위해 쓸 수 있다면, 나는 그 시간을 어떻게 배분하여 사용할까? 최우선 순위를 매기고, 그것이 내 삶에 어떤 변화를 줄 수 있을지 작성해 보자.

7일 동안 하루 1시간 챌린지

실천 예시를 참고하여, 실천하고 싶은 것을 찾아 적고, 확인해 보자.

요일	실천 아이디어 예시	나만의 실천 아이디어	체크
월요일	점심시간 산책 + 스트레칭		☐
화요일	책 읽기 + 내용 정리하기 + 생각하기		☐
수요일	스마트폰 없이 1시간 보내기		☐
목요일	맨몸 운동하기		☐
금요일	감사 일기 3줄 쓰기		☐
토요일	1년 후 모습 상상하며 글쓰기		☐
일요일	가족과 대화하기		☐

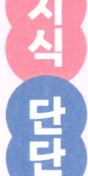

건강한 성장을 위한 지식 단단 19

최고의 달리기 방법, 인터벌 트레이닝!

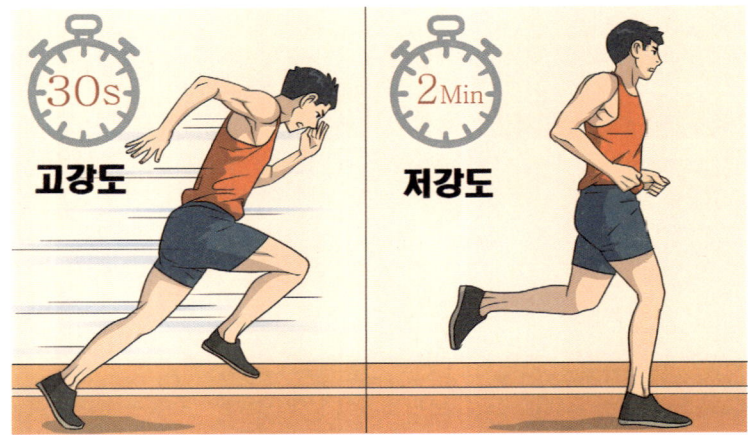

인터벌 트레이닝은 고강도 운동과 저강도 운동을 번갈아 가며 수행하는 운동 방법이다. 이 운동법은 짧은 시간 안에 다양한 운동 효과를 동시에 얻을 수 있어 일반적인 운동보다 훨씬 더 효율적으로 체력을 향상시킨다.

인터벌 트레이닝은 다양한 장점을 가지고 있다. 첫 번째로는 고강도 운동 시 시간당 칼로리 소모가 크기 때문에 짧은 시간 안에 많은 에너지를 소비하게 만든다. 두 번째로는 고강도 운동 중 생기는 피로 물질을 저강도 운동을 통해 빠르게 제거한다. 운동 중에는 젖산과 같은 피로 물질이 쌓이는데, 저강도로 회복하는 동안 신체에서 이를 빠르게 분해하고 배출하여 회복 능력을 향상시킨다. 세 번째로는 운동 후 신진대사가 높게 유지되며, 지방 연소가 지속된다. 고강도 운동 후에는 'EPOC(Excess Post-Exercise Oxygen Consumption, 운동 후 초과 산소 소비)' 효과가 발생하는데, 이는 운동 후 평상시보다 더 많은 산소와 칼로리를 추가로 소모하도록 만들어 지방 연소를 지속시킨다. 마지막으로 인터벌 트레이닝은 심장 근육과 폐활량을 증가시켜 심폐 지구력을 크게 향상시킨다.

인터벌 트레이닝을 처음 시작하는 단계에서는 고강도 달리기를 10~20초 정도 짧게 한 후, 2~3분간 천천히 달리며 회복하는 방식이 좋다. 또한 주 2~3회 정도 인터벌 트레이닝을 실시하고, 나머지 날에는 일반적인 달리기를 병행하는 것이 신체에 스트레스를 주지 않으면서 효과적으로 체력을 기를 수 있게 돕는다.

인터벌 트레이닝의 장점

에너지 소비 증가
고강도 운동은 단위 시간당 칼로리 소모를 크게 늘려, 짧은 시간에 많은 에너지를 소모하도록 만든다.

피로 물질 제거 효율 향상
고강도 운동 후, 젖산과 같은 피로 물질을 저강도 운동을 통해 빠르게 제거하여 회복 속도를 향상시킨다.

지방 연소 지속력 증가 (EPOC 효과)
운동 후, 신진대사가 높게 유지되어 더 많은 산소와 칼로리 소비가 일어나며, 이를 통해 지방 연소를 지속시킨다.

심폐 기능 강화
고강도 운동은 심장이 더 많은 혈액을 근육에 보내도록 도우며, 이 과정에서 심장과 폐 기능이 강화된다.

✓ EPOC: 운동을 마친 후, 평상시보다 더 많은 산소를 소비하는 현상으로, 고강도 운동 중 발생하는 산소 부족, 젖산 누적, 체온 증가, 심박수 증가 등을 해결하기 위해 운동이 끝난 후에도 한동안 평소보다 더 많은 에너지를 소모하여 신체를 회복시키는 과정

인터벌 트레이닝 방법

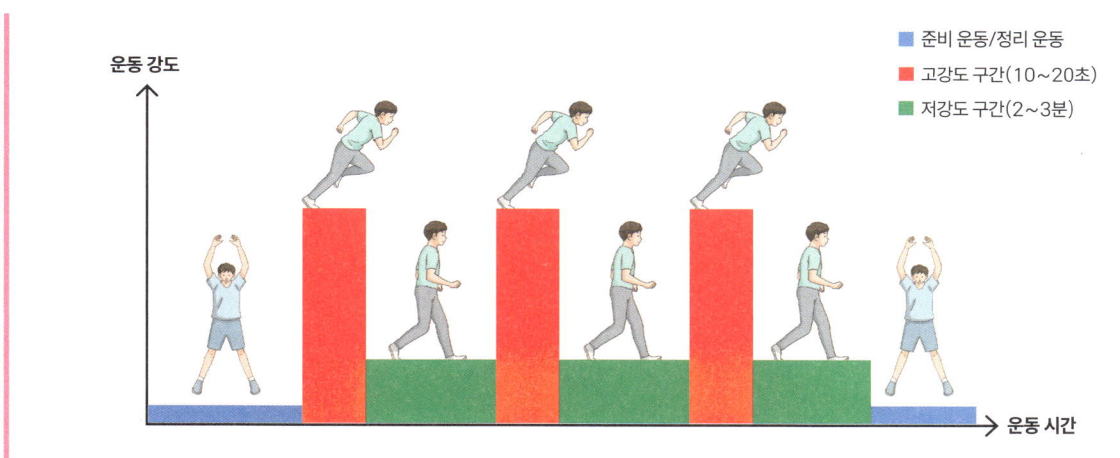

✓ 고강도 구간의 운동 시간은 개인의 심폐 능력, 체력 수준, 신체 특성 등에 따라 적절하게 조절한다.

지식 단단 첵!

전력 질주 뒤 찾아온 '숨 고르기(저강도 구간)'는 당신에게 어떤 의미였나요?

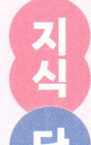

산소 빌려 쓰며 운동하기: 산소 부채

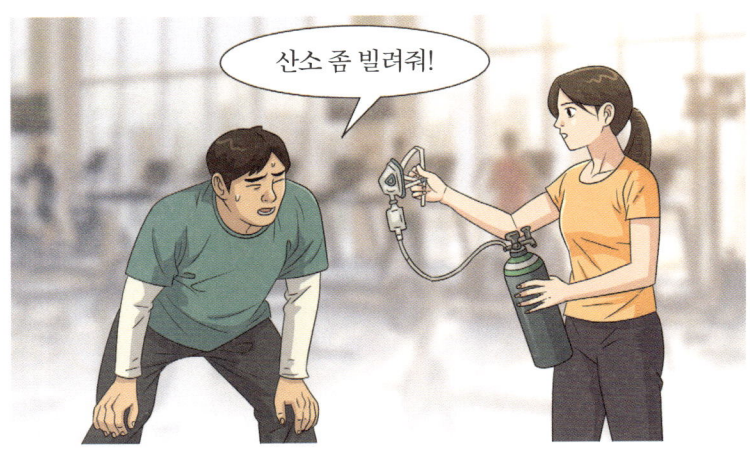

고강도 운동을 하게 되면 산소를 충분히 사용하지 않고도 에너지를 소모하기 때문에 에너지 대사에 큰 변화가 일어난다. 쉽게 말해 고강도 운동에서는 산소가 부족한 상태에서 에너지를 사용하게 되고, 이로 인해 불완전 연소가 발생하여 젖산과 같은 피로 물질이 쌓이게 되는 것이다. 그리고 이 현상이 바로 '산소 부채(Oxygen Debt)'를 만들어 낸다. 여기서 산소 부채란 고강도 운동과 같이 격렬한 운동 중 산소 소모량이 섭취량을 초과해 발생하는 현상으로, 운동 후 부족한 산소 섭취량을 보충하기 위해 빠른 호흡을 통해 회복하는 생리적인 과정을 의미한다.

운동이 끝나고 나면 우리의 신체는 빚진 산소, 즉 산소 부채를 해결하기 위해 심장을 빠르게 뛰게 하여 몸 전체에 산소를 공급한다. 앞서 언급하였듯이 이 과정을 'EPOC'라고 하는데, 고강도 운동 시 해당 과정이 더 길어지고, 산소 부채가 클수록 이를 회복하기 위한 산소 소비와 에너지 사용이 길어져 EPOC 효과 역시 더욱 길게 지속된다. 또한 EPOC는 운동 후에도 높은 신진대사 상태를 유지하도록 도우며, 활발하게 에너지를 소모하여 지방 연소가 지속적으로 이루어지도록 만든다.

한편 운동 후에는 체온을 정상으로 조절하고, 근육에 있던 글리코겐을 다시 채워야 하기 때문에 더 많은 산소가 필요하다. 이처럼 우리의 신체는 산소 부채를 만들고, 그 빚을 갚는 과정을 통해 더욱 단단하게 회복한다. 따라서 단기적인 효과뿐만 아니라 장기적인 체력 향상을 위해서는 고강도 운동을 실시할 필요가 있다.

산소 부채와 EPOC

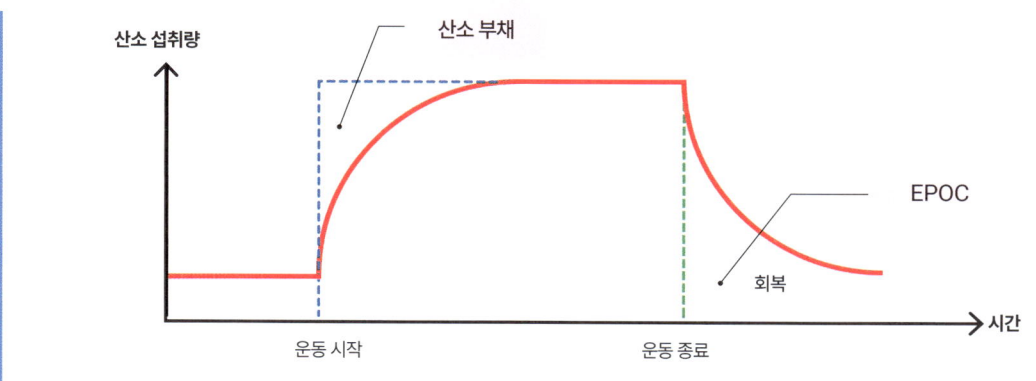

✓ 산소 부채: 운동이 끝나고 난 뒤, 격렬한 운동으로 인해 부족해진 산소를 빠른 호흡을 통해 보충하는 생리적 현상
✓ 산소 부채가 클수록 EPOC 효과가 길게 지속된다.

EPOC의 효과

젖산 제거
젖산을 분해하고 제거하는 과정에서 산소가 소비되어 피로 회복을 촉진한다.

체온 조절
운동으로 상승한 체온을 낮추기 위해 땀 배출과 증발을 지원한다.

지방 산화 증가
지방을 에너지원으로 사용해 칼로리 소모를 증가시키며, 체지방을 감소시킨다.

EPOC의 효과

호흡 및 심혈관계 정상화
운동 후, 심박수와 호흡 빈도를 안정 상태로 되돌린다.

호르몬 조절
운동 후, 인슐린 감수성을 개선하며, 성장 호르몬 및 카테콜아민 분비 증가와 같은 호르몬 반응을 안정화시킨다.

에너지 대사 회복
아데노신 삼인산(ATP)과 크레아틴 인산 재합성을 위해 추가 산소를 사용하며, 이는 에너지 대사를 회복한다.

지식 단단 첵!

다음 중 운동 강도가 높을수록 나타나는 신체 변화로 옳은 것은?

 에너지 사용이 길어져 EPOC 지속 시간이 짧아진다.

 지방 연소가 지속적으로 이루어지지 않는다.

 심장을 빠르게 뛰게 하여 몸 전체에 산소를 공급한다.

 산소가 충분한 상태에서 에너지를 사용한다.

10 weeks — Hammer Curl

37 몸 단단

해머 컬

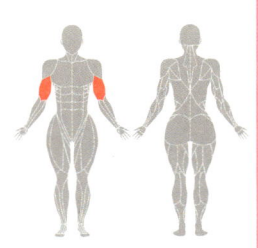

설명	팔꿈치를 고정하여 덤벨을 들어 올리는 대표적인 위팔두갈래근 강화 운동이다.
운동 부위	위팔두갈래근(상완이두근)
특징	팔의 바깥쪽 근육을 강화하는 데 효과적이다.

1 상체를 곧게 세운 상태에서 양손이 서로 마주 보도록 덤벨을 나란히 잡는다.

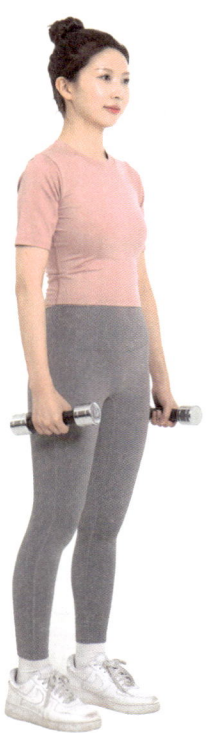

2 덤벨을 잡은 손의 엄지손가락 부분이 가슴 쪽을 향하도록 한 팔씩 천천히 들어 올린다.

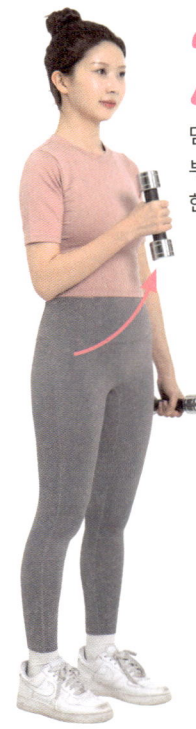

3 들어 올렸던 팔을 내리면서 반대쪽 팔을 같은 속도로 천천히 들어 올린다.

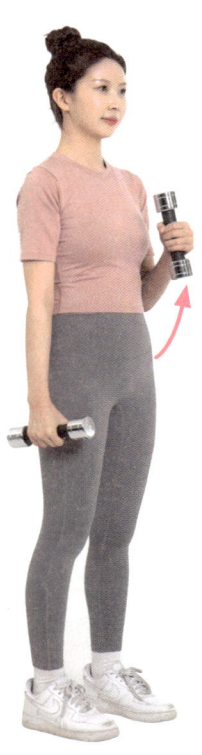

주의!

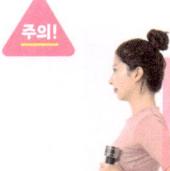
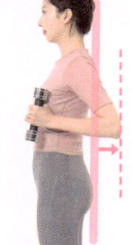
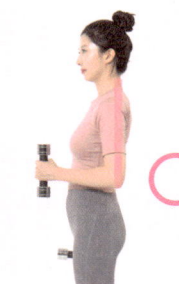

팔꿈치의 각도
덤벨을 내릴 때 팔꿈치가 뒤로 밀려나면 운동 효과가 저하되기 때문에 양팔을 옆구리에 붙여서 내린다.

난이도 down

밴드 해머 컬
저항 밴드를 이용해서 해머 컬 동작을 실시하는 운동으로, 고무의 탄성으로 근육에 지속적인 부하를 줄 수 있다는 장점이 있다.

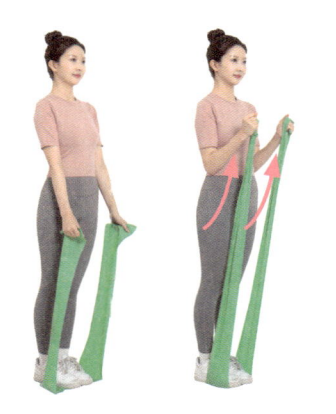

10 weeks Squat In & Out

38 몸단단

스쾃 인 & 아웃

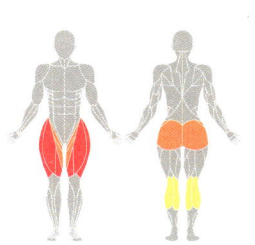

설명 일반 스쾃을 변형한 형태의 하체 강화 운동이다.
운동 부위 넙다리네갈래근(대퇴사두근), 중간볼기근(중둔근), 모음근(내전근)
특징 하체와 엉덩이 근육을 강화하면서 동시에 순발력과 심폐 지구력도 향상시킨다.

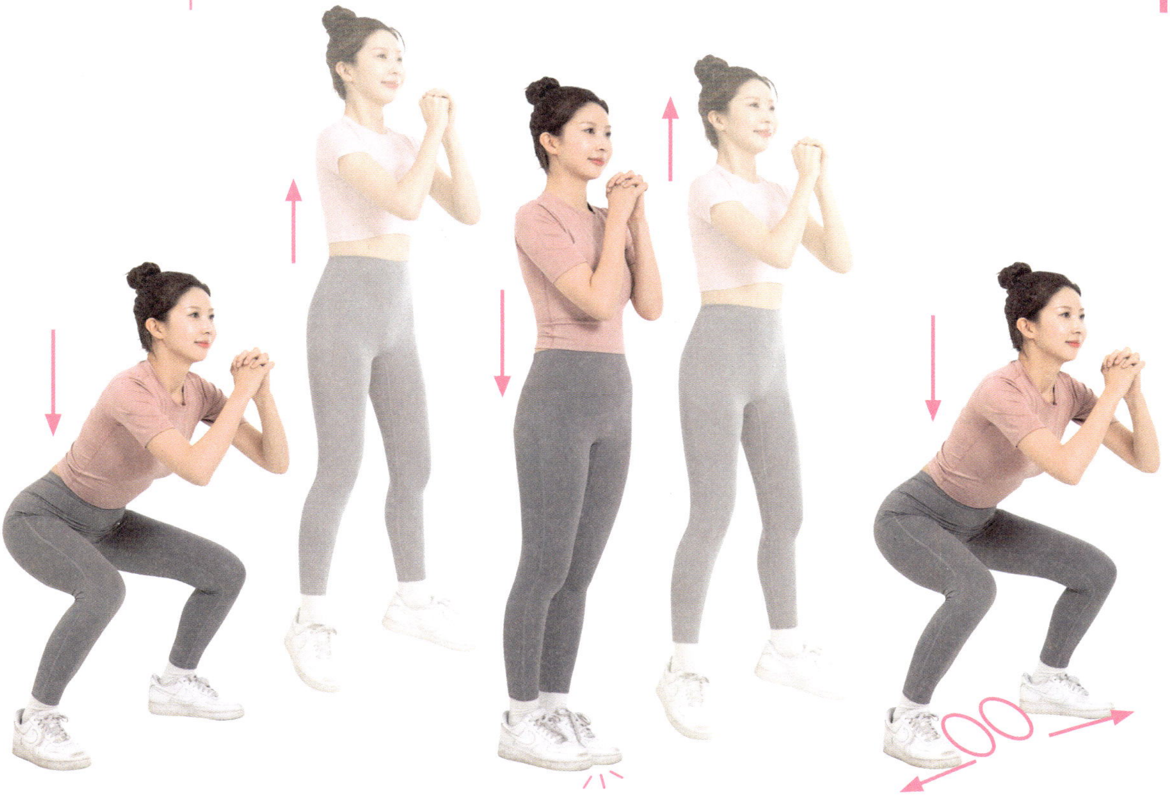

1 양손을 가슴 앞쪽에 두고, 양발을 어깨너비보다 넓게 벌려 스쾃 자세를 취한다.

2 상체 자세를 유지한 상태에서 위로 살짝 점프하여 양발을 재빠르게 모은다.

3 양발을 모음과 동시에 점프하여 다시 스쾃 동작을 실시한다.

난이도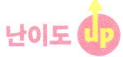

불가리안 스쾃
한쪽 다리를 보조 기구에 올려놓고 스쾃을 하는 동작으로, 하체 강화와 더불어 신체 균형 감각까지 높여 주는 운동이다.

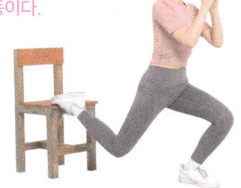

주의!

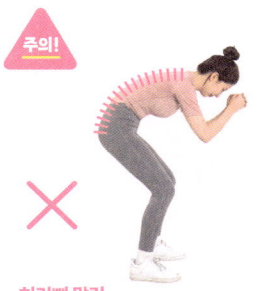
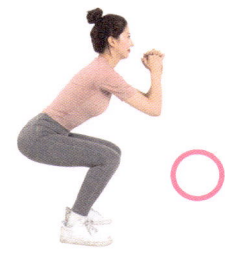

허리뼈 말림
스쾃 동작에서 가장 주의해야 할 자세는 허리뼈가 말리는 현상이다. 허리가 안쪽으로 말리게 되면 부상의 위험이 높아지므로 주의해야 한다.

10 weeks — Russian Twist

39 몸 단단

러시안 트위스트

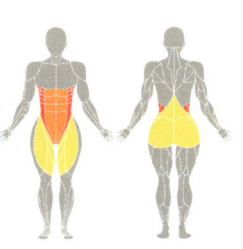

- **설명** 앉은 자세에서 상체를 좌우로 회전시켜 복부와 코어를 강화하는 운동이다.
- **운동 부위** 배빗근(복사근), 배곧은근(복직근), 배가로근(복횡근)
- **특징** 옆구리 근육을 집중적으로 사용하며, 중심 안정성과 균형 감각 향상에 효과적이다.

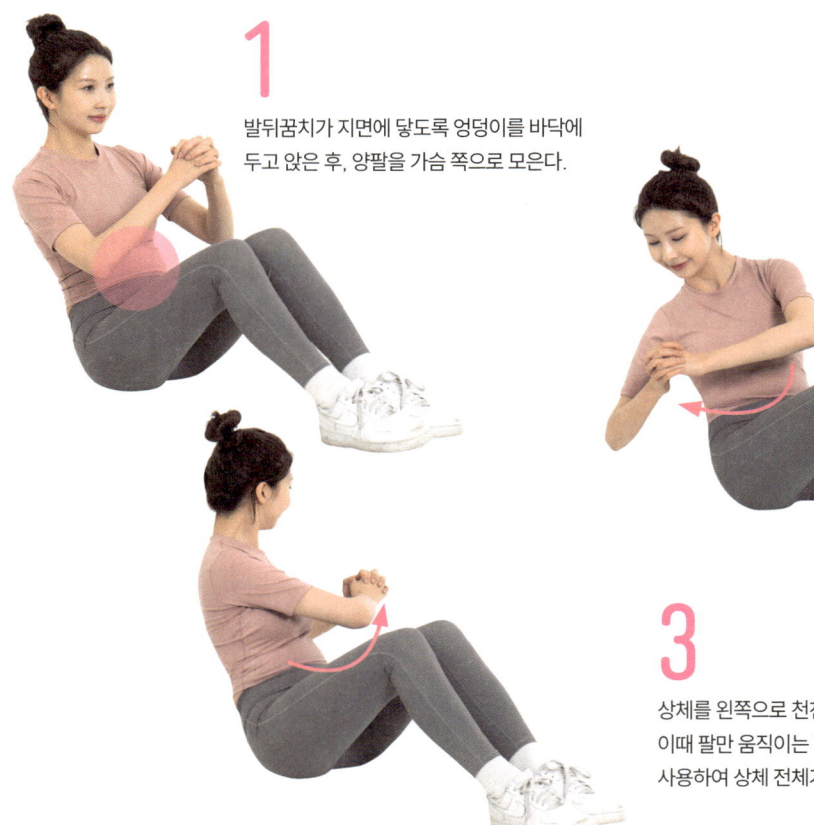

1 발뒤꿈치가 지면에 닿도록 엉덩이를 바닥에 두고 앉은 후, 양팔을 가슴 쪽으로 모은다.

2 허리가 구부러지지 않도록 자세를 유지하며 상체를 오른쪽으로 천천히 비튼다.

3 상체를 왼쪽으로 천천히 비튼다. 이때 팔만 움직이는 것이 아닌, 복부 근육을 사용하여 상체 전체가 회전하도록 한다.

주의!

목뼈와 등뼈를 바르게 유지
목뼈와 등뼈가 일직선이 되도록 다리를 편다. 허리뼈를 세우고, 가슴을 위로 올린다는 느낌으로 자세를 유지한다.

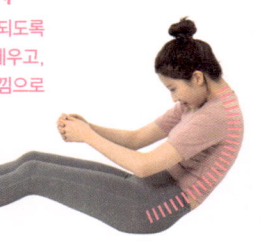

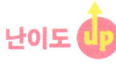
난이도 Up

메디신 볼 러시안 트위스트
메디신 볼, 덤벨 등으로 무게를 추가해서 러시안 트위스트를 하면 운동 난이도를 높일 수 있어서 더욱더 효과적인 운동이 가능하다.

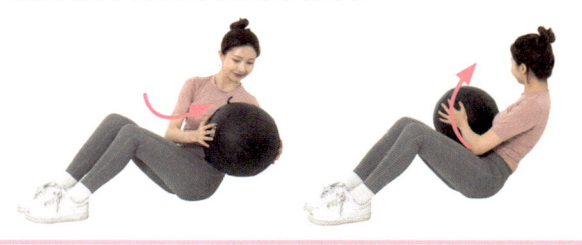

10 weeks — Step Up

40 몸 단단 | 스텝 업

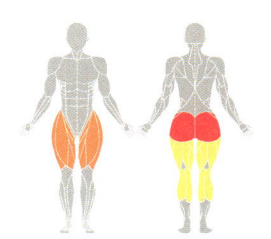

- **설명**: 한 발씩 발판에 올라가며 하체를 강화하는 운동이다.
- **운동 부위**: 볼기근(둔근), 넙다리네갈래근(대퇴사두근), 넙다리뒤근육(햄스트링)
- **특징**: 하체 근력뿐만 아니라 심폐 지구력 및 체지방 감소에도 효과적이다.

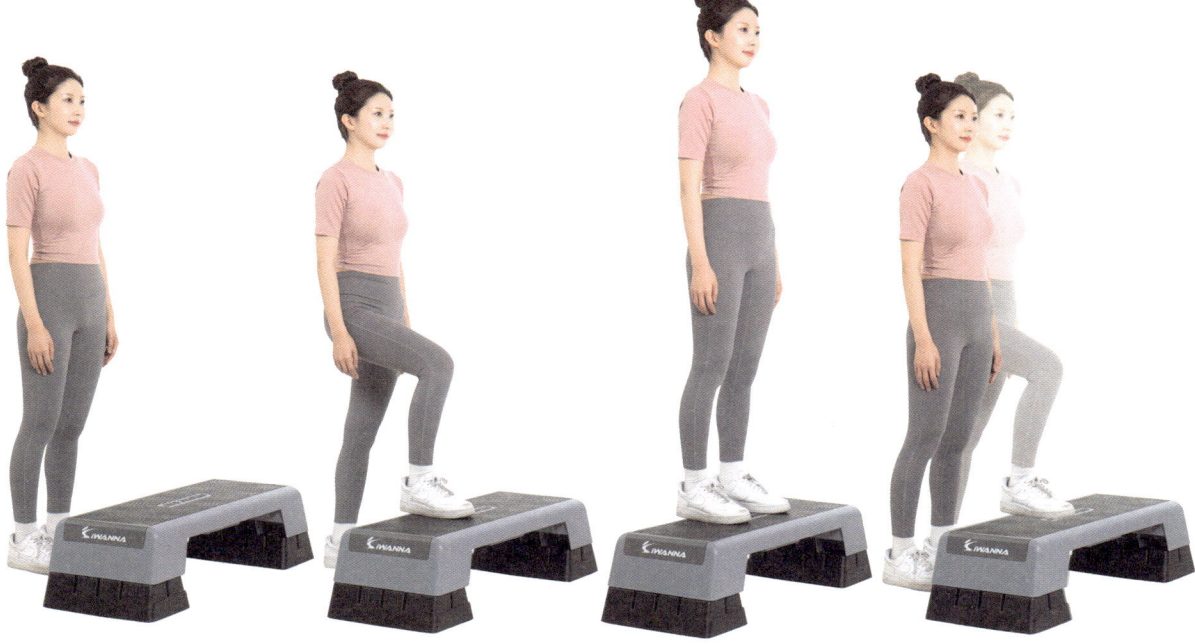

1. 스텝 박스 앞에 편안하게 선다.
2. 등을 곧게 편 상태에서 한쪽 다리를 스텝 박스 위에 올린다.
3. 반대쪽 다리도 스텝 박스 위로 끌어 올린 후, 잠시 멈춘다.
4. 한 발씩 다시 내려가서 처음 자세로 돌아온다.

난이도 UP — 스텝 업 다리 들기

스텝 업 후 무릎을 높이 들어 올리는 동작을 추가하면 하체 근육의 사용이 늘어나 운동 효과를 높일 수 있다.

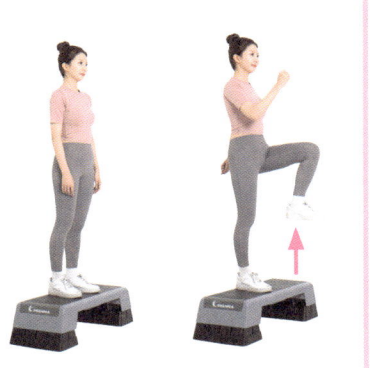

주의! — 허리의 각도

스텝 박스에 올라갈 때는 허리를 숙이지 않는다. 그렇지 않으면 허리에 부담이 가고, 하체 자극도 줄어들어 운동 효과가 떨어질 수 있다.

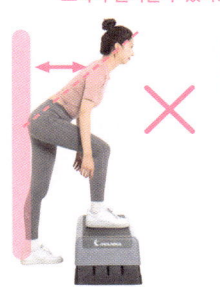
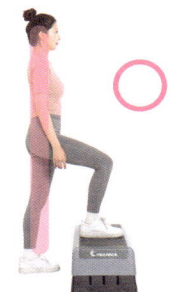

몸단단 체크

10주 차 운동

10주 차 작은 성공 단계, 어떤 운동을 얼마나 열심히 하였는지 기록해 봅시다.

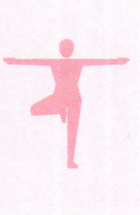

day 1 / 월 / 일
1일차 운동 별점 ☆☆☆☆☆

수준	해머 컬(횟수)			스쾃 인 & 아웃(횟수)			러시안 트위스트(횟수)			스텝 업(횟수)		
	초급	중급	상급	초급	중급	상급	초급	중급	상급	초급	중급	상급
횟수	5 10	15 20	25 30	5 10	15 20	25 30	5 10	15 20	25 30	5 10	15 20	25 30
1 세트	☐ ☐	☐ ☐	☐ ☐	☐ ☐	☐ ☐	☐ ☐	☐ ☐	☐ ☐	☐ ☐	☐ ☐	☐ ☐	☐ ☐
2 세트	☐ ☐	☐ ☐	☐ ☐	☐ ☐	☐ ☐	☐ ☐	☐ ☐	☐ ☐	☐ ☐	☐ ☐	☐ ☐	☐ ☐
3 세트	☐ ☐	☐ ☐	☐ ☐	☐ ☐	☐ ☐	☐ ☐	☐ ☐	☐ ☐	☐ ☐	☐ ☐	☐ ☐	☐ ☐
4 세트	☐ ☐	☐ ☐	☐ ☐	☐ ☐	☐ ☐	☐ ☐	☐ ☐	☐ ☐	☐ ☐	☐ ☐	☐ ☐	☐ ☐

⊙ 오늘 운동에 대한 한 줄 평:

day 2 / 월 / 일
2일차 운동 별점 ☆☆☆☆☆

수준	해머 컬(횟수)			스쾃 인 & 아웃(횟수)			러시안 트위스트(횟수)			스텝 업(횟수)		
	초급	중급	상급	초급	중급	상급	초급	중급	상급	초급	중급	상급
횟수	5 10	15 20	25 30	5 10	15 20	25 30	5 10	15 20	25 30	5 10	15 20	25 30
1 세트	☐ ☐	☐ ☐	☐ ☐	☐ ☐	☐ ☐	☐ ☐	☐ ☐	☐ ☐	☐ ☐	☐ ☐	☐ ☐	☐ ☐
2 세트	☐ ☐	☐ ☐	☐ ☐	☐ ☐	☐ ☐	☐ ☐	☐ ☐	☐ ☐	☐ ☐	☐ ☐	☐ ☐	☐ ☐
3 세트	☐ ☐	☐ ☐	☐ ☐	☐ ☐	☐ ☐	☐ ☐	☐ ☐	☐ ☐	☐ ☐	☐ ☐	☐ ☐	☐ ☐
4 세트	☐ ☐	☐ ☐	☐ ☐	☐ ☐	☐ ☐	☐ ☐	☐ ☐	☐ ☐	☐ ☐	☐ ☐	☐ ☐	☐ ☐

⊙ 오늘 운동에 대한 한 줄 평:

day 3 / 월 / 일
3일차 운동 별점 ☆☆☆☆☆

수준	해머 컬(횟수)			스쾃 인 & 아웃(횟수)			러시안 트위스트(횟수)			스텝 업(횟수)		
	초급	중급	상급	초급	중급	상급	초급	중급	상급	초급	중급	상급
횟수	5 10	15 20	25 30	5 10	15 20	25 30	5 10	15 20	25 30	5 10	15 20	25 30
1 세트	☐ ☐	☐ ☐	☐ ☐	☐ ☐	☐ ☐	☐ ☐	☐ ☐	☐ ☐	☐ ☐	☐ ☐	☐ ☐	☐ ☐
2 세트	☐ ☐	☐ ☐	☐ ☐	☐ ☐	☐ ☐	☐ ☐	☐ ☐	☐ ☐	☐ ☐	☐ ☐	☐ ☐	☐ ☐
3 세트	☐ ☐	☐ ☐	☐ ☐	☐ ☐	☐ ☐	☐ ☐	☐ ☐	☐ ☐	☐ ☐	☐ ☐	☐ ☐	☐ ☐
4 세트	☐ ☐	☐ ☐	☐ ☐	☐ ☐	☐ ☐	☐ ☐	☐ ☐	☐ ☐	☐ ☐	☐ ☐	☐ ☐	☐ ☐

⊙ 오늘 운동에 대한 한 줄 평:

day 4 / 월 / 일
4일차 운동 별점 ☆☆☆☆☆

수준	해머 컬(횟수)			스쾃 인 & 아웃(횟수)			러시안 트위스트(횟수)			스텝 업(횟수)		
	초급	중급	상급	초급	중급	상급	초급	중급	상급	초급	중급	상급
횟수	5 10	15 20	25 30	5 10	15 20	25 30	5 10	15 20	25 30	5 10	15 20	25 30
1 세트	☐ ☐	☐ ☐	☐ ☐	☐ ☐	☐ ☐	☐ ☐	☐ ☐	☐ ☐	☐ ☐	☐ ☐	☐ ☐	☐ ☐
2 세트	☐ ☐	☐ ☐	☐ ☐	☐ ☐	☐ ☐	☐ ☐	☐ ☐	☐ ☐	☐ ☐	☐ ☐	☐ ☐	☐ ☐
3 세트	☐ ☐	☐ ☐	☐ ☐	☐ ☐	☐ ☐	☐ ☐	☐ ☐	☐ ☐	☐ ☐	☐ ☐	☐ ☐	☐ ☐
4 세트	☐ ☐	☐ ☐	☐ ☐	☐ ☐	☐ ☐	☐ ☐	☐ ☐	☐ ☐	☐ ☐	☐ ☐	☐ ☐	☐ ☐

⊙ 오늘 운동에 대한 한 줄 평:

11 weeks 단단 프로젝트

실패는 그저 경험일 뿐, 인생은 계속되고 우리는 끊임없이 성장한다!

- 실패는 삶의 일부분일 뿐!
- 혈액 속 변화를 이끄는 힘, 운동!
- 밖에서 뛸까? 실내에서 뛸까?

- ☑ 레터럴 레이즈 Lateral Raise
- ☑ 바벨 힙 쓰러스트 Barbell Hip Thrust
- ☑ 리버스 크런치 Reverse Crunch
- ☑ 스피드 스케이터 Speed Skater

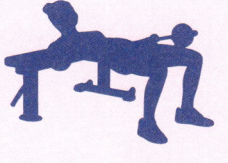

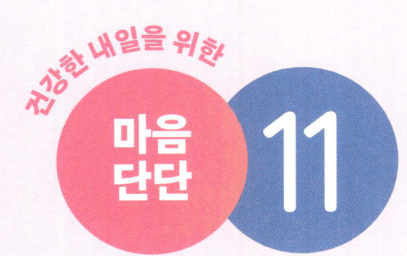

실패는 삶의 일부분일 뿐!

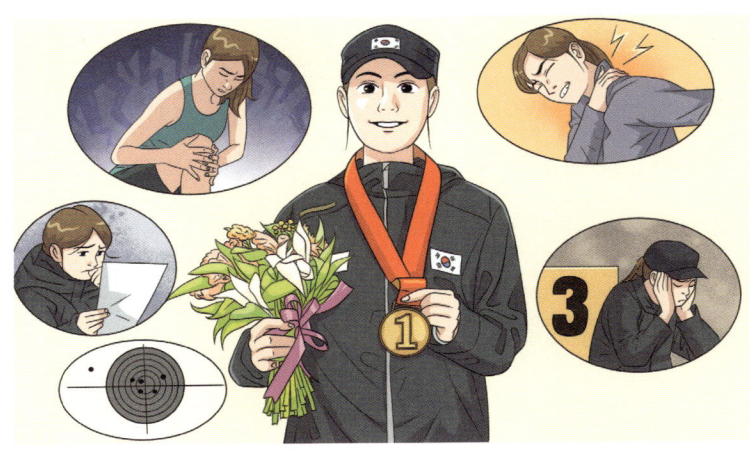

　2024년 제33회 파리 올림픽에서 25m 권총 사격의 금메달 후보였던 김예지 선수는 충격적인 상황을 마주하게 된다. 급사 11번째 사격이 시간 초과로 0점 처리되며 결선 진출이 좌절된 것이다. 이러한 상황을 두고 당시 많은 이들이 눈물의 인터뷰를 예상하였지만, 김예지 선수는 담담하게 말하였다. "이게 내 인생의 전부는 아니다. 인생은 계속되고, 이건 하나의 대회일 뿐이다." 그녀는 실수를 자신의 전부로 여기지 않고, 오히려 담대한 태도로 희망의 메시지를 남겼다.

　올림픽처럼 큰 무대에서의 실패는 슬럼프나 자책으로 이어지기 쉽다. 하지만 김예지 선수는 달랐다. 그녀는 '실패'라는 단어를 삶의 끝이 아닌, '삶의 일부'로 받아들였다. 우리 역시 살아가다 보면 크고 작은 실수를, 또 실패를 겪는다. 그럴 때마다 좌절감과 패배감 등에 빠지기보다는, 그것이 내 인생의 전부가 아니라는 것을 기억하자. 실패는 오히려 우리를 더 단단하게 만들고, 다시 도전할 수 있게 하는 발판이 되어 준다.

　인생은 한 번의 성공이나 실패로 결정되지 않는다. 중요한 건 순간을 대하는 우리의 태도이다. 또 지나간 실수에 머무르기보다, 오늘을 더 나아지게 만드는 선택이 필요하다. 슬럼프에 머물 것인지, 아니면 다시 일어설 것인지. 김예지 선수의 말처럼 우리의 인생은 계속된다. 그러므로 실수를 탓하기보다, 삶을 믿고 걸어가는 힘을 키워 보자. 그것이 우리를 더 멀리, 더 단단하게 이끌 것이다.

마음 단단 첵!

인생은 한 번의 실수로 정의되지 않는다. 나는 매일 나를 다시 만든다.
김예지 선수처럼 앞으로 더 나아질 자신에게 집중하자.

'실패는 인생의 한 페이지일 뿐, 전체가 아니다'라는 김예지 선수의 말에 대한 자신의 입장과 이유를 작성해 보자.

'실패 이후에 다시 도전하는 사람과 그렇지 않은 사람의 차이'는 무엇인지, 또 '승부는 끝났지만 인생은 계속된다'는 태도를 자신의 삶에 어떻게 적용할 수 있을지 작성해 보자.

실패를 이겨내고 다시 일어서기 위한 체크 리스트

- 실패나 실수에 대한 감정을 숨기지 않고, 그 감정을 솔직하게 인정하고 있는가? ☐
- 실패를 배움의 기회로 삼고, 이번 경험에서 무엇을 배웠는지 생각해 보았는가? ☐
- 실패나 실수 후, 자기 자신에게 긍정적인 말을 해 주고 있는가? ☐
- 정신적인 회복을 위해 충분한 휴식을 취하였는가? ☐
- 다시 도전할 마음의 준비가 되어 있는가? ☐
- 작은 목표를 세우고 그것을 실천하기 위한 첫걸음을 내디뎠는가? ☐
- 작은 목표를 달성하였을 때 스스로 칭찬하거나 격려의 말을 건넸는가? ☐

건강한 성장을 위한 **지식 단단** 21

혈액 속 변화를 이끄는 힘, 운동!

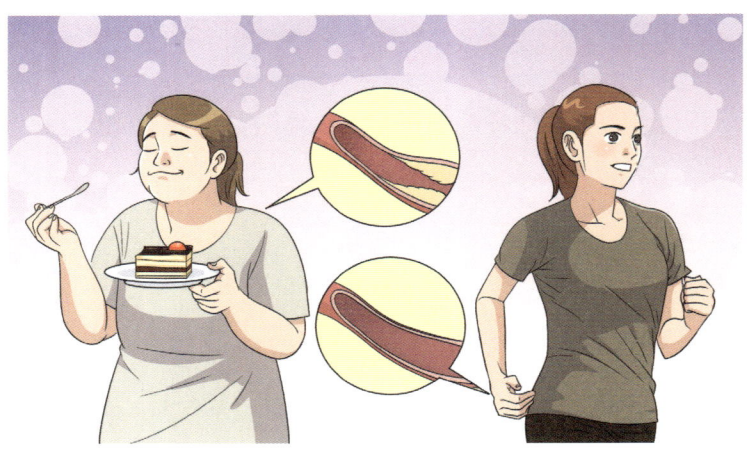

　달콤한 음식을 먹고 느긋하게 쉬는 시간이야말로 행복 그 자체이지만, 이러한 생활이 지속되면 '당뇨병'이라는 위협이 찾아올 수 있다. 당뇨병은 혈액 속 포도당이 비정상적으로 높게 유지되는 만성 질환을 의미한다. 쉽게 말해 혈액 속에 끈적한 설탕물이 떠다니는 상태를 말한다. 이런 혈액은 원활하게 순환하지 않으며, 신체에 치명적인 손상을 일으킬 수도 있다.

　우리의 신체는 혈당이 높아지면 인슐린이라는 호르몬을 분비시켜 혈액 속 당을 세포 속으로 이동시킨다. 그 결과, 인슐린에 의해 혈당은 에너지로 쓰이거나 근육 속에 저장된다. 하지만 운동 부족과 과잉 섭취가 지속되면 문제가 발생한다. 아무리 많은 양의 인슐린이 분비되어도, 세포가 인슐린의 지시에 반응하지 않게 되는 것이다. 이 상태를 '인슐린 저항성'이라고 한다. 이처럼 인슐린 저항성이 발생하게 되면 포도당은 세포에 흡수되지 못한 채 혈액 속에 남게 되고, 이 상태가 지속되면 당뇨병으로 이어지게 된다. 반면 운동을 하게 되면 세포가 인슐린에 민감하게 반응하게 되어 인슐린이 소량만 분비되어도 혈당이 빠르게 조절된다. 이를 '인슐린 민감도'라고 하는데, 바로 이 민감도가 높아질수록 당뇨병의 위험이 줄어들게 된다. 이렇듯 운동은 혈당 조절을 가능하게 하고, 신체 전체의 대사를 활발하게 만들어 주는 가장 강력한 도구이다. 혈당을 관리하고 당뇨병을 예방하고 싶은가? 지금 당장 움직이자. 작은 움직임이 건강한 삶으로 이끌어 줄 것이다.

혈당과 인슐린의 관계

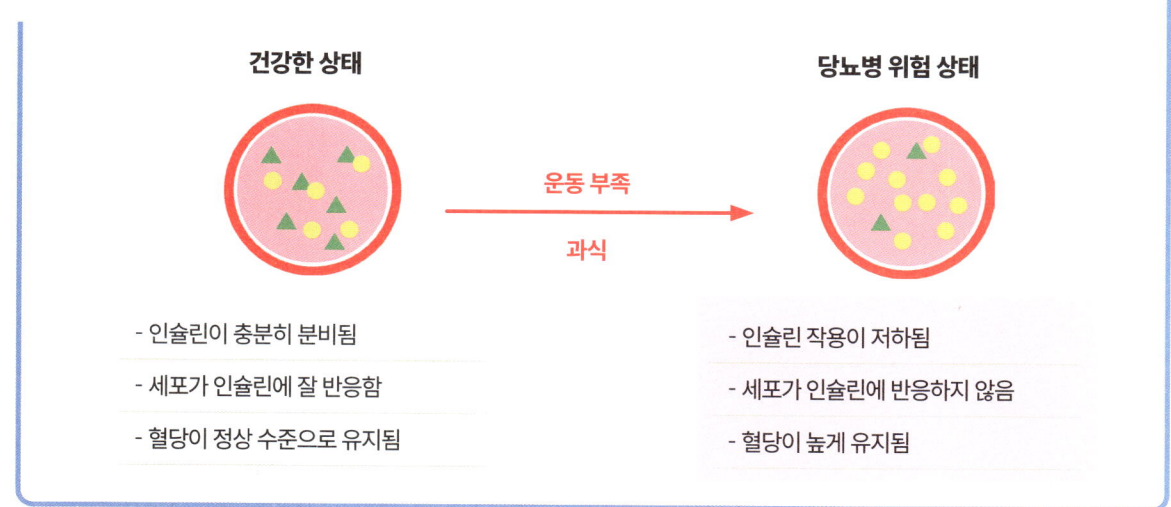

인슐린 저항성과 민감도

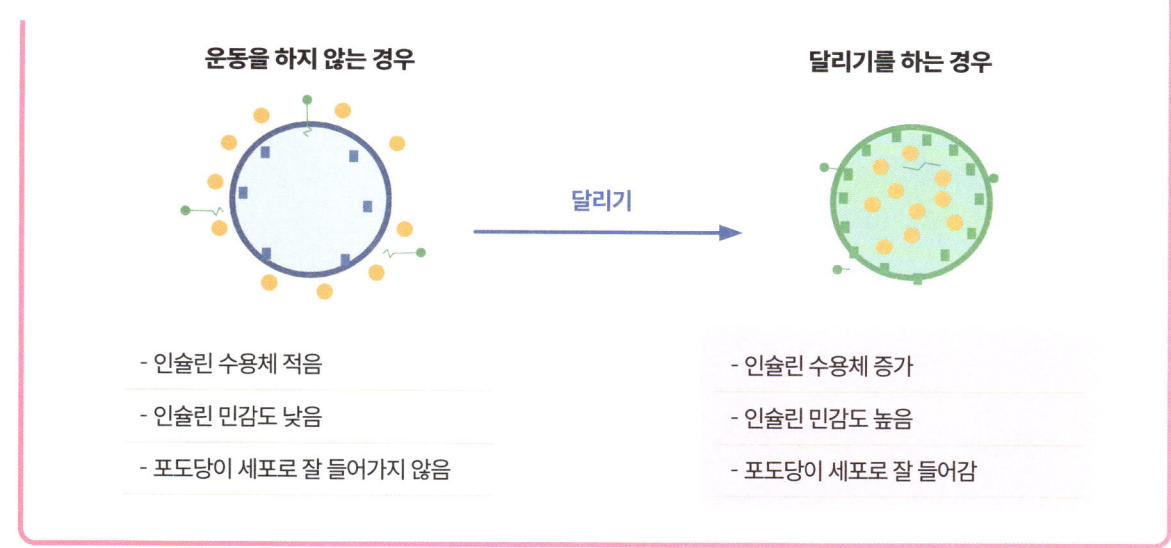

지식 단단 첵!

운동이 인슐린 저항성과 민감도에 미치는 변화와, 그 변화가 당뇨병과 어떤 관계가 있는지 선택해 보자.

운동은 인슐린의 저항성을 (△ , ▽)

운동은 인슐린의 민감도를 (△ , ▽)

인슐린 저항성이 높으면 당뇨병 위험이 (△ , ▽)

인슐린 민감도가 높으면 당뇨병 위험이 (△ , ▽)

✓ 인슐린 저항성: 세포가 인슐린에 잘 반응하지 않아서 혈당이 세포 안으로 잘 들어가지 않으려는 성질
✓ 인슐린 민감도: 인슐린에 세포가 반응하는 정도

건강한 성장을 위한 **지식 단단** 22

밖에서 뛸까? 실내에서 뛸까?

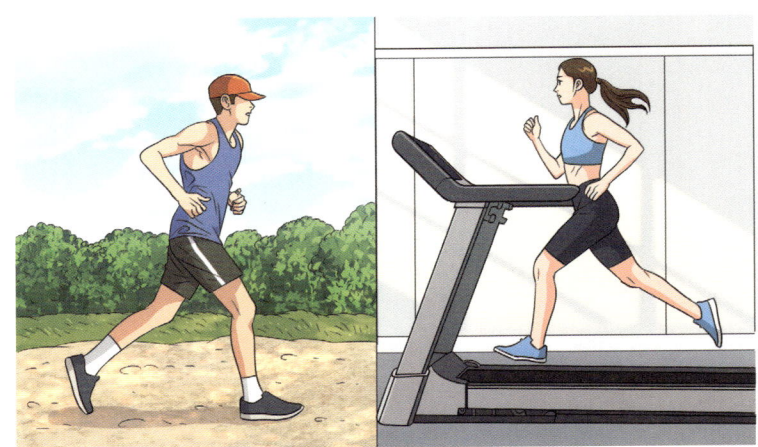

맑은 하늘 아래에서 달리는 상상을 하게 되면, 당장이라도 운동화 끈을 조여 매고 싶어진다. 하지만 한여름의 뜨거운 햇살이나 한겨울의 매서운 추위는 우리를 망설이게 만든다. 이런 이유로 실내의 트레드밀을 찾게 되지만, '이게 운동이 될까?' 하는 의구심이 들기도 한다. 야외 달리기와 트레드밀 달리기, 어떤 차이가 있을까?

야외에서 달릴 때는 디딤 발을 힘껏 차며 앞으로 나아가는 킥 동작이 활발하게 이루어진다. 그리고 이 과정에서 허벅지 앞뒤 근육과 종아리 근육이 고루 쓰이게 된다. 반면 트레드밀은 바닥이 자동으로 움직이기 때문에 발로 '차는' 힘보다는 '내딛는' 동작이 더 많아진다. 따라서 허벅지 앞쪽 근육에 자극이 가해져 장기적으로는 근육의 불균형이 생길 수도 있다. 또한 야외 달리기는 공기 저항을 이기며 달려야 하기에 열량 소모가 트레드밀에 비해 10% 이상 더 크고, 주변 환경의 변화나 사람들과의 상호 작용 덕분에 지루함 역시 덜하다.

그렇다고 트레드밀이 나쁘기만 한 것은 아니다. 쾌적한 실내 환경에서 날씨와 무관하게 꾸준히 달릴 수 있다는 매우 큰 장점이 있다. 또한 트레드밀 앞에 TV를 두어 즐겁게 달릴 수도 있고, 부족한 근육 자극은 웨이트 트레이닝을 통해 보완할 수도 있다. 중요한 것은 실내 또는 실외 구분 없이 신체를 움직이는 것이다. 날씨와 신체 상태를 살펴 가장 나은 방법을 선택하자. 달리기의 효과는 장소가 아니라 계속해서 달리는 의지에서 나온다.

야외 달리기 vs 트레드밀 달리기

구분	야외 달리기	트레드밀 달리기
운동 강도	공기 저항과 지형 변화로 강도 높음	일정한 속도와 경사로 강도 조절 가능
칼로리 소모	더 높음(약 10%)	상대적으로 적음
근육 사용	앞뒤 허벅지, 종아리 등 균형 있게 사용	주로 허벅지 앞쪽 사용, 킥 동작 감소
지형 변화 대응력	경사, 장애물 회피 등 실전 대응력 향상	평평한 지면, 반복적인 움직임
심리적 자극	자극 요소 많음(경치, 바람, 날씨 등)	반복적인 환경, 심심할 수 있음
안정성	도로, 보행자 등 위험 요소 존재	일정한 공간에서 안전하게 운동
운동 지속 시간	바깥 환경에 따라 변화 가능	시간과 강도를 조절하기 쉬움
사회적 활동성	동호회, 친구와 함께 달리기 가능	혼자 하는 경우 많음, 다소 고립감
근육 불균형 보완	자연스럽게 균형 잡힌 근육 발달	웨이트 트레이닝 병행 권장
회복과 부상	지면 충격 존재(부상 가능성 ▲)	충격 흡수가 비교적 좋음(관절 부담 ▼)
접근성과 편의성	야외 장소에 따라 다름	언제든지 실내에서 사용 가능

나에게 맞는 달리기 선택하기

구분	야외 달리기	트레드밀 달리기
운동 목적	자연 속에서 자유롭게 달리며 스트레스 해소와 심리적 만족을 추구	일정한 속도와 경사 유지를 통해 심폐 지구력 향상과 체중 감량에 효과적
추천 대상	주변 환경의 변화와 여러 사람과의 상호 작용을 통해 지루하지 않게 달리고 싶을 경우	날씨에 구애받지 않고 실내에서 규칙적인 운동 루틴을 만들고 싶을 경우
주의 사항	트랙을 제외하고는 지면이 고르지 않아 발목 부상에 주의해야 하며, 환경에 맞는 신발 선택이 중요	자신의 체력 수준에 맞게 경사 및 속도를 적절하게 조절해야 하며, 시선 유지 및 자세 관리가 중요

✓ 평일에는 트레드밀을 활용해 달리고, 주말 또는 휴일에는 야외에서 달리는 혼합 루틴 방식도 고려!
✓ 자신의 신체 상태, 주변 환경 등에 맞는 달리기 방법을 선택해서 달리자!
✓ 가장 중요한 것은 실내, 실외 구분 없이 꾸준하게 달리는 것!

지식 단단 첵!

다음 중 트레드밀 달리기의 가장 큰 장점은?

 공기의 저항을 이겨낼 수 있다.

 허벅지 근육이 앞과 뒤 고르게 발달한다.

 춥거나 더운 날씨에도 쾌적한 환경에서 운동할 수 있다.

 장애물을 피해 달리면서 집중력을 높일 수 있다.

11 weeks　　　　　　　　　　　　　　　　　　　　Lateral Raise

41 몸 단단
레터럴 레이즈

설명　덤벨을 양옆이나 앞으로 들어 올려 어깨를 강화하는 운동이다.
운동 부위　어깨세모근(삼각근)
특징　덤벨을 들어 올리는 형태에 따라 어깨세모근의 앞, 옆, 뒤를 다르게 발달할 수 있다.

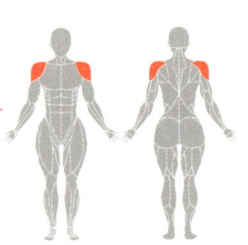

사이드 레터럴 레이즈
차렷 자세에서 손바닥이 마주 보도록 덤벨을 잡은 후, 팔을 양옆으로 들어 올린다.

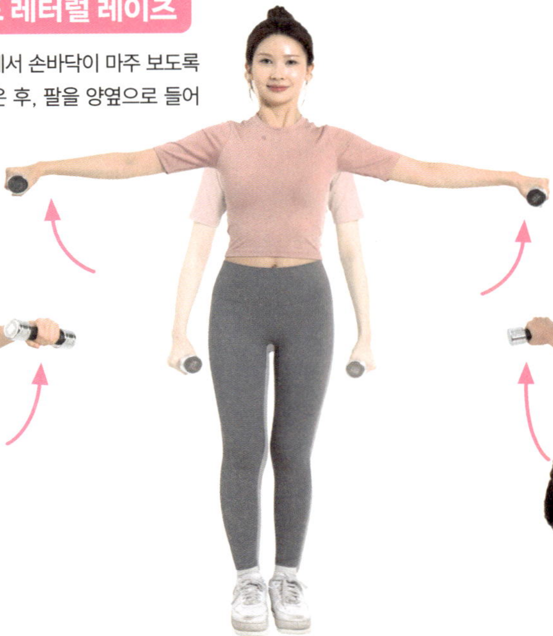

밴트 오버 레터럴 레이즈
허리를 숙인 상태에서 손바닥이 마주 보도록 덤벨을 잡은 후, 상체를 고정하고 팔을 양옆으로 들어 올린다.

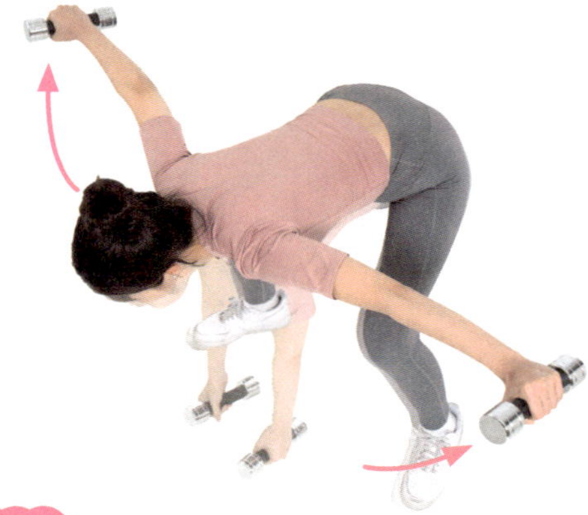

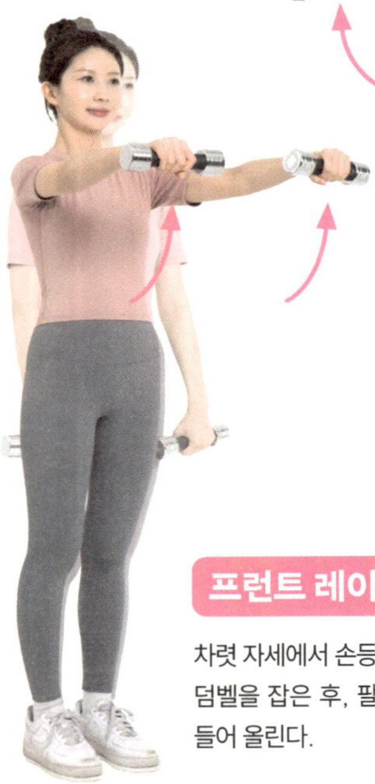

프런트 레이즈
차렷 자세에서 손등이 앞을 향하도록 덤벨을 잡은 후, 팔을 어깨높이까지 들어 올린다.

난이도 down

밴드 레터럴 레이즈
프런트, 사이드, 밴트 오버 동작 모두 고무 밴드를 활용하면 부상 위험이 줄고 탄성 덕분에 지속적인 저항을 느낄 수 있다.

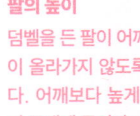

팔의 높이
덤벨을 든 팔이 어깨보다 높이 올라가지 않도록 주의한다. 어깨보다 높게 들면 회전 근개에 무리가 가서 부상 위험이 커질 수 있다.

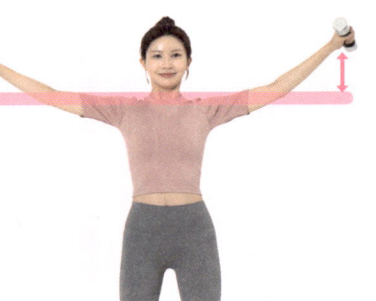

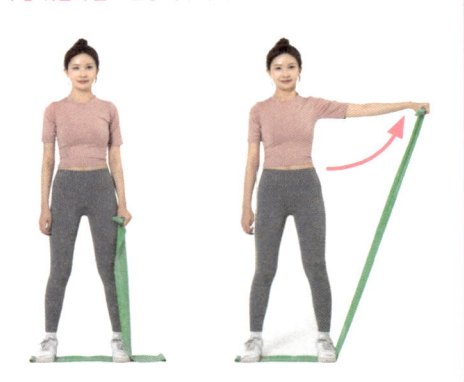

11 weeks · Barbell Hip Thrust

42 몸 단단

바벨 힙 쓰러스트

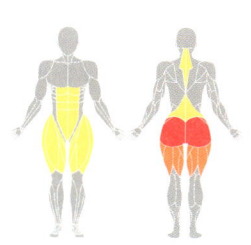

설명 바벨을 골반 위에 올려놓고 엉덩이를 들어 올려 하체를 강화하는 운동이다.
운동 부위 볼기근(둔근), 넙다리뒤근육(햄스트링), 척주세움근(척주기립근)
특징 엉덩이 라인을 잡아주고 하체의 균형과 안정성을 높이는 데 효과적이다.

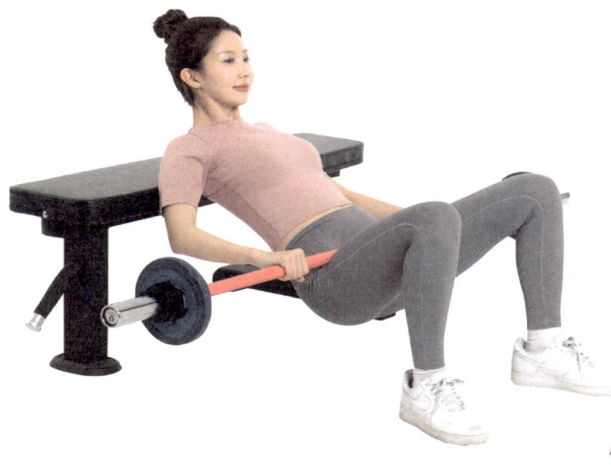

1 바닥에 발을 고정하고 등 위쪽을 벤치에 기댄 후, 바벨을 골반 위에 올려 양손으로 잡는다.

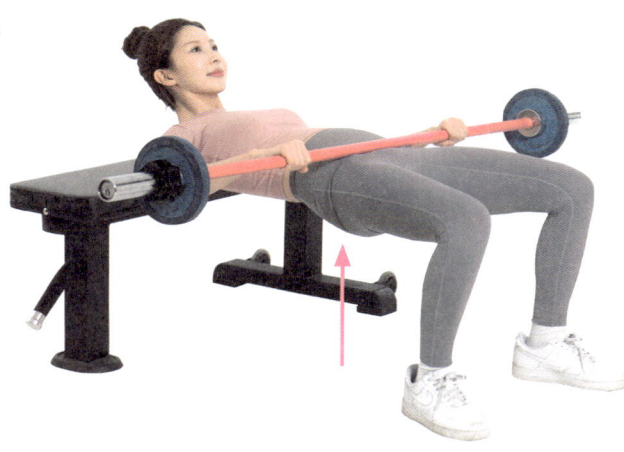

2 엉덩이와 허벅지의 힘을 이용해 바벨을 위로 들어 올린다. 이때 허리가 과도하게 꺾이지 않도록 주의한다.

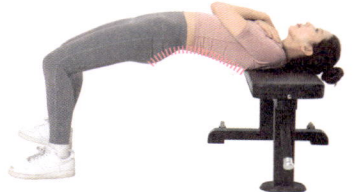

주의!

허리의 각도
바벨을 들어 올릴 때 허리가 과도하게 꺾이지 않도록 주의해야 하며, 무릎부터 등까지 일직선을 유지하여 부상을 예방한다.

난이도 down

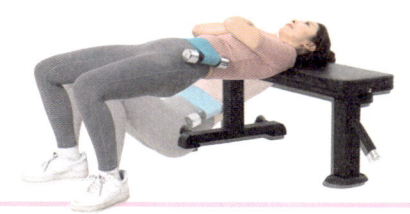

밴드 활용 덤벨 힙 쓰러스트
바벨을 사용할 경우 준비 자세에서 부상이 발생할 수 있으므로, 가벼운 덤벨과 고무 밴드 등을 사용해 강도를 조절할 수 있다.

Chapter 3 | 포기하고 싶을 때 다시 일어나는 힘

11 weeks | Reverse Crunch

43 몸 단단

리버스 크런치

설명 　크런치 동작을 반대로 수행하는 복근 운동이다.
운동 부위 　배곧은근(복직근), 배가로근(복횡근), 엉덩허리근(장요근)
특징 　상체를 크게 사용하지 않아 허리 부담이 적고, 하복부 강화에 효과적이다.

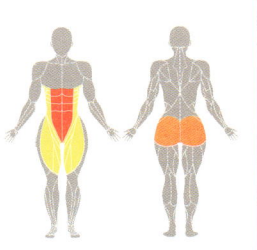

1 양 손바닥이 바닥에 닿도록 누운 후, 무릎을 구부린다.

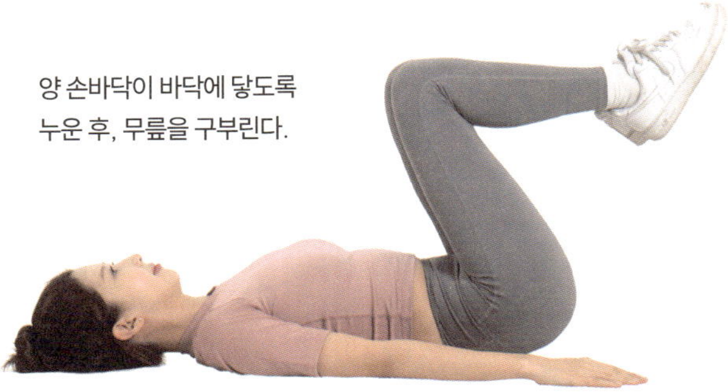

2 신체 반동 없이 얼굴 위로 발을 힘차게 들어 올린다.

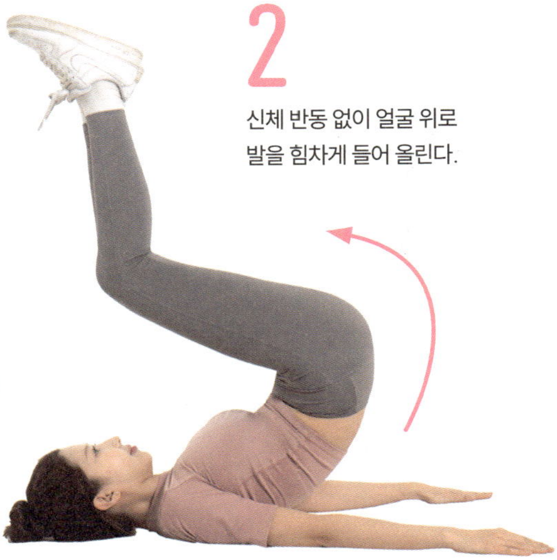

3 복부 힘을 유지한 채 엉덩이를 바닥으로 천천히 내려놓는다.

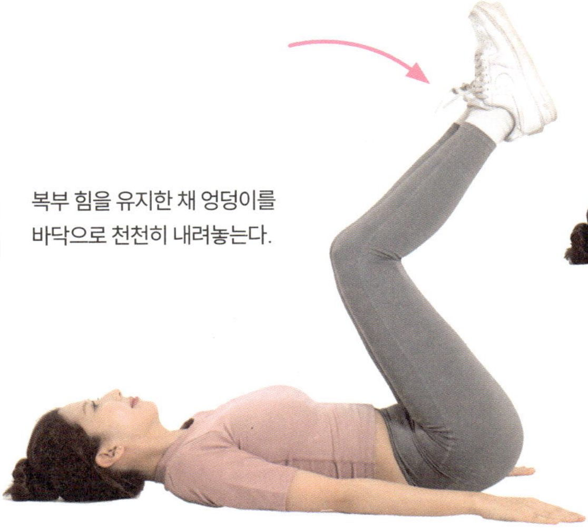

주의!

허리의 각도
다리를 내릴 때 허리가 아치형이 되면 부상 위험이 높아지므로, 허리를 바닥에 붙인 채로 하복부를 강화하는 연습이 필요하다.

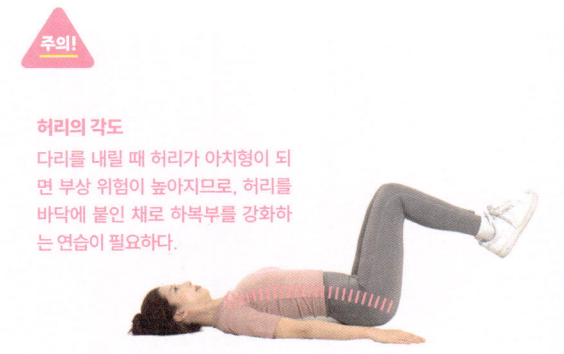

난이도 UP

브이 업
다리와 상체를 함께 들어 올려 'V'자 모양을 만드는 운동으로, 배의 상부와 하부 근육을 동시에 발달시킬 수 있다.

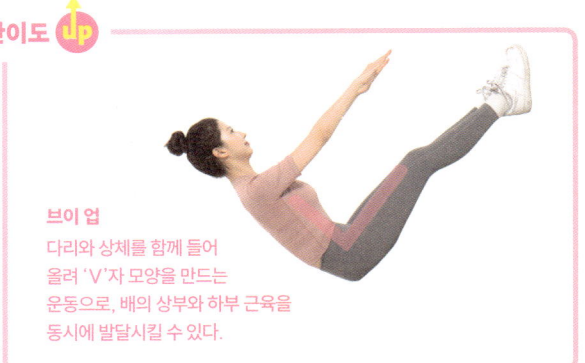

11 weeks

Speed Skater

44 몸 단단

스피드 스케이터

설명   하체와 상체를 동시에 움직이며 실시하는 전신 운동이다.
운동 부위   볼기근(둔근), 넙다리네갈래근(대퇴사두근), 넙다리뒤근육(햄스트링)
특징   하체 근력뿐만 아니라 심폐 지구력 및 체지방 감소에도 효과적이다.

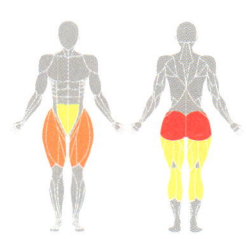

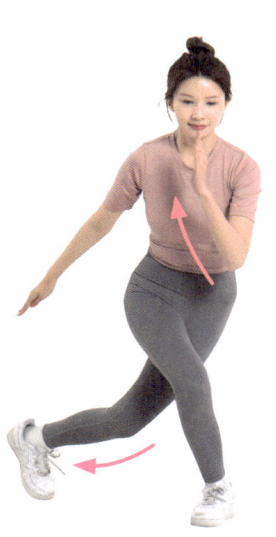

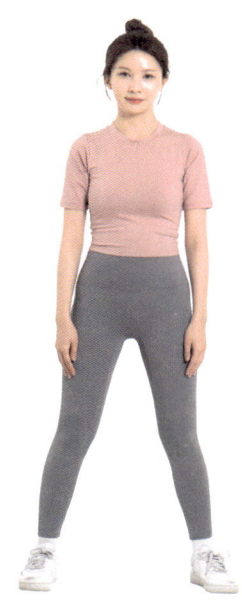

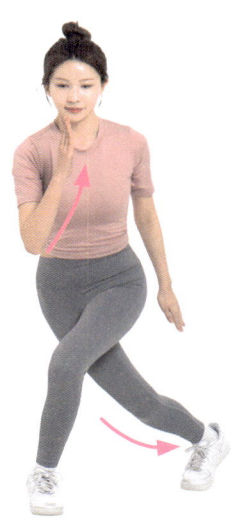

2 오른쪽으로 살짝 점프하여 오른발로 착지하고, 왼발은 뒤로 교차시킨다.

1 발을 어깨너비로 벌린 후, 두 팔을 몸 옆에 두고 선다.

3 왼쪽으로 살짝 점프하여 왼발로 착지하고, 오른발은 뒤로 교차시킨다.

 주의!

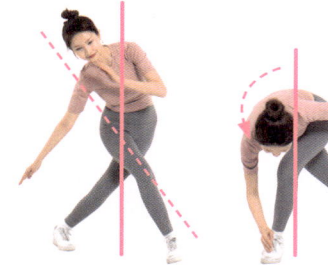

신체 균형 유지
점프 이후에 몸의 균형이 무너지지 않도록 주의한다. 동작이 익숙해지기 전까지 속도보다는 정확성에 주의를 기울인다.

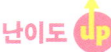 난이도 up

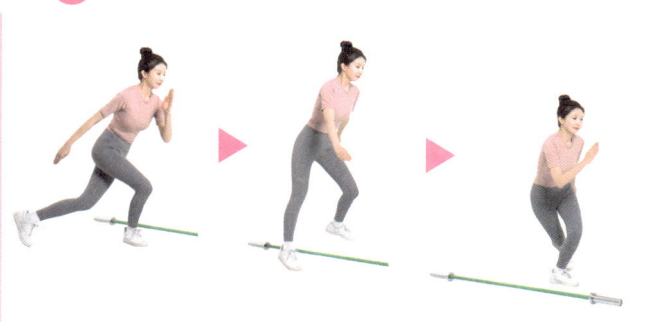

장애물 스피드 스케이터
점프 구간에 장애물을 설치해서 운동을 하면 하체의 근력과 민첩성을 기르는 데 도움이 된다.

Chapter 3 | 포기하고 싶을 때 다시 일어나는 힘

몸 단단 체크

11주 차 운동

11주 차 작은 재미 단계, 어떤 운동을 얼마나 열심히 했는지 기록해 봅시다.

day 1

월 / 일 /

1일 차 운동 별점 ☆☆☆☆☆

수준	레터럴 레이즈(횟수)			바벨 힙 쓰러스트(횟수)			리버스 크런치(횟수)			스피드 스케이터(횟수)		
	초급	중급	상급	초급	중급	상급	초급	중급	상급	초급	중급	상급
횟수	5 10	15 20	25 30	5 10	15 20	25 30	5 10	15 20	25 30	5 10	15 20	25 30
1 세트	☐ ☐	☐ ☐	☐ ☐	☐ ☐	☐ ☐	☐ ☐	☐ ☐	☐ ☐	☐ ☐	☐ ☐	☐ ☐	☐ ☐
2 세트	☐ ☐	☐ ☐	☐ ☐	☐ ☐	☐ ☐	☐ ☐	☐ ☐	☐ ☐	☐ ☐	☐ ☐	☐ ☐	☐ ☐
3 세트	☐ ☐	☐ ☐	☐ ☐	☐ ☐	☐ ☐	☐ ☐	☐ ☐	☐ ☐	☐ ☐	☐ ☐	☐ ☐	☐ ☐
4 세트	☐ ☐	☐ ☐	☐ ☐	☐ ☐	☐ ☐	☐ ☐	☐ ☐	☐ ☐	☐ ☐	☐ ☐	☐ ☐	☐ ☐

⊙ 오늘 운동에 대한 한 줄 평:

day 2

월 / 일 /

2일 차 운동 별점 ☆☆☆☆☆

수준	레터럴 레이즈(횟수)			바벨 힙 쓰러스트(횟수)			리버스 크런치(횟수)			스피드 스케이터(횟수)		
	초급	중급	상급	초급	중급	상급	초급	중급	상급	초급	중급	상급
횟수	5 10	15 20	25 30	5 10	15 20	25 30	5 10	15 20	25 30	5 10	15 20	25 30
1 세트	☐ ☐	☐ ☐	☐ ☐	☐ ☐	☐ ☐	☐ ☐	☐ ☐	☐ ☐	☐ ☐	☐ ☐	☐ ☐	☐ ☐
2 세트	☐ ☐	☐ ☐	☐ ☐	☐ ☐	☐ ☐	☐ ☐	☐ ☐	☐ ☐	☐ ☐	☐ ☐	☐ ☐	☐ ☐
3 세트	☐ ☐	☐ ☐	☐ ☐	☐ ☐	☐ ☐	☐ ☐	☐ ☐	☐ ☐	☐ ☐	☐ ☐	☐ ☐	☐ ☐
4 세트	☐ ☐	☐ ☐	☐ ☐	☐ ☐	☐ ☐	☐ ☐	☐ ☐	☐ ☐	☐ ☐	☐ ☐	☐ ☐	☐ ☐

⊙ 오늘 운동에 대한 한 줄 평:

day 3

월 / 일 /

3일 차 운동 별점 ☆☆☆☆☆

수준	레터럴 레이즈(횟수)			바벨 힙 쓰러스트(횟수)			리버스 크런치(횟수)			스피드 스케이터(횟수)		
	초급	중급	상급	초급	중급	상급	초급	중급	상급	초급	중급	상급
횟수	5 10	15 20	25 30	5 10	15 20	25 30	5 10	15 20	25 30	5 10	15 20	25 30
1 세트	☐ ☐	☐ ☐	☐ ☐	☐ ☐	☐ ☐	☐ ☐	☐ ☐	☐ ☐	☐ ☐	☐ ☐	☐ ☐	☐ ☐
2 세트	☐ ☐	☐ ☐	☐ ☐	☐ ☐	☐ ☐	☐ ☐	☐ ☐	☐ ☐	☐ ☐	☐ ☐	☐ ☐	☐ ☐
3 세트	☐ ☐	☐ ☐	☐ ☐	☐ ☐	☐ ☐	☐ ☐	☐ ☐	☐ ☐	☐ ☐	☐ ☐	☐ ☐	☐ ☐
4 세트	☐ ☐	☐ ☐	☐ ☐	☐ ☐	☐ ☐	☐ ☐	☐ ☐	☐ ☐	☐ ☐	☐ ☐	☐ ☐	☐ ☐

⊙ 오늘 운동에 대한 한 줄 평:

day 4

월 / 일 /

4일 차 운동 별점 ☆☆☆☆☆

수준	레터럴 레이즈(횟수)			바벨 힙 쓰러스트(횟수)			리버스 크런치(횟수)			스피드 스케이터(횟수)		
	초급	중급	상급	초급	중급	상급	초급	중급	상급	초급	중급	상급
횟수	5 10	15 20	25 30	5 10	15 20	25 30	5 10	15 20	25 30	5 10	15 20	25 30
1 세트	☐ ☐	☐ ☐	☐ ☐	☐ ☐	☐ ☐	☐ ☐	☐ ☐	☐ ☐	☐ ☐	☐ ☐	☐ ☐	☐ ☐
2 세트	☐ ☐	☐ ☐	☐ ☐	☐ ☐	☐ ☐	☐ ☐	☐ ☐	☐ ☐	☐ ☐	☐ ☐	☐ ☐	☐ ☐
3 세트	☐ ☐	☐ ☐	☐ ☐	☐ ☐	☐ ☐	☐ ☐	☐ ☐	☐ ☐	☐ ☐	☐ ☐	☐ ☐	☐ ☐
4 세트	☐ ☐	☐ ☐	☐ ☐	☐ ☐	☐ ☐	☐ ☐	☐ ☐	☐ ☐	☐ ☐	☐ ☐	☐ ☐	☐ ☐

⊙ 오늘 운동에 대한 한 줄 평:

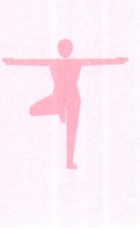

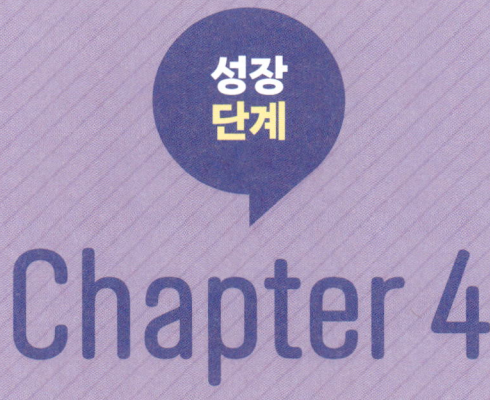

Chapter 4

새로운 나를 만나는 시간

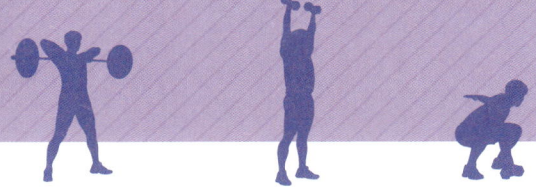

**지금의 나는,
어제의 나를 넘어서고 있다.**

여기까지 온 당신은 정말 대단한 사람입니다.
이제 더 단단해진 몸과 마음으로,
다음 목표를 향해 힘차게 걸어가 봅시다.

저는 어릴 때부터 재능이 없다는 말을 자주 들었어요.
그래서 남들보다 두세 배는 더 훈련해야 했고, 실패도 많이 했죠.
하지만 실패를 두려워하지 않았기에,
결국 내 길을 걸을 수 있었어요.

실패는 나를 만든 가장 큰 자산입니다.

· 박지성 ·

12 weeks 단단 프로젝트

건강한 대화, 근육처럼 불편함을 이겨내야 자란다!

- 건강한 대화와 근력 트레이닝의 공통점
- 근육통, 아픈 만큼 강해진다!
- 근육이 성장하는 원리

- ☑ 덤벨 숄더 프레스 Dumbbell Shoulder Press
- ☑ 점프 런지 Jump Lunge
- ☑ 시저 킥 Scissor Kick
- ☑ 스모 데드리프트 하이 풀 Sumo Deadlift High Pull

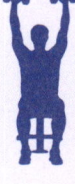

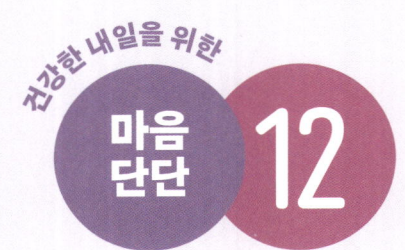

건강한 대화와 근력 트레이닝의 공통점

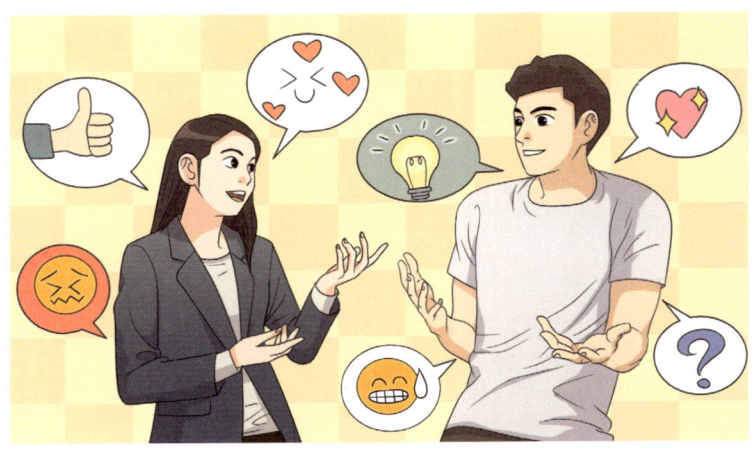

　우리는 누구나 타인과 관계를 맺고, 대화를 통해 서로를 이해하며 살아간다. 또 대화는 삶을 더욱 풍요롭게 만들며, 우리의 유의미한 성장을 돕는다. 그러나 때로는 내 의견과 다른 사람의 생각이 충돌하여 불편함을 느끼거나 마음에 상처를 입어 대화를 피하고 싶어질 때가 있다. 하지만 이런 불편한 대화야말로 우리를 성장시키는 소중한 기회이다. 자신의 의견만 주장하는 대신, 타인의 의견을 진심으로 들어 보고 이해 또는 공감하는 것, 그것이야말로 타인과의 관계를 깊게 만들고, 더 넓은 세상으로 이끌어 주는 원동력이 된다.

　근력 운동을 하면 근육통이 생기듯, 불편한 대화 역시 감정의 통증을 동반한다. 이 통증이 바로 성장의 신호이다. 처음에는 어색하고 서툴지만, 계속해서 시도하다 보면 점점 자연스러워지고, 내 마음의 '소통 근육'도 단단해진다. "왜 저렇게 말할까?"라는 궁금증으로 시작한 대화가, "그럴 수도 있겠구나."라는 이해로 이어질 때 우리는 비로소 조금 더 성숙한 사람으로 성장하게 되는 것이다. 상대방의 입장을 이해하려는 태도는 우리의 사고력을 키워 주고, 공감 능력을 더 깊이 있게 길러 준다.

　좋은 대화란 결국 서로를 향한 배려와 존중에서 시작된다. 다양한 생각과 감정을 가진 사람들과의 대화를 통해 우리는 더 큰 세상을 이해하게 되고, 삶의 깊이 역시 한층 더 깊어지게 된다. 즉 대화를 통해 관계도, 자신도 더 단단해질 수 있는 것이다.

마음 단단 쳌!

지속적이고 반복적인 운동을 통해 신체가 성장하는 것처럼,
건강한 대화 역시 많은 사람과의 소통을 통해 상대방의 의견을 경청하고, 자신의 생각을 표현해야 성장한다.

대화 중 무심코 내뱉은 말실수로 인해 후회하였던 경험을 떠올려 보자. 그때 나는 상대방을 존중하며 대화하고 있었는지, 상처를 주는 방식으로 대화하고 있었는지 솔직하게 돌아보자.

_____

_____

건강한 대화 능력을 기르기 위해 나는 앞으로 어떤 연습을 꾸준하게 실천할 수 있을까? 근력 트레이닝처럼 대화 능력을 체계적으로 단련할 수 있는 방법을 생각해 보자.

_____

_____

대화와 트레이닝의 특징과 공통점

구분	대화	트레이닝	공통점
목적	다른 사람과 소통하고 타인의 의견을 이해하기 위해서	신체 기능이나 운동 기술을 더 나아지게 하기 위해서	한 단계 더 나은 나로 성장하는 것이 목표
초반 느낌	어색하고 불편할 수 있음	힘들고 통증이 생길 수 있음	처음에는 누구나 어렵고 불편함을 느낌
지속의 중요성	자주 할수록 편해지고 자연스러운 대화가 가능해 짐	꾸준히 해야 신체 또는 운동 기술에서 효과가 나타남	반복할수록 능력이 향상됨
방법의 중요성	상대방을 존중하는 태도 필요	올바른 자세와 방법이 중요	'어떻게 하느냐'가 효과를 좌우함
잘못했을 때	상처를 줄 수 있고 관계가 멀어질 수 있음	부상이나 건강 악화로 이어질 수 있음	잘못된 방식은 오히려 해가 될 수 있음
결과	더 깊은 관계 형성, 상대방을 이해하고 공감하는 능력 향상	건강한 신체와 체력을 키워 신체 능력 및 운동 실력 향상	인내와 연습을 통해 성장함

건강한
성장을
위한

지식
단단

23

근육통, 아픈 만큼 강해진다!

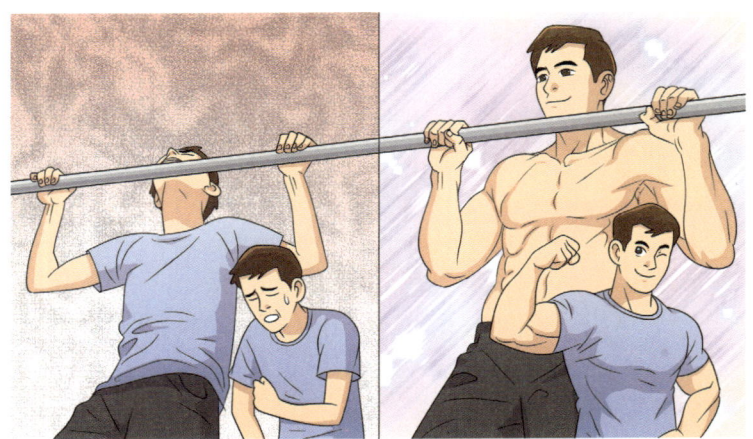

'아픈 만큼 성장한다.'라는 말처럼, 운동 후에 꼭 찾아오는 근육통 역시 근육이 성장하고 있다는 신호이다. 근육통은 근육이 새롭게 적응하는 과정에서 일어나는 자연스러운 반응으로, 특별한 치료 없이도 가벼운 스트레칭, 낮은 강도의 유산소 운동, 충분한 휴식과 영양 공급 등으로 완화할 수 있다.

근육은 가느다란 근섬유들이 모여 구성되며, 수축을 통해 작동한다. 또한 근육은 글리코겐을 에너지로 사용하고, 그 과정에서 젖산을 생성한다. 이때 바로 이 젖산이 쌓여 통증을 유발하고 근육의 기능을 일시적으로 떨어뜨린다. 하지만 운동에 익숙해질수록 혈류가 활발해져 젖산이 더 빠르게 제거된다. 즉 근육은 지속적인 운동을 통해 한층 더 성장하는 것이다. 이처럼 근육통은 결국 근육이 회복하며 점점 더 강해지는 '성장통'이기에, 두려워하기보다는 긍정적인 신호로 받아들이는 것이 좋다.

한편 근육통은 다양한 방법을 통해 사전에 미리 관리할 수 있다. 먼저 운동 전후로 준비 및 정리 운동을 충분하게 실시하고, 운동 후에는 근육의 회복을 위해 충분한 수분과 단백질이 풍부한 음식을 섭취한다. 또한 운동 강도는 점진적으로 높여 가는 것이 기본이며, 마사지나 따뜻한 물로 샤워하여 혈액 순환을 촉진하는 것도 근육통 완화에 도움이 된다. 다만 갑작스럽고 심한 통증이나 운동과 관련 없는 지속적인 통증이라면 반드시 전문가의 진단을 받는 것이 필요하다.

근육통 회복과 회복 타임라인

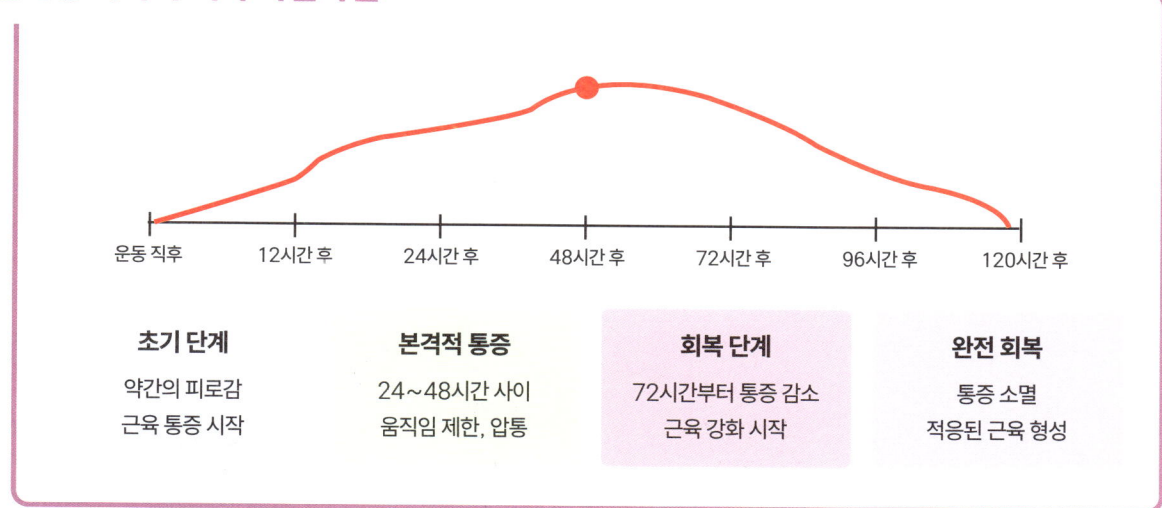

초기 단계	본격적 통증	회복 단계	완전 회복
약간의 피로감 근육 통증 시작	24~48시간 사이 움직임 제한, 압통	72시간부터 통증 감소 근육 강화 시작	통증 소멸 적응된 근육 형성

근육통을 완화하는 방법

스트레칭
가벼운 스트레칭은 근육의 긴장을 풀고 혈액 순환을 촉진하여 근육통을 완화한다.
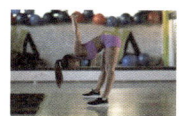

가벼운 운동
저강도의 유산소 운동은 혈액 순환을 돕고 젖산을 제거하여 회복을 촉진한다.
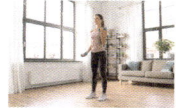

수분 섭취
운동 후 충분한 수분 섭취는 탈수를 예방하고 근육 회복을 돕는다.
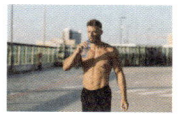

단백질 섭취
단백질 섭취는 운동 후 근육 회복과 성장을 돕고, 통증을 완화시킨다.
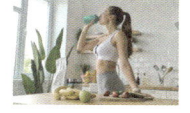

충분한 휴식
충분한 휴식은 근육 회복과 성장을 돕고, 과도한 통증을 예방한다.
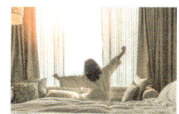

지식 단단 첵!

다음 글은 근육통에 관한 설명이다. 해당 설명에 어울리는 글귀로 적절한 것은?

> 운동을 하고 난 다음 날 근육에 통증이 느껴진다.
> 하지만 하루 이틀 휴식을 취하면 통증은 사라지고 오히려 근육에 힘이 느껴진다.

 공든 탑이 무너지랴.

 믿는 도끼에 발등 찍힌다.

 가는 말이 고와야 오는 말이 곱다.

 아픈 만큼 성숙해진다.

근육이 성장하는 원리

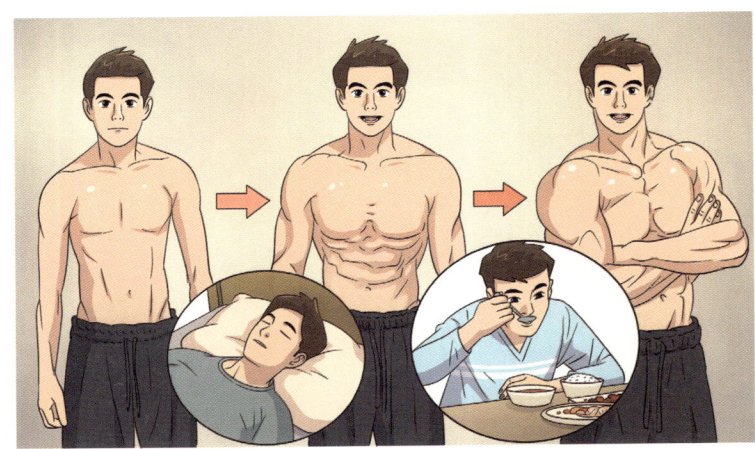

근육은 운동 중 미세하게 손상되고, 회복하는 과정을 통해 더 강하고 두껍게 재구성된다. 이는 체내 단백질 합성 속도가 증가하면서 손상된 섬유를 복구하고 새로운 섬유를 만들어 내기 때문이다. 근육의 성장은 총 네 단계로, '운동 중 근육 손상 → 단백질 합성 증가 → 두껍고 강한 재구성 → 근력 및 크기 증가'의 순서로 이루어진다. 그리고 이러한 과정을 반복하면서 우리는 더 강하고 단단한 신체를 만들어 간다.

운동으로 소모된 에너지를 보충하려면 섭취 열량이 소비 열량보다 많아야 하며, 원활한 근육 회복을 위해서는 단백질뿐만 아니라 비타민과 미네랄 역시 꼭 필요하다. 또한 근육군은 48~72시간의 회복 시간이 필요하고, 회복 시간 사이에는 가벼운 활동을 통해 근육 회복에 필요한 혈류를 증가시켜야 한다. 이처럼 회복은 단순한 휴식이 아니라 훈련만큼이나 전략적으로 접근해야 할 중요한 과정이다.

근육은 단순히 회복하는 데 그치지 않고, 적절한 휴식과 영양 공급을 통해 원래보다 더 강한 상태로 회복하는 '초과 회복(supercompensation)' 현상을 보인다. 이 과정은 '피로 → 회복 → 초과 회복 → 감소'의 흐름을 따르며, 초과 회복이 끝나는 시기에 맞춰 다음 훈련을 시작하면 근육 성장이 더욱 가속화된다. 다만 이 시기를 놓치거나 운동을 너무 자주 하면 오히려 회복이 부족해져 효과가 떨어질 수 있다. 이처럼 근육 성장의 원리를 이해하여 운동을 실시하게 되면 훨씬 더 효율적인 성과와 지속적인 발전을 이끌어 더욱더 건강한 신체를 만들 수 있다.

근육의 구조

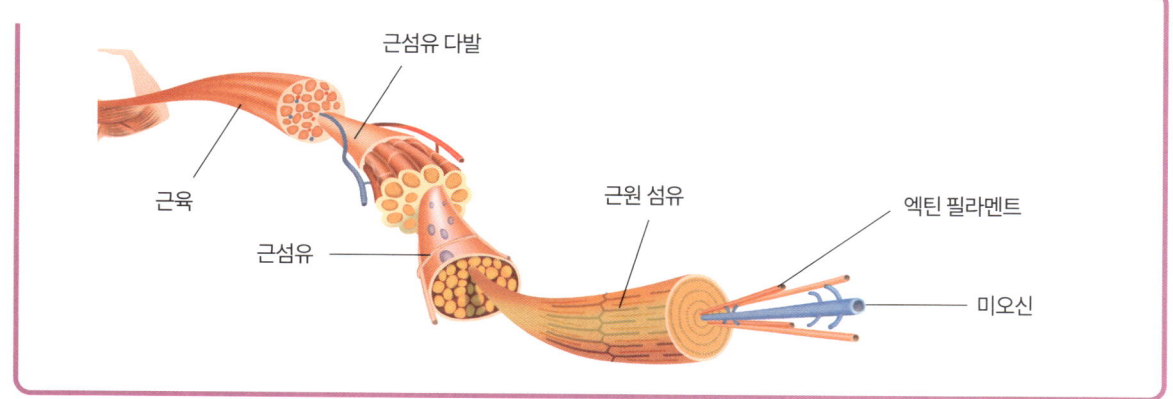

근육의 성장 과정

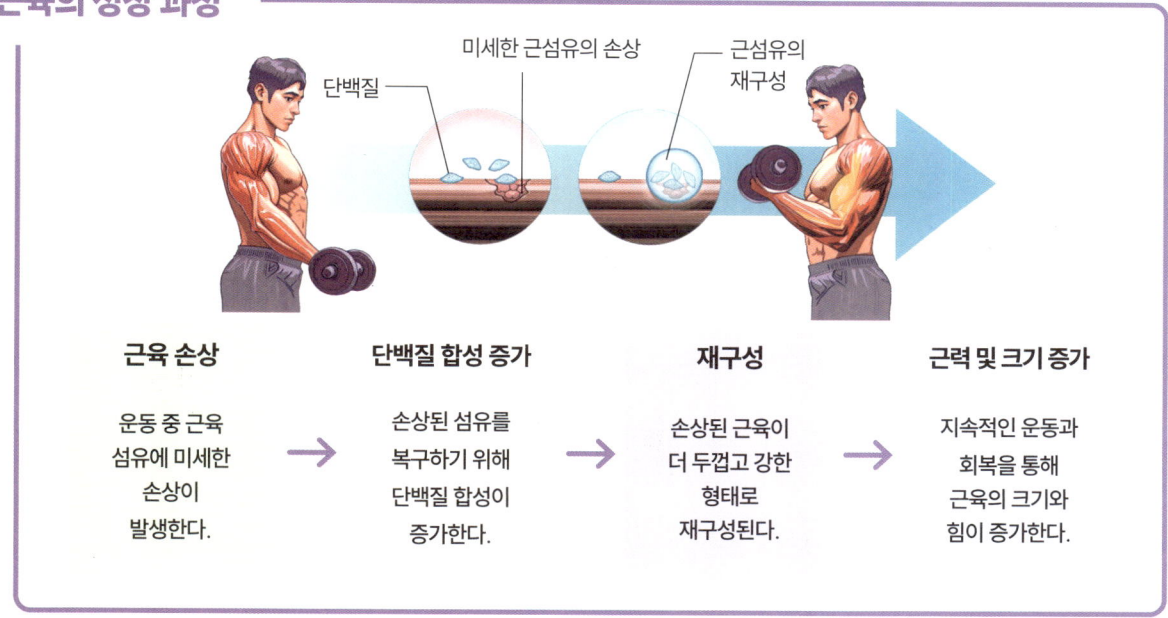

지식 단단 체크!

다음은 초과 회복의 원리를 설명하는 그래프이다. 근육의 발달을 위해 가장 이상적인 다음 운동 프로그램의 시점으로 옳은 것은?

12 weeks | Dumbbell Shoulder Press

45 몸 단단

덤벨 숄더 프레스

설명   덤벨을 양손에 들고 어깨 위로 들어 올리는 상체 운동이다.
운동 부위   어깨세모근(삼각근), 위팔세갈래근(상완삼두근), 등세모근(승모근)
특징   어깨 근육의 크기를 키우고, 어깨 힘을 강화하는 데 효과적이다.

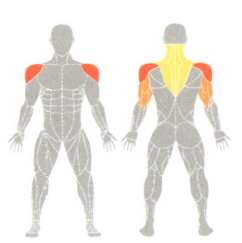

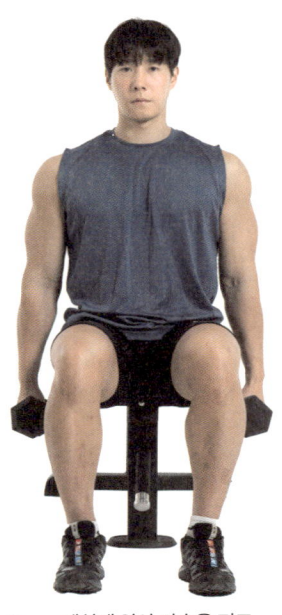

1 벤치에 앉아 가슴을 펴고 허리를 곧게 세운 뒤, 양손으로 덤벨을 들어 올린다.

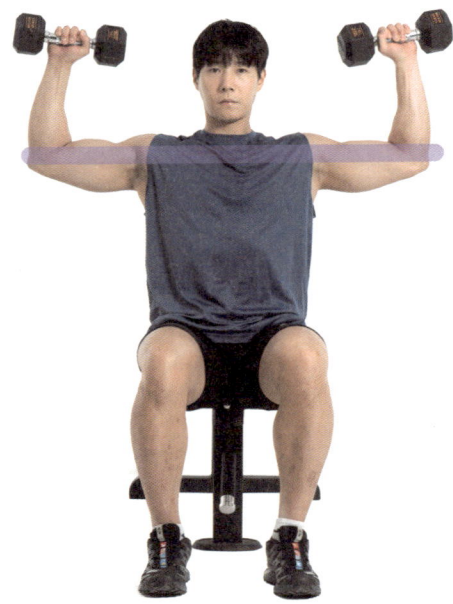

2 덤벨이 한쪽으로 쏠리지 않게 수평을 유지한 후, 어깨 옆으로 벌려 천천히 들어 올린다.

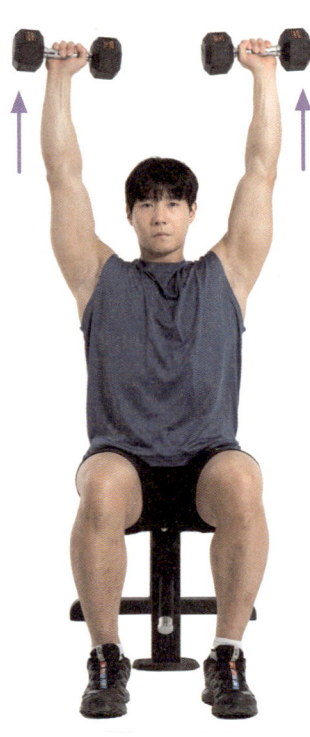

3 팔을 올릴 때 숨을 내쉬고, 내릴 때 숨을 들이쉬며 천천히 시작 자세로 되돌아간다.

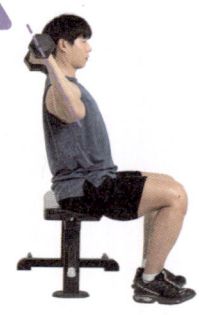

들어 올리는 각도
덤벨을 머리 위로 들어 올릴 때, 허리가 뒤로 젖혀지거나 덤벨이 머리 앞쪽으로 올라가면 어깨 또는 허리의 부상 위험이 증가하므로 주의한다.

난이도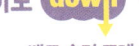

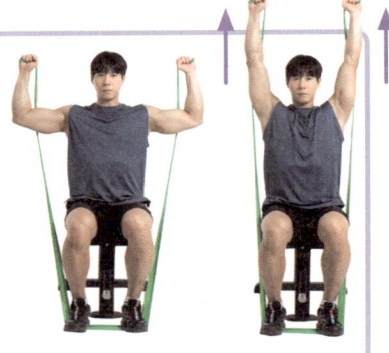

밴드 숄더 프레스
탄성 밴드의 저항을 이용해 어깨 근육을 강화하고 안정성을 향상시키는 운동으로, 낮은 강도로 안전하게 실시할 수 있다.

12 weeks — Jump Lunge

46 몸 단단

점프 런지

설명 런지 자세에서 점프하며 두 다리를 교차시키는 하체 운동이다.
운동 부위 넙다리네갈래근(대퇴사두근), 볼기근(둔근), 종아리근(비복근, 가자미근)
특징 하체 근력을 강화하고, 순발력과 심폐 지구력을 향상시키는 데 효과적이다.

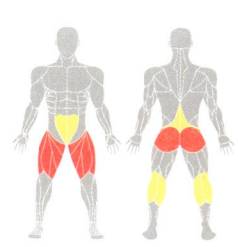

1 가슴과 허리를 편 상태에서 한쪽 발을 앞으로 내디딘 후, 반대쪽 발을 뒤로 뻗는다.

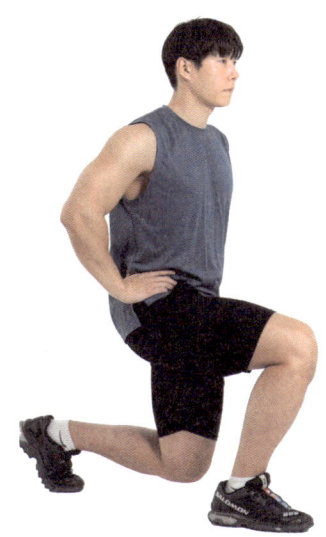

2 상체 자세를 유지한 상태에서 높게 점프한 후, 공중에서 발을 바꿔 착지할 준비를 한다.

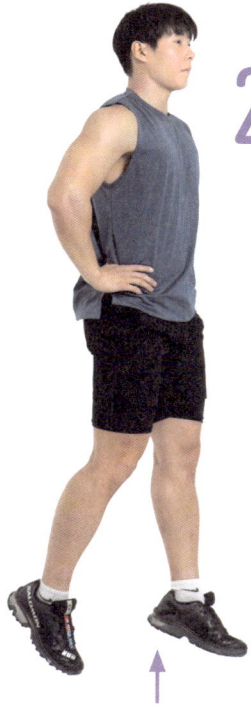

3 충격을 최대한 줄인 상태로 착지하며, 바뀐 발의 위치를 시작 자세처럼 유지한다.

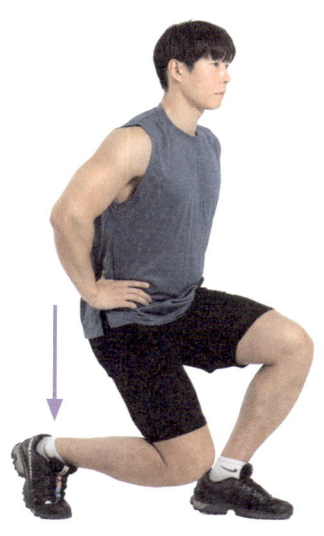

주의! 안장 무릎
하체 근육이 약하면 착지 시 앞쪽 다리 무릎이 안쪽으로 모여 무릎에 부담을 줄 수 있다. 따라서 무릎과 발끝이 일직선이 되도록 해야 한다.

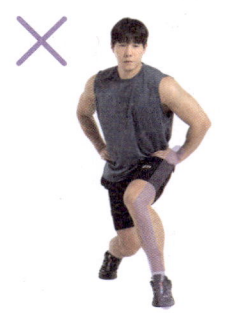
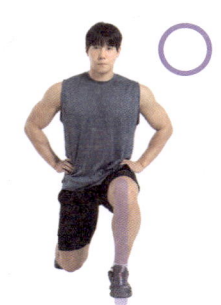

난이도 UP
중량 이용 점프 런지
중량 주머니나 덤벨을 들고 점프 런지를 실시하면 더욱 효과적으로 하체 근력을 키울 수 있다.

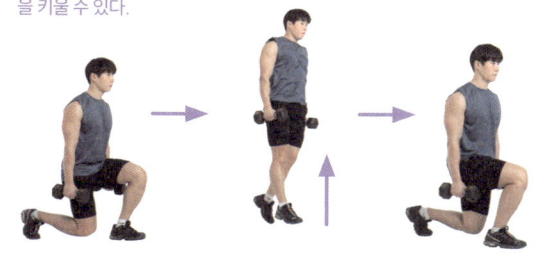

12 weeks

Scissor Kick

47 몸 단단

시저 킥

설명　바닥에 누워 다리를 교차하여 복부 근육을 강화하는 운동이다.
운동 부위　모음근(내전근), 배곧은근(복직근), 배빗근(복사근)
특징　복근과 하체 근력을 강화하고, 체지방 감소에 도움을 준다.

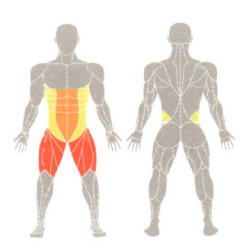

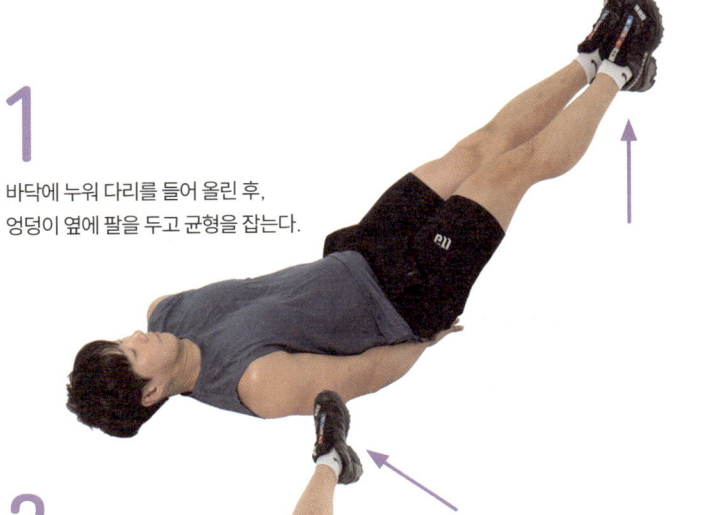

1 바닥에 누워 다리를 들어 올린 후, 엉덩이 옆에 팔을 두고 균형을 잡는다.

2 허리가 바닥에서 뜨지 않도록 고정한 후, 양쪽 다리를 좌우로 크게 벌린다.

3 복부 긴장을 유지한 상태에서 양다리를 좌우로 번갈아 가며 교차한다.

 주의!

다리 높이
다리를 너무 높이 들면 배곧은근의 자극이 줄어 든다. 따라서 지면과 20~40도 각도를 유지하 며, 하복부의 긴장을 느끼도록 한다.

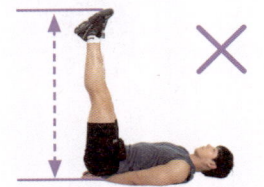

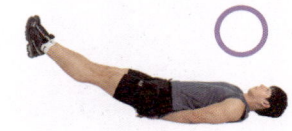

다양하게 즐기기

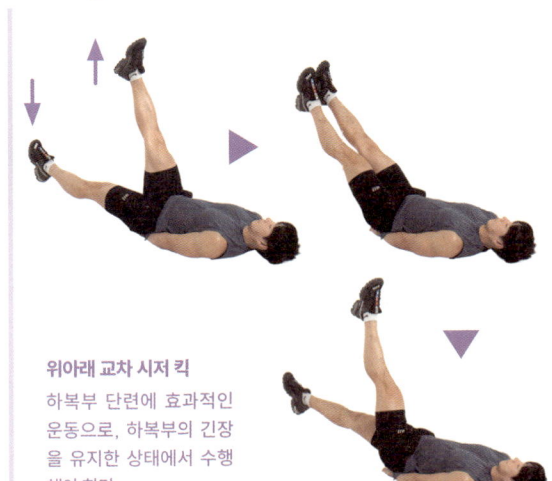

위아래 교차 시저 킥
하복부 단련에 효과적인 운동으로, 하복부의 긴장 을 유지한 상태에서 수행 해야 한다.

174　단단 프로젝트

12 weeks

Sumo Deadlift High Pull

48 몸 단단

스모 데드리프트 하이 풀

설명 　데드리프트와 하이 풀 동작을 연결해서 실시하는 전신 운동이다.
운동 부위 　볼기근(둔근), 넙다리근(대퇴근), 등세모근(승모근), 어깨세모근(삼각근)
특징 　하체와 등 근력을 동시에 강화하고, 신체 지구력을 향상시키는 데 효과적이다.

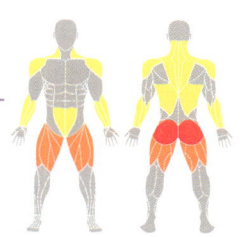

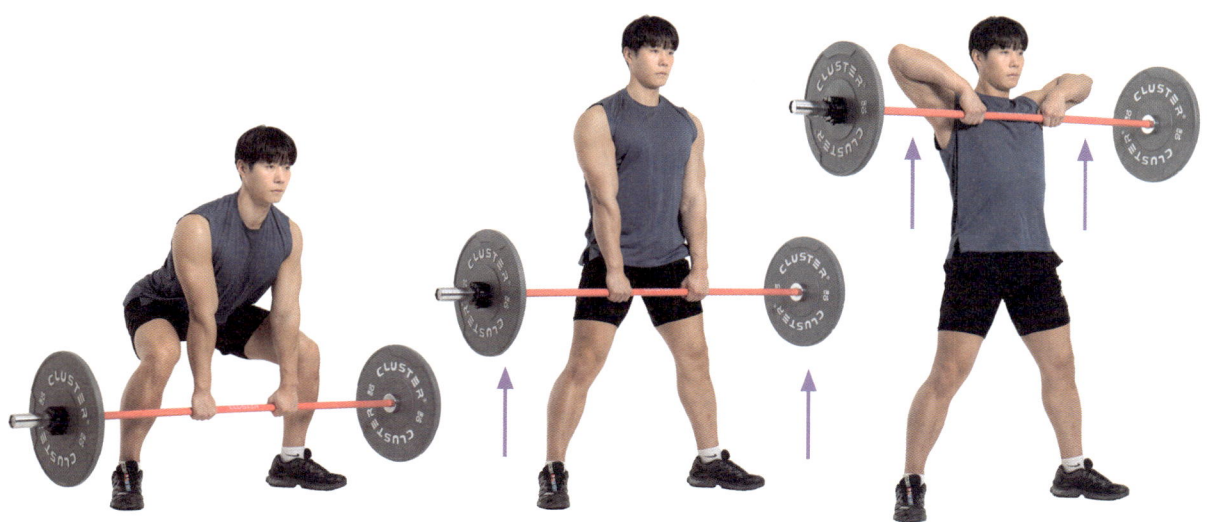

1 다리를 어깨보다 넓게 벌린 후, 양손으로 바벨을 잡고 상체를 세운다.

2 가슴을 펴고 복부에 힘을 준 상태에서 바벨을 골반 높이까지 수직으로 들어 올린다.

3 강한 반동과 함께 팔꿈치를 옆으로 벌려 바벨을 어깨높이까지 들어 올린다.

 주의!

허리 펴기
허리가 굽혀진 상태로 동작을 수행하면 추간판이 뒤로 밀려 통증을 유발할 수 있으므로, 허리를 숙이지 말고 가슴을 펴는 데 집중해야 한다.

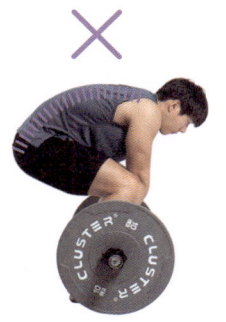
×

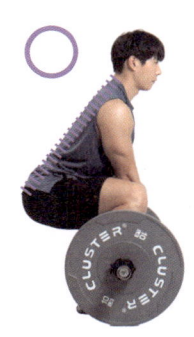
○

난이도 down

밴드 하이 풀
탄성 밴드의 저항을 이용해 어깨와 등 상부 근육을 폭발적으로 단련하는 운동이다. 바벨에 비해 부상 위험이 낮아 초보자도 할 수 있다.

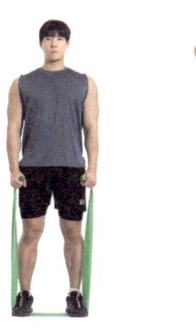
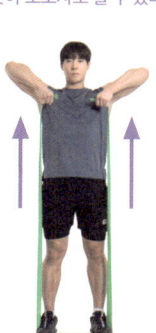

몸 단단 체크

12주 차 운동

12주 차 답인 단계, 어떤 운동을 얼마나 열심히 하였는지 기록해 봅시다.

day 1 / 월 / 일

1일 차 운동 별점 ☆☆☆☆☆

수준	덤벨 숄더 프레스(횟수)			점프 런지(횟수)			시저 킥(횟수)			스모 데드리프트 하이 풀(횟수)		
	초급	중급	상급	초급	중급	상급	초급	중급	상급	초급	중급	상급
횟수	5 10	15 20	25 30	5 10	15 20	25 30	5 10	15 20	25 30	5 10	15 20	25 30
1 세트	☐ ☐	☐ ☐	☐ ☐	☐ ☐	☐ ☐	☐ ☐	☐ ☐	☐ ☐	☐ ☐	☐ ☐	☐ ☐	☐ ☐
2 세트	☐ ☐	☐ ☐	☐ ☐	☐ ☐	☐ ☐	☐ ☐	☐ ☐	☐ ☐	☐ ☐	☐ ☐	☐ ☐	☐ ☐
3 세트	☐ ☐	☐ ☐	☐ ☐	☐ ☐	☐ ☐	☐ ☐	☐ ☐	☐ ☐	☐ ☐	☐ ☐	☐ ☐	☐ ☐
4 세트	☐ ☐	☐ ☐	☐ ☐	☐ ☐	☐ ☐	☐ ☐	☐ ☐	☐ ☐	☐ ☐	☐ ☐	☐ ☐	☐ ☐

◎ 오늘 운동에 대한 한 줄 평:

day 2 / 월 / 일

2일 차 운동 별점 ☆☆☆☆☆

수준	덤벨 숄더 프레스(횟수)			점프 런지(횟수)			시저 킥(횟수)			스모 데드리프트 하이 풀(횟수)		
	초급	중급	상급	초급	중급	상급	초급	중급	상급	초급	중급	상급
횟수	5 10	15 20	25 30	5 10	15 20	25 30	5 10	15 20	25 30	5 10	15 20	25 30
1 세트	☐ ☐	☐ ☐	☐ ☐	☐ ☐	☐ ☐	☐ ☐	☐ ☐	☐ ☐	☐ ☐	☐ ☐	☐ ☐	☐ ☐
2 세트	☐ ☐	☐ ☐	☐ ☐	☐ ☐	☐ ☐	☐ ☐	☐ ☐	☐ ☐	☐ ☐	☐ ☐	☐ ☐	☐ ☐
3 세트	☐ ☐	☐ ☐	☐ ☐	☐ ☐	☐ ☐	☐ ☐	☐ ☐	☐ ☐	☐ ☐	☐ ☐	☐ ☐	☐ ☐
4 세트	☐ ☐	☐ ☐	☐ ☐	☐ ☐	☐ ☐	☐ ☐	☐ ☐	☐ ☐	☐ ☐	☐ ☐	☐ ☐	☐ ☐

◎ 오늘 운동에 대한 한 줄 평:

day 3 / 월 / 일

3일 차 운동 별점 ☆☆☆☆☆

수준	덤벨 숄더 프레스(횟수)			점프 런지(횟수)			시저 킥(횟수)			스모 데드리프트 하이 풀(횟수)		
	초급	중급	상급	초급	중급	상급	초급	중급	상급	초급	중급	상급
횟수	5 10	15 20	25 30	5 10	15 20	25 30	5 10	15 20	25 30	5 10	15 20	25 30
1 세트	☐ ☐	☐ ☐	☐ ☐	☐ ☐	☐ ☐	☐ ☐	☐ ☐	☐ ☐	☐ ☐	☐ ☐	☐ ☐	☐ ☐
2 세트	☐ ☐	☐ ☐	☐ ☐	☐ ☐	☐ ☐	☐ ☐	☐ ☐	☐ ☐	☐ ☐	☐ ☐	☐ ☐	☐ ☐
3 세트	☐ ☐	☐ ☐	☐ ☐	☐ ☐	☐ ☐	☐ ☐	☐ ☐	☐ ☐	☐ ☐	☐ ☐	☐ ☐	☐ ☐
4 세트	☐ ☐	☐ ☐	☐ ☐	☐ ☐	☐ ☐	☐ ☐	☐ ☐	☐ ☐	☐ ☐	☐ ☐	☐ ☐	☐ ☐

◎ 오늘 운동에 대한 한 줄 평:

4day / 월 / 일

4일 차 운동 별점 ☆☆☆☆☆

수준	덤벨 숄더 프레스(횟수)			점프 런지(횟수)			시저 킥(횟수)			스모 데드리프트 하이 풀(횟수)		
	초급	중급	상급	초급	중급	상급	초급	중급	상급	초급	중급	상급
횟수	5 10	15 20	25 30	5 10	15 20	25 30	5 10	15 20	25 30	5 10	15 20	25 30
1 세트	☐ ☐	☐ ☐	☐ ☐	☐ ☐	☐ ☐	☐ ☐	☐ ☐	☐ ☐	☐ ☐	☐ ☐	☐ ☐	☐ ☐
2 세트	☐ ☐	☐ ☐	☐ ☐	☐ ☐	☐ ☐	☐ ☐	☐ ☐	☐ ☐	☐ ☐	☐ ☐	☐ ☐	☐ ☐
3 세트	☐ ☐	☐ ☐	☐ ☐	☐ ☐	☐ ☐	☐ ☐	☐ ☐	☐ ☐	☐ ☐	☐ ☐	☐ ☐	☐ ☐
4 세트	☐ ☐	☐ ☐	☐ ☐	☐ ☐	☐ ☐	☐ ☐	☐ ☐	☐ ☐	☐ ☐	☐ ☐	☐ ☐	☐ ☐

◎ 오늘 운동에 대한 한 줄 평:

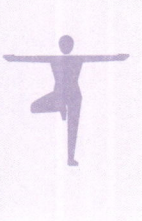

13 weeks 단단 프로젝트

실패의 기록은 성공보다 더 값진 배움이다!

- 진짜 성장을 위한 나의 '실패 이력서'
- 근육 성장의 핵심, 단백질!
- 운동과 약물

- ☑ 할로우 바디 푸시업 Hollow Body Push-up
- ☑ 힙 익스텐션 Hip Extension
- ☑ 크로스 토 터치 Cross Toe Touch
- ☑ 덤벨 쓰러스터 Dumbbell Thruster

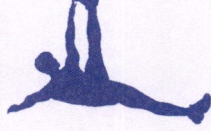

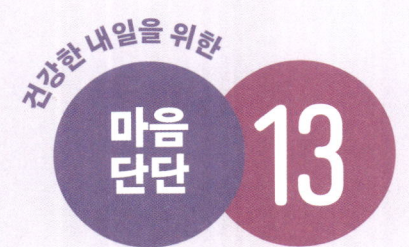

13 진짜 성장을 위한 나의 '실패 이력서'

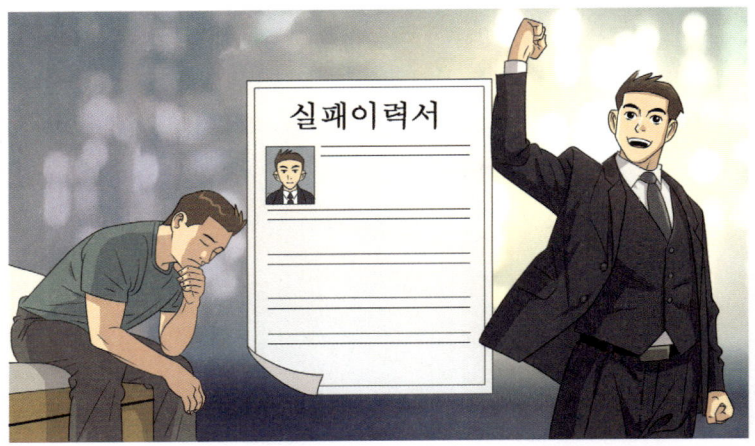

　대부분의 사람이 타인에게 자신을 소개할 때 성공하였던 경험을 위주로 말하며, 이는 중요한 순간마다 자신의 장점과 성과만을 나열하는 '이력서' 형식으로 나타난다. 하지만 인생을 돌아보면 실패하였던 경험 역시 많았음을 부정할 수 없다. 누구나 목표에 도달하지 못하였던 순간들, 계획대로 되지 않았던 경험들이 있으며, 이 모든 실패의 경험이 우리를 한 단계 더 성장시키는 밑거름이 되어 왔다. 즉 실패를 통해 멈춰 서고, 반성하며, 다시 도전하는 과정을 반복해 온 것이다. 이처럼 실패는 인생의 끝이 아니라 성장의 일부이다.

　어떤 운동이든 목표를 달성하지 못하는 일은 흔하게 일어나며, 그럴 때마다 우리는 실패의 원인을 분석하고 부족한 부분을 보완하며 발전한다. 즉 실패의 순간들이 우리를 더 강하게 만드는 것이다. 농구 황제 마이클 조던은 고등학교 시절 농구부 선발에 탈락하였고, 한국 야구의 전설인 박찬호 역시 수많은 패배를 겪었지만 포기하지 않았다. 그들은 실패 위에 다시 도전하였고, 실패를 원동력 삼아 끝내 자신의 이름을 역사에 남겼다.

　이제는 '성공 이력서'와 함께 '실패 이력서' 역시 작성해야 한다. 실패하였던 경험을 통해 배운 점과 변화된 자신을 기록해 보는 것이다. 이는 실패를 인정하는 진짜 성장의 기록이 된다. 우리는 지금도 실패를 딛고 나아가고 있다. 즉 실패는 넘어짐이 아니라 멈추지 않고 다시 일어나는 연습인 것이다. 실패를 두려워하지 말자!

마음 단단 첵!

진짜 성장을 위한 나의 '실패 이력서'
실패는 우리의 한계를 알려주고, 새로운 가능성을 탐색하도록 만든다.

지금까지 살아오면서 겪은 실패 중 가장 기억에 남는 순간을 떠올려 본 뒤, 당시의 상황과 결과, 감정 등을 '실패 이력서' 형식으로 작성해 보자.

나의 실패 1.

나의 실패 2.

나의 실패 3.

나의 실패 4.

나의 실패 5.

지금까지 경험하였던 실패들을 어떻게 받아들이고 있는지, 그리고 그 실패들이 어떤 의미를 주었으며, 앞으로의 삶에 어떤 방향을 제시해 주고 있는지 작성해 보자.

건강한 성장을 위한 **지식 단단** 25

근육 성장의 핵심, 단백질!

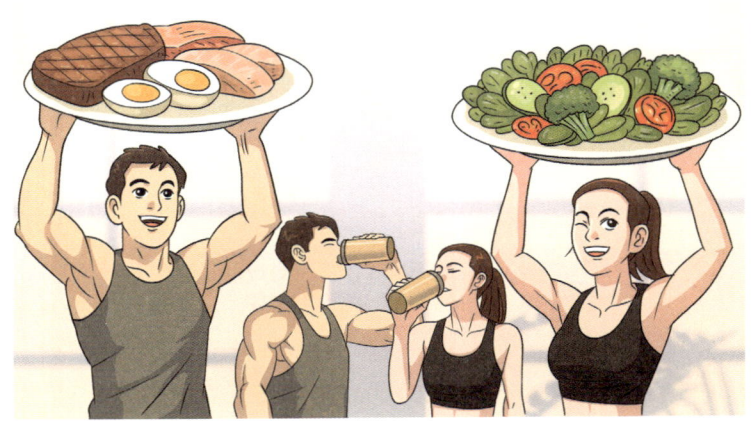

운동을 할 때 영양소는 빠질 수 없는 필수 요소이다. 물론 운동 종목이나 형태에 따라 섭취해야 할 영양소의 비중은 다르지만, 모든 영양소를 적절히 섭취하는 것이 가장 중요하다. 우리 몸에 꼭 필요한 5대 영양소는 탄수화물, 단백질, 지방, 무기질, 비타민으로, 흔히 '탄단지무비'로 불린다. 이 영양소들은 근육의 성장과 더불어 전체적인 건강 유지에 있어 필수적이다. 또한 우리 신체의 약 70%를 차지하고 있는 '물' 역시 영양소 운반, 노폐물 배출, 체온 조절 등 다양한 기능을 수행하므로 항상 충분히 섭취해야 할 중요한 요소이다.

특히 5대 영양소 중 단백질은 근육 성장에 있어 핵심적인 역할을 수행한다. 운동 중 발생하는 근육 섬유의 손상을 복구하고, 새로운 근육 조직을 형성시키며, 근육의 성장 속도를 높여 근육이 더 커지고 강해지도록 돕는다. 또한 신체에서 합성하지 못하는 필수 아미노산을 공급하여 근육 합성을 촉진하는 데에도 도움을 준다.

체중 80kg 기준의 운동선수에게는 하루에 약 136g의 단백질이 요구된다. 하지만 이는 일반적인 식사를 통해 충족하기 쉽지 않은 섭취량이다. 단백질 보충제는 한 번의 섭취로 다량의 단백질을 공급한다. 보통 한 스쿱에 20~30g의 단백질을 포함하고 있으며, 운동 후 즉각적인 단백질 보충 기회를 제공해 빠르게 근육 회복과 성장을 촉진시킨다. 다만 개인의 체중과 운동량에 따라 적절히 섭취해야 하며, 운동 초보자의 경우 보조제보다는 균형 잡힌 식사를 통해 단백질을 섭취하는 것이 좋다.

우리 몸에 필요한 5대 영양소 - 탄단지무비

영양소	주요 기능	식품 예시
탄수화물	에너지 공급의 주된 원천, 운동 시 즉각적인 연료로 사용	쌀, 빵, 고구마, 감자, 과일
단백질	근육, 피부, 호르몬 등 신체 조직 구성, 근육 회복과 성장에 필수	육류, 생선, 계란, 우유, 콩류
지방	에너지 저장 및 세포막 구성, 지용성 비타민 흡수에 도움	견과류, 아보카도, 식물성 기름
무기질	뼈 형성, 신경 전달, 근육 수축 등 생리 기능 조절	우유, 해조류, 채소, 견과류
비타민	신체 대사 조절, 면역 기능 지원, 항산화 작용	과일, 채소, 달걀, 통곡물

단백질 일일 섭취 기준

*계란 1개 = 단백질 6~7g

대상	체중 1kg당 단백질 권장량	예시 (체중 70kg 기준)	설명
청소년	1.2~1.5g	84~105g	성장과 발달을 위해 단백질 요구량이 높은 시기
일반 성인	0.8~1.0g	56~70g	일상생활을 하는 성인의 기본적인 섭취량
근육 강화	1.6~2.0g	112~140g	웨이트 트레이닝 등 근비대 목표 운동을 하는 경우
지구력 운동	1.2~1.4g	84~98g	마라톤, 사이클 등 유산소 중심의 운동을 하는 사람
체중 감량	1.8~2.2g	126~154g	근 손실을 줄이며 체지방을 감량하는 경우

운동 초보자를 위한 단백질 보충제 가이드

언제 시작할까?	식사만으로 단백질 섭취가 부족할 때	**언제 먹을까?**	운동 직후 30분 이내 섭취 추천
얼마나 먹을까?	1회 1스쿱 이내	**주의할 점은?**	성분표 확인, 과다 섭취 금지, 알레르기 유의

✓ 단백질 보충제는 보조 수단일 뿐, 식사와 운동, 휴식이 먼저다!

지식 단단 첵!

다음 중 단백질에 대한 설명으로 가장 올바른 것은?

 운동 시 즉각적인 연료로 사용된다.

 비타민을 흡수하는데 가장 큰 역할을 한다.

 근육의 회복과 성장에 필수적이다.

 쌀, 빵, 고구마 등에 가장 많이 포함되어 있다.

건강한
성장을
위한

지식
단단

26

운동과 약물

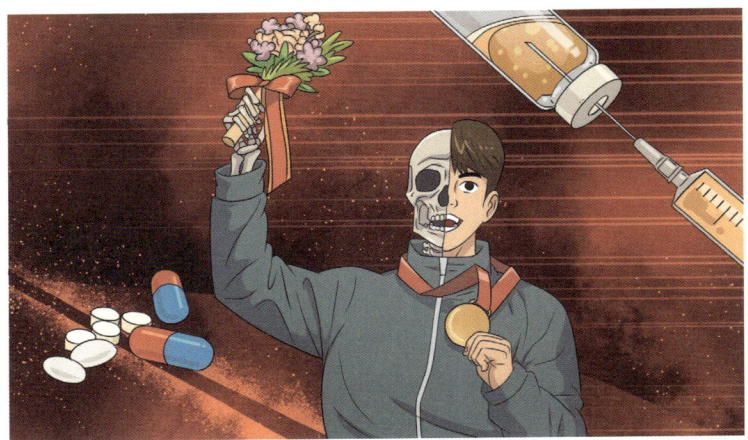

감기약을 복용하면 졸음이 쏟아질 때가 있다. 이는 감기약에 안정 작용을 유도하는 성분이 포함되어 있기 때문이다. 이처럼 약물은 특정한 효능을 지니고 있지만, 상황에 따라 신체에 이로울 수도, 해로울 수도 있기에 반드시 의사의 처방에 따라 알맞은 방법으로 복용해야 한다.

특히 운동 분야에서는 신체적 한계를 뛰어넘어 더 좋은 기록과 동작 등의 결과를 얻기 위한 수단으로 약물을 사용하는 시도가 자주 나타난다. 실제로 1967년에 영국 출신의 사이클 선수가 경기 중 약물 과다 복용으로 사망하는 사건이 발생하기도 하였다. 당시 이를 계기로 선수 보호 및 스포츠의 공정성을 지키기 위해 '도핑 검사'가 처음 도입 및 정착되었으나 현재까지도 일부 운동선수들이 경기력 향상을 목적으로 약물을 복용하는 사례가 국제적으로 끊임없이 보고되고 있다.

오늘날에는 일반인들조차 운동의 효과를 극대화하기 위해 금지 약물을 복용하거나 투여하는 사례가 증가하고 있다. 운동이 본래 건강을 위한 수단임에도 불구하고, 최소한의 노력으로 최대의 성과를 얻고자 하는 욕심이 약물 사용으로 이어지는 것이다. 물론 이러한 마음 자체가 무조건 나쁘다고는 할 수 없지만, 건강을 해치는 위험한 선택이자 스포츠의 기본 정신을 무시하는 점이라는 것은 분명하게 짚고 넘어가야 한다. 무엇보다도 운동은 개인의 건강을 지키기 위한 행위이며, 정정당당한 페어플레이는 스포츠의 가장 기본 정신이자 핵심 가치라는 점을 잊지 말아야 한다.

스포츠 도핑의 역사

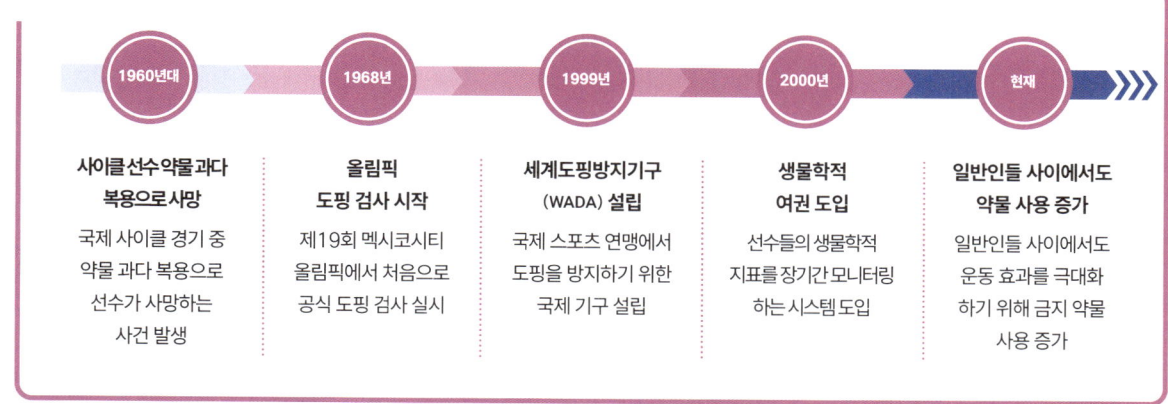

1960년대	1968년	1999년	2000년	현재
사이클선수 약물 과다 복용으로 사망	올림픽 도핑 검사 시작	세계도핑방지기구 (WADA) 설립	생물학적 여권 도입	일반인들 사이에서도 약물 사용 증가
국제 사이클 경기 중 약물 과다 복용으로 선수가 사망하는 사건 발생	제19회 멕시코시티 올림픽에서 처음으로 공식 도핑 검사 실시	국제 스포츠 연맹에서 도핑을 방지하기 위한 국제 기구 설립	선수들의 생물학적 지표를 장기간 모니터링 하는 시스템 도입	일반인들 사이에서도 운동 효과를 극대화 하기 위해 금지 약물 사용 증가

주요 금지 약물과 위험성

약물 종류	목적 / 효과	주요 위험성
스테로이드	근육 성장 촉진	간 손상, 호르몬 불균형
에리스로포이에틴(EPO)	산소 운반 능력 향상	혈전증, 뇌졸중
흥분제	에너지 증가, 피로 감소	심장 문제, 불안증
이뇨제	체중 감량	탈수, 전해질 불균형

지식 단단 첵!

체크 리스트를 작성하면서 도핑에 대한 나의 생각을 정리해 보자.

- 약물은 효능과 함께 부작용도 함께 있을 수 있다. ☐
- 운동 효과를 높이기 위해 약물을 사용하는 것이 위험하다는 것을 알고 있다. ☐
- 스포츠에서 '도핑'이 왜 금지되고 있는지 이해하고 있다. ☐
- 약물로 인해 목숨을 잃은 운동선수 사례를 들어 본 적이 있다. ☐
- 세계도핑방지기구(WADA)의 역할을 알고 있다. ☐
- 약물 사용이 선수 본인의 건강을 해칠 수 있다는 점을 인식하고 있다. ☐
- 운동은 결과보다 건강과 정당한 과정이 더 중요하다고 생각한다. ☐
- 도핑은 공정한 경쟁을 해치는 행위라고 생각한다. ☐
- 나는 향후 약물 없이 운동 효과를 정직하게 얻고 싶다. ☐

13 weeks

Hollow Body Push-up

49 몸 단단

할로우 바디 푸시업

설명 　 푸시업 자세에서 등을 둥글게 마는 동작이 포함된 상체 운동이다.
운동 부위 　 가슴근(흉근), 위팔세갈래근(상완삼두근), 앞톱니근(전거근)
특징 　 상체 근력을 강화하고, 코어 안정성과 균형을 향상시키는 데 효과적이다.

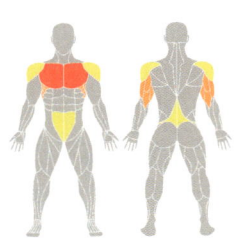

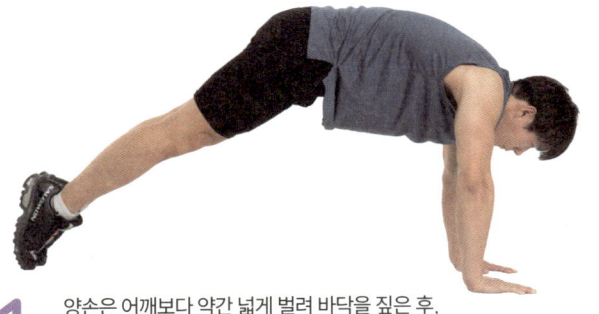

1 양손은 어깨보다 약간 넓게 벌려 바닥을 짚은 후, 발끝에 힘을 주어 자세를 유지한다.

2 둥글게 형성된 몸을 유지하며 팔꿈치를 구부린다. 가슴이 바닥과 가까워지면 등을 펴면서 아래로 내려간다.

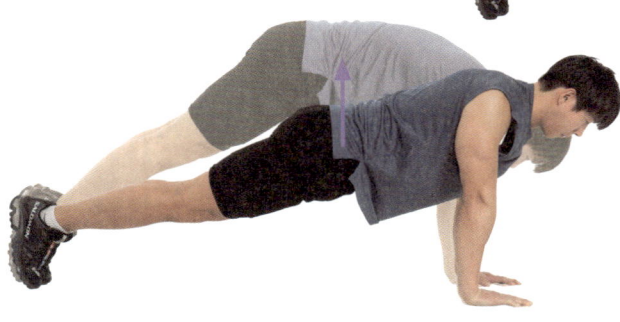

3 팔꿈치를 밀어 올리면서 준비 자세로 돌아간다. 이때 몸을 다시 둥글게 말면서 복부와 앞톱니근의 자극을 느낀다.

전인 자세 유지

견갑골을 내민 자세를 '전인' 자세라고 한다. 파이크 푸시업을 할 때는 견갑골을 앞으로 쭉 내민 상태를 유지한다.

난이도 UP

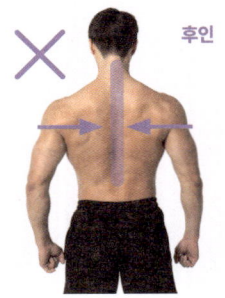
✕ 후인

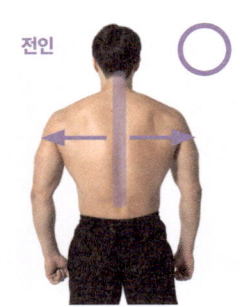
○ 전인

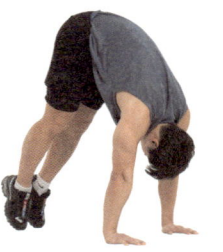
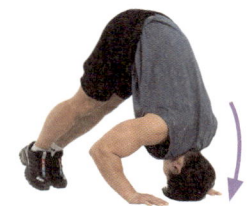

파이크 푸시업

몸을 A자 형태로 만든 후, 팔꿈치를 굽혀 얼굴이 바닥을 향하게 하는 어깨 단련 운동으로, 무게 중심과 무릎 굽힘으로 난이도 조절이 가능하다.

13 weeks　　　　　　　　　　　　　　　　　　Hip Extension

50 몸 단단

힙 익스텐션

설명	엎드린 상태에서 다리를 들어 올려 하체와 엉덩이를 단련하는 운동이다.
운동 부위	큰볼기근(대둔근), 넙다리뒤근육(햄스트링), 척주세움근(척주기립근)
특징	엉덩이 근육을 집중적으로 발달시키고, 하체 전반의 힘을 기르는 데 효과적이다.

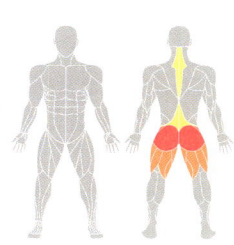

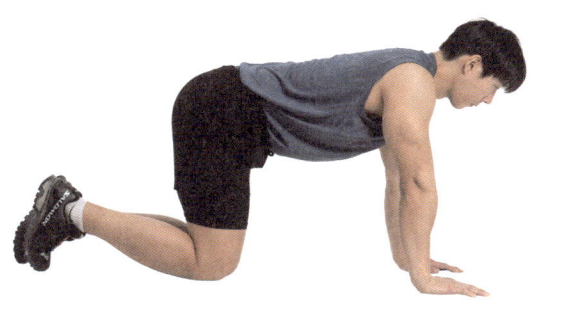

1 손바닥과 무릎을 바닥에 댄 후, 자세를 유지한다.

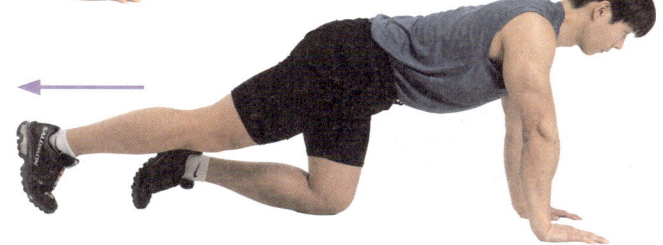

2 한쪽 다리를 뒤로 쭉 뻗은 후, 골반 아래로 내린다.

 주의!

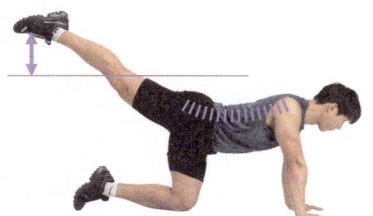

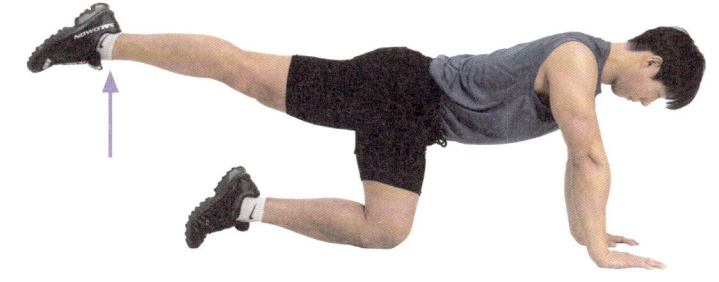

허리 꺾임
다리를 들어 올릴 때 허리를 과하게 젖히면 허리 근육이나 척추에 무리가 갈 수 있다.

3 뻗은 다리를 위로 들어 올린 후, 엉덩이 근육의 수축이 느껴지면 다시 아래로 내린다.

난이도

밴드 활용 힙 익스텐션
허벅지에 밴드를 착용한 채 힙 익스텐션을 수행하는 운동이다. 근육에 더 높은 부하를 줄 수 있으며, 무릎을 굽혀 다리를 높게 들어 올릴수록 자극이 더욱 강해진다.

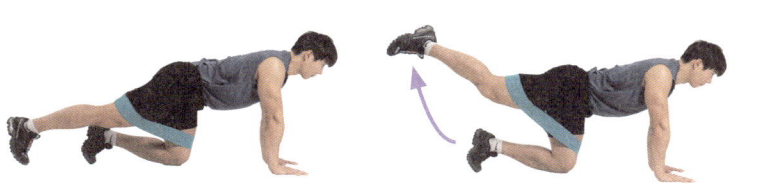

13 weeks Cross Toe Touch

51 몸 단단

크로스 토 터치

설명 바닥에 누운 상태에서 손끝으로 반대편 발끝을 터치하는 운동이다.
운동 부위 배곧은근(복직근), 배빗근(복사근), 엉덩허리근(장요근)
특징 복근과 옆구리 근육을 강화하고, 유연성 증진에도 효과적이다.

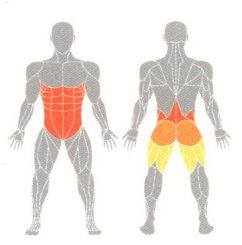

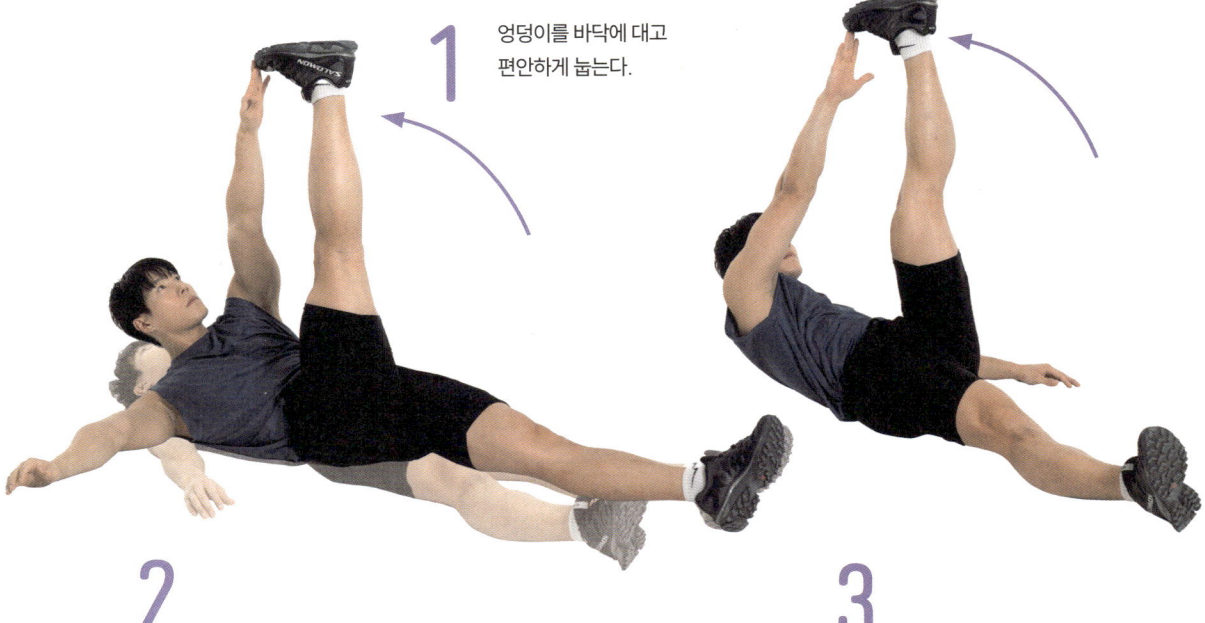

1 엉덩이를 바닥에 대고 편안하게 눕는다.

2 오른쪽 다리를 들어 올려 왼쪽 손으로 터치한다. 이때 복부를 최대한 수축시킨다.

3 왼쪽 다리를 들어 올려 오른손으로 터치한다. 이후 해당 동작을 반복한다.

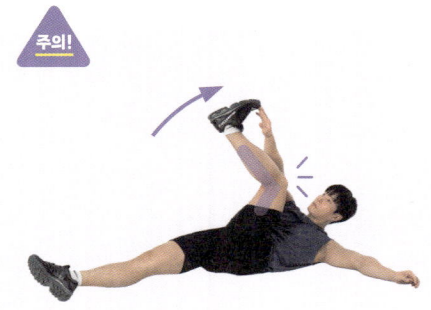

주의!

무릎 펴기
무릎을 구부리면 복부 근육에 자극이 덜하므로, 무릎을 편 상태로 실시한다.

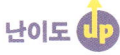 난이도 Up

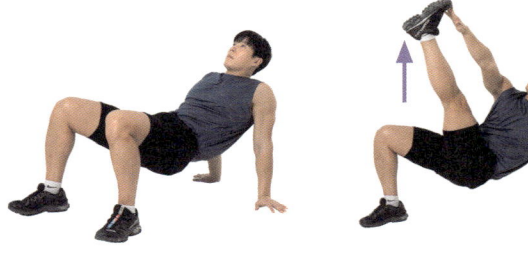

크랩 토 터치
배가 위로 향한 자세에서 손과 발을 뒤로 짚고 토 터치를 수행하는 운동이다.
크랩 동작에서는 넙다리두갈래근·어깨세모근·위팔세갈래근을 단련하며,
토 터치 동작에서는 복부 근육을 단련할 수 있다.

13 weeks — Dumbbell Thruster

52 몸 단단

덤벨 쓰러스터

설명 스쾃과 오버 헤드 프레스를 결합한 역동적인 운동이다.
운동 부위 넙다리네갈래근(대퇴사두근), 볼기근(둔근), 어깨세모근(삼각근), 코어 근육
특징 전신 근력과 체력을 동시에 강화하고, 심폐 지구력 향상에도 효과적이다.

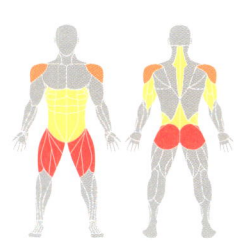

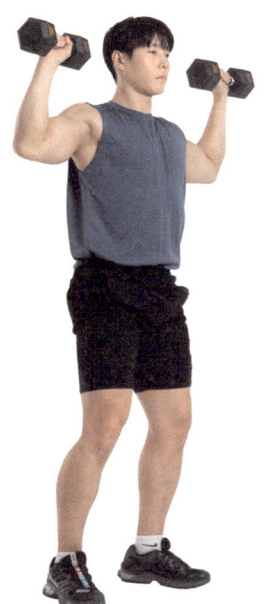

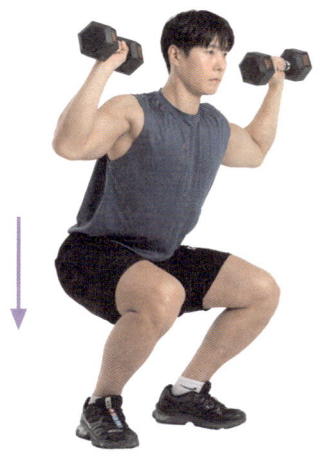

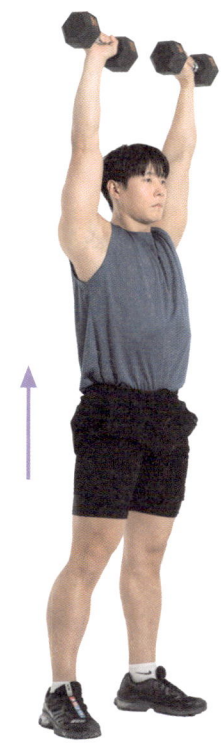

1 양발을 어깨너비로 벌린 후, 양손으로 덤벨을 들어 어깨 위에 올린다.

2 무릎을 굽혀 허벅지가 지면과 평행이 되도록 천천히 내려간다.

3 발뒤꿈치를 밀어내면서 어깨높이에 있던 덤벨을 머리 위로 밀어 올린다.

주의!

허리 펴기
허리를 둥글게 말면 허리 부상이 발생할 수 있으므로, 허리를 곧게 세워서 무리가 가지 않도록 한다.

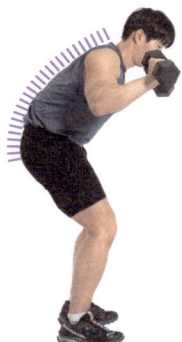

다양하게 즐기기

원암 덤벨 쓰러스터
한 손에 덤벨을 들고 쓰러스터 동작을 수행하는 운동으로, 균형을 잡기 위해 척주세움근, 배곧은근, 바깥배빗근이 활성화된다.

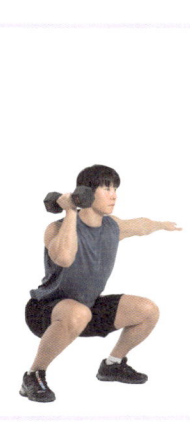
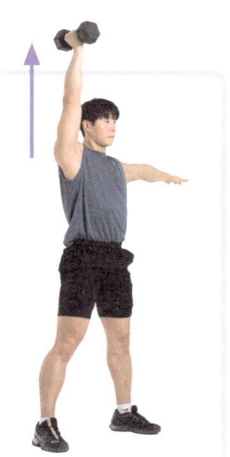

몸 단단 체크

13주 차 운동

13주 차 멘토 단계, 어떤 운동을 얼마나 열심히 했었는지 기록해 봅시다.

day 1   월 /   일 /

1일 차 운동 별점 ☆☆☆☆☆

수준	할로우 바디 푸시업(횟수)			힙 익스텐션(횟수)			크로스 토 터치(횟수)			덤벨 쓰러스터(횟수)		
	초급	중급	상급	초급	중급	상급	초급	중급	상급	초급	중급	상급
횟수	5 10	15 20	25 30	5 10	15 20	25 30	5 10	15 20	25 30	5 10	15 20	25 30
1 세트	☐☐	☐☐	☐☐	☐☐	☐☐	☐☐	☐☐	☐☐	☐☐	☐☐	☐☐	☐☐
2 세트	☐☐	☐☐	☐☐	☐☐	☐☐	☐☐	☐☐	☐☐	☐☐	☐☐	☐☐	☐☐
3 세트	☐☐	☐☐	☐☐	☐☐	☐☐	☐☐	☐☐	☐☐	☐☐	☐☐	☐☐	☐☐
4 세트	☐☐	☐☐	☐☐	☐☐	☐☐	☐☐	☐☐	☐☐	☐☐	☐☐	☐☐	☐☐

◉ 오늘 운동에 대한 한 줄 평:

day 2   월 /   일 /

2일 차 운동 별점 ☆☆☆☆☆

수준	할로우 바디 푸시업(횟수)			힙 익스텐션(횟수)			크로스 토 터치(횟수)			덤벨 쓰러스터(횟수)		
	초급	중급	상급	초급	중급	상급	초급	중급	상급	초급	중급	상급
횟수	5 10	15 20	25 30	5 10	15 20	25 30	5 10	15 20	25 30	5 10	15 20	25 30
1 세트	☐☐	☐☐	☐☐	☐☐	☐☐	☐☐	☐☐	☐☐	☐☐	☐☐	☐☐	☐☐
2 세트	☐☐	☐☐	☐☐	☐☐	☐☐	☐☐	☐☐	☐☐	☐☐	☐☐	☐☐	☐☐
3 세트	☐☐	☐☐	☐☐	☐☐	☐☐	☐☐	☐☐	☐☐	☐☐	☐☐	☐☐	☐☐
4 세트	☐☐	☐☐	☐☐	☐☐	☐☐	☐☐	☐☐	☐☐	☐☐	☐☐	☐☐	☐☐

◉ 오늘 운동에 대한 한 줄 평:

day 3   월 /   일 /

3일 차 운동 별점 ☆☆☆☆☆

수준	할로우 바디 푸시업(횟수)			힙 익스텐션(횟수)			크로스 토 터치(횟수)			덤벨 쓰러스터(횟수)		
	초급	중급	상급	초급	중급	상급	초급	중급	상급	초급	중급	상급
횟수	5 10	15 20	25 30	5 10	15 20	25 30	5 10	15 20	25 30	5 10	15 20	25 30
1 세트	☐☐	☐☐	☐☐	☐☐	☐☐	☐☐	☐☐	☐☐	☐☐	☐☐	☐☐	☐☐
2 세트	☐☐	☐☐	☐☐	☐☐	☐☐	☐☐	☐☐	☐☐	☐☐	☐☐	☐☐	☐☐
3 세트	☐☐	☐☐	☐☐	☐☐	☐☐	☐☐	☐☐	☐☐	☐☐	☐☐	☐☐	☐☐
4 세트	☐☐	☐☐	☐☐	☐☐	☐☐	☐☐	☐☐	☐☐	☐☐	☐☐	☐☐	☐☐

◉ 오늘 운동에 대한 한 줄 평:

day 4   월 /   일 /

4일 차 운동 별점 ☆☆☆☆☆

수준	할로우 바디 푸시업(횟수)			힙 익스텐션(횟수)			크로스 토 터치(횟수)			덤벨 쓰러스터(횟수)		
	초급	중급	상급	초급	중급	상급	초급	중급	상급	초급	중급	상급
횟수	5 10	15 20	25 30	5 10	15 20	25 30	5 10	15 20	25 30	5 10	15 20	25 30
1 세트	☐☐	☐☐	☐☐	☐☐	☐☐	☐☐	☐☐	☐☐	☐☐	☐☐	☐☐	☐☐
2 세트	☐☐	☐☐	☐☐	☐☐	☐☐	☐☐	☐☐	☐☐	☐☐	☐☐	☐☐	☐☐
3 세트	☐☐	☐☐	☐☐	☐☐	☐☐	☐☐	☐☐	☐☐	☐☐	☐☐	☐☐	☐☐
4 세트	☐☐	☐☐	☐☐	☐☐	☐☐	☐☐	☐☐	☐☐	☐☐	☐☐	☐☐	☐☐

◉ 오늘 운동에 대한 한 줄 평:

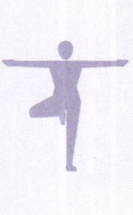

14 weeks 단단 프로젝트

지금은 뿌리를 내리는 시간! 보이지 않아도 계속해서 자라고 있다!

- 모죽 스토리, 뿌리 깊은 당신의 성장
- 근력 운동이 키 성장을 방해한다?
- 근육과 건, 부상 없이 단단해지는 길

- ☑ 아놀드 프레스 Arnold Press
- ☑ 고블릿 스쾃 Goblet Squat
- ☑ 플랭크 점핑 잭 Plank Jumping Jack
- ☑ 덤벨 스내치 Dumbbell Snatch

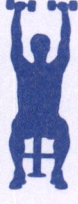

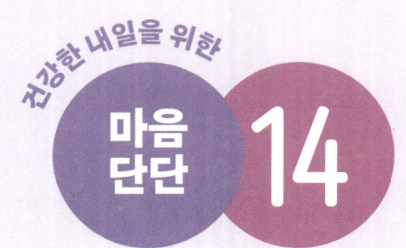

14 모죽 스토리, 뿌리 깊은 당신의 성장

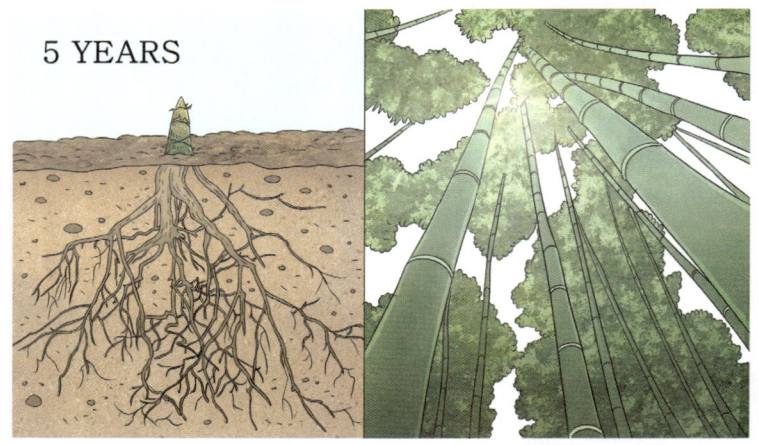

　대나무의 한 종류인 모죽(母竹)은 씨를 뿌린 후 5년 동안 겉으로는 전혀 자라지 않는 것처럼 보인다. 그렇기에 처음에는 정성을 다해 가꾸지만, 이내 곧 실망하며 가꾸기를 포기한다. 그러나 이 시기에 모죽은 땅속에서 치열하게 뿌리를 뻗으며 자신의 기반을 다지고 있다. 이후 수년간 뿌리를 다진 모죽은 하루에 80cm씩 자라며 단기간에 30m 가까이 성장한다. 이는 단순한 식물의 특성을 넘어 '겉으로는 보이지 않는 시간 속에 진짜 성장이 있다.'라는 삶의 중요한 메시지를 전달해 준다.

　우리의 삶 역시 모죽과 다르지 않다. 목표를 세우고 노력해도 눈에 띄는 변화가 없으면 결국 지치게 된다. 특히 운동이나 공부 등을 하는 과정에서 성과가 없다는 이유로 스스로를 의심한다. 그러나 이 모든 노력은 단단한 뿌리를 내리는 시간이다. 운동은 눈에 띄는 근육보다 관절의 안정성과 심폐 기능을 먼저 변화시키며, 공부는 당장의 성적보다는 사고력과 집중력을 천천히 강화시킨다. 이렇듯 중요한 것은 이 과정을 견디며, '나는 오늘도 성장하고 있다.'라는 믿음을 잃지 않는 것이다.

　우리에게 필요한 것은 조급함이 아닌 인내심이다. 오늘도 자신의 자리를 묵묵히 지키며 뿌리를 내리는 사람만이 내일 더 높은 위치에 오를 수 있다. 혹시 지금의 노력이 아무 의미도 없어 보인다면 스스로에게 질문해 보자. '나는 지금 어디에 뿌리를 내리고 있는가?' 이 질문에 진심으로 답할 수 있다면, 이미 성장의 길 위에 올라가 있는 것이다. 오늘도 조용히, 또 단단하게 성장하는 당신을 응원한다.

마음 단단 첵!

모죽을 통해 우리는 두 가지 가치를 배울 수 있다.
하나는 진정한 가치를 알지 못하면 제대로 성장할 수 없다는 것,
또 하나는 꾸준한 노력과 단단한 밑바탕만이 높은 성장을 이룰 수 있다는 것이다.

오랫동안 노력했음에도 불구하고 눈에 보이는 결과가 없었던 경험을 떠올려 본 뒤, 그 시기를 어떻게 견뎌냈는지, 이후에는 어떤 변화가 있었는지 작성해 보자.

_____

_____

_____

현재 나의 목표는 무엇이며, 목표를 이루기 위해 무엇을 하고 있는지, 또 10년 후 어떤 모습이 되어 있을 것인지 작성해 보자.

현재 내 목표는?	목표를 이루기 위해 나는?	10년 후 내 모습은?

✓ 성장을 위해 천천히 뿌리를 내리고 있는 당신! 곧 작은 새싹이 피어나기 시작할 거예요!

모죽처럼 자라는 다섯 가지 실천 TIP!

모죽 스토리	실천 팁
모죽은 5년 동안 자라지 않지만 매일 물을 먹는다.	작은 실천도 매일 하자.
5년간 자라지 않는다고 포기하면, 이후 30m 성장할 기회를 놓친다.	성과가 없다고 절대로 중단하지 말자.
흙 속에서 자라는 건 뿌리, 즉 보이지 않아도 '있는 것'이다.	하루를 기록하고 자라지 않는 것처럼 느껴질 때는 그동안의 기록을 보고 용기를 얻자.
모죽은 5년간 아무 변화가 없어도 스스로를 믿는다.	남과 비교하지 말고 어제의 나와 비교하자.
5년이 지나면 하루에 80cm씩 성장하여 6주 만에 30m까지 뻗는다.	작은 실천이 쌓이면 언젠가 '폭발'이 온다는 걸 상상하며 믿자.

근력 운동이 키 성장을 방해한다?

건강한 성장을 위한 **지식 단단** 27

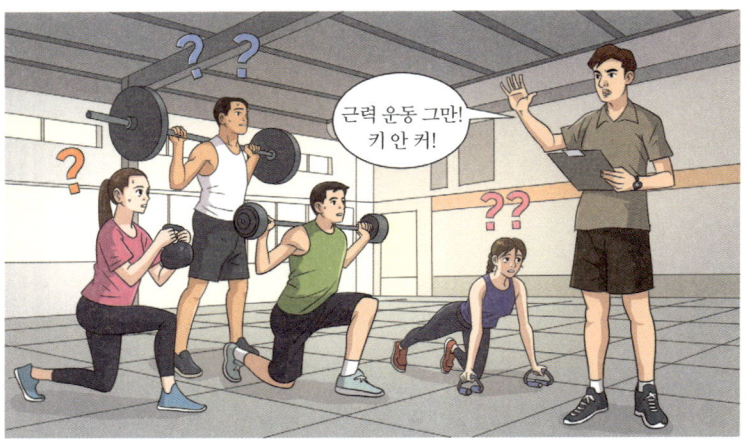

근력 운동을 하면 성장을 방해하여 키가 자라지 않는다는 말이 있다. 하지만 이는 잘못된 상식으로, 근력 운동은 성장 발달에 긍정적인 영향을 미친다. 키는 주로 유전적 요인과 환경적 요인에 의해 결정된다. 여기서 근력 운동은 환경적 요인으로 작용하는데, 성장기에는 적절한 근력 운동이 오히려 성장 호르몬의 분비를 촉진하고, 뼈와 근육의 균형 잡힌 발달을 돕는다. 따라서 '근력 운동을 하면 키가 안 크고, 역도나 체조 같은 운동을 하면 키가 작아진다.'라는 말은 단순한 오해일 뿐이다.

근력 운동에 대한 오해는 운동 종목에 대한 편견에서 비롯된다. 우리가 TV에서 자주 보는 역도, 레슬링, 체조 선수들은 대부분이 키가 작고, 농구나 배구 선수들은 키가 크다. 하지만 이는 각 운동 종목의 특성에 의한 결과일 뿐, 근력 운동이 키 성장에 부정적인 영향을 미친다는 뜻은 아니다. 그저 농구와 배구에서는 키가 큰 선수가 유리한 것이며, 체조에서는 회전 동작과 속도가 중요해 상대적으로 작은 체구의 선수가 유리한 것일 뿐이다.

적당한 근력 운동은 성장 호르몬 분비를 촉진시키며, 골격계 자극을 통해 성장판을 자극하고, 근력을 강화시켜 균형 잡힌 신체 발달을 돕는다. 또한 정서적 안정과 더불어 스트레스 감소를 통해 수면의 질을 향상시키는 데에도 많은 도움을 준다. 따라서 결과적으로 근력 운동은 키 성장에 악영향을 미치지 않으며, 오히려 건강한 성장 환경을 만들어 준다.

근력 운동과 키 성장에 대한 오해와 진실

오해	진실
근력 운동을 하면 키가 안 큰다.	근력 운동은 성장 발달에 도움이 된다.
역도나 체조 같은 운동을 하면 키가 작아진다.	키는 주로 유전적·환경적 요인에 영향을 받는다.
웨이트 트레이닝은 성장판을 손상시키는 등 성장 발달에 부정적인 영향을 미친다.	적절한 강도의 웨이트 트레이닝은 성장 호르몬 분비를 촉진시킨다.

키 성장에 영향을 미치는 요인

유전적 요인	환경적 요인
60%	40%
- 부모의 키 - 가족력 - 유전자 - 골격 구조 - 성장 패턴	- 영양 상태 - 수면 습관 - 운동 - 질병 - 스트레스

근력 운동이 키 성장에 미치는 영향

근력 운동 → 활동 에너지 소비 증가 / 골격계 자극 / 근력 강화 / 정서적 안정 → 성장 호르몬 분비 촉진 / 골밀도 증가, 성장판 자극 / 체형 안정, 자세 개선 / 스트레스 감소, 수면 질 향상

지식 단단 첵!

다음 중 근력 운동과 키 성장에 대한 설명으로 가장 올바른 것은?

 근력 운동은 뼈에 무리를 줘 키 성장을 방해한다.

 근력 운동을 많이 하면 성장판이 닫혀 키가 멈춘다.

 근력 운동은 신체 환경을 개선하여 키 성장에 도움을 줄 수 있다.

 키 성장에는 유전적 요인만이 영향을 미친다.

건강한
성장을
위한

지식
단단

28

근육과 건, 부상 없이 단단해지는 길

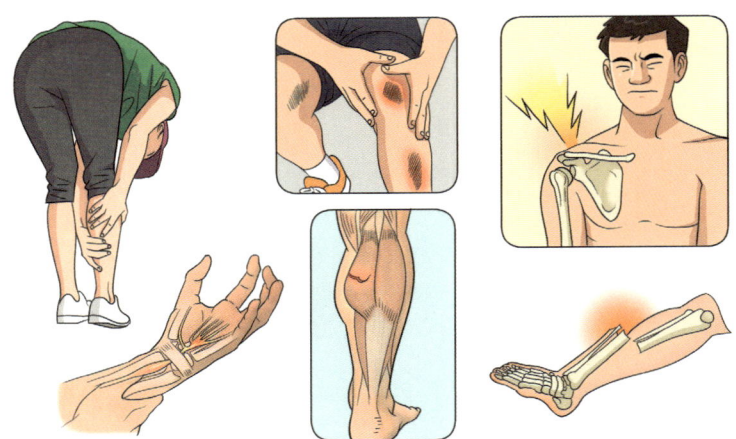

　근육과 건(힘줄)은 우리가 걷고 달리고, 물건을 들 수 있게 해 주는 신체의 중요한 구조 중 하나이다. 근육은 수축과 이완을 통해 힘을 만들어 내고, 건은 바로 이 힘을 뼈로 전달하여 움직임을 완성시킨다. 하지만 운동을 하다 보면 이 소중한 구조들이 손상되어 부상을 입기도 한다.

　가장 흔한 부상은 근육통이다. 그중 낯선 동작이나 평소보다 강한 강도로 운동할 때 자주 나타나는 '지연성 근육통(DOMS, Delayed Onset Muscle Soreness)'은 보통 운동 후 하루나 이틀 뒤에 나타나며 자연스럽게 회복된다. 하지만 통증이 너무 심하거나 오래 지속된다면 단순한 근육통이 아닌 근육 좌상일 수도 있다. 근육 좌상은 근육에 무리한 힘이 가해져 근육 섬유의 일부가 찢어지는 부상으로, 갑작스러운 방향 전환이나 스트레칭 부족으로 발생한다. 한편 건 부상도 흔하게 발생한다. 건은 근육과 뼈를 연결하는 조직으로, 반복 사용하거나 잘못된 자세로 인해 염증이나 파열이 발생해 통증을 일으킨다. 특히 건은 혈류가 적어 회복이 느리기 때문에 더욱더 주의가 필요하다.

　이러한 부상을 예방하려면 운동 전 충분한 준비 운동과 스트레칭이 꼭 필요하다. 또한 운동 강도는 천천히 높여야 하며, 몸이 보내는 통증 신호를 무시하지 않아야 한다. 그리고 가장 중요한 것은 운동 후 회복 시간을 운동의 일부로 인식하는 것이다. 건강한 신체는 내 몸을 돌보는 작은 습관에서부터 시작되기 때문이다.

근육과 건의 부상

구분	설명	발생 원인	증상	회복 방법
근육통	운동 후 12~48시간 사이에 나타나는 통증 (지연성 근육통)	익숙하지 않은 운동, 강도 높은 운동	뻐근하고 무거운 느낌, 움직임 제한은 없음	휴식, 가벼운 스트레칭, 온찜질
근육 좌상	근육 섬유 일부가 늘어나거나 부분적으로 찢어진 상태	갑작스러운 움직임, 불충분한 준비 운동	욱신거리는 통증, 움직일 때 불편함	냉찜질, 휴식, 압박, 점진적 스트레칭
근육 파열	근육이 크게 또는 완전히 끊어진 상태	과도한 부하, 강한 충격	극심한 통증, 붓기, 멍, 기능 저하	즉시 냉찜질, 의료적 처치 필요
건염	힘줄(건)에 염증이 생긴 상태 예) 아킬레스건염, 테니스 엘보	반복적인 움직임, 지속적인 과사용	국소 부위 통증, 움직일 때 뻣뻣함	휴식, 냉찜질, 스트레칭, 물리 치료
건 파열	건이 부분적으로 또는 완전히 끊어진 상태	강한 외부 충격, 심한 과부하	갑작스러운 통증, 멍, 기능 상실	응급 처치, 수술 필요, 재활 치료 병행

근육과 건 부상의 예방법

근육통
- 운동 전 가벼운 준비 운동
- 점진적인 운동 강도 증가
- 운동 후 가벼운 스트레칭
- 충분한 수분 섭취 및 수면

근육 파열
- 운동 전 충분한 준비 운동
- 피로 누적 시 무리한 운동 지양
- 순간적인 움직임 지양
- 회복과 휴식도 운동의 일부로 인식

건 부상
- 반복적인 동작 전 충분한 준비 운동
- 운동 시 올바른 자세 유지
- 통증 부위 사용 금지
- 충분한 휴식과 회복 시간 확보

지식 단단 첵!

다음 중 근육과 건의 부상에 관한 설명으로 틀린 것은?

 낯선 운동 동작이나 평소보다 강한 강도로 운동할 때 주로 근육통이 발생한다.

 지연성 근육통은 보통 운동 후 하루나 이틀 뒤에 나타나며 자연스럽게 회복된다.

 건 파열은 강한 충격이나 과부하로 인해 건이 부분적 또는 완전히 끊어지는 부상이다.

 건에는 혈류량이 많기 때문에 건의 부상은 근육의 부상보다 회복이 빠르다.

14 weeks — Arnold Press

53 몸 단단

아놀드 프레스

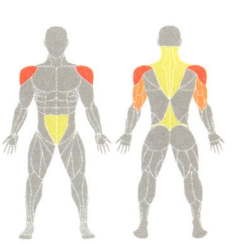

설명 영화배우 아놀드 슈왈제네거(Arnold Schwarzenegger)가 개발한 어깨 운동으로, 전면 삼각근과 측면 삼각근을 집중적으로 단련하는 운동이다.

운동 부위 어깨세모근(삼각근), 위팔세갈래근(상완삼두근), 등세모근(승모근)

특징 한 번의 운동으로 어깨의 전면, 후면, 측면을 모두 단련할 수 있다.

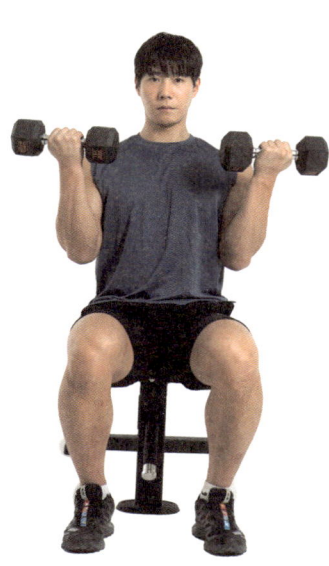

1 발을 어깨너비로 벌려 벤치에 앉은 후, 손등이 정면을 향하도록 양손으로 덤벨을 잡는다. 이때 복부에 힘을 주고 허리는 곧게 편다.

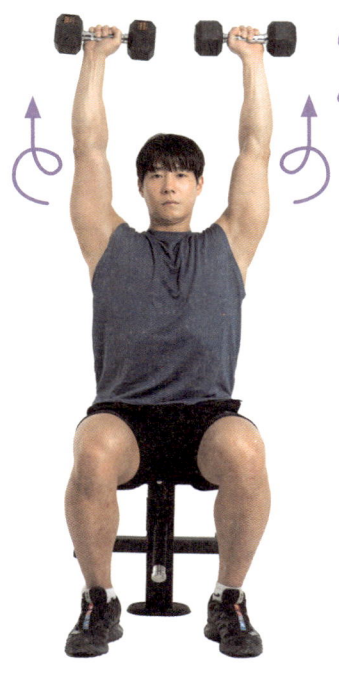

2 손목을 회전시키면서 덤벨을 어깨 위로 들어 올린다. 이때 덤벨이 정수리 위쪽에 위치하여야 하며, 손바닥이 정면을 향하도록 한다.

 주의!

손목과 팔꿈치 수직
덤벨을 내릴 때 팔꿈치가 안으로 모이거나 뒤로 빠지면 부상 위험이 높아진다.

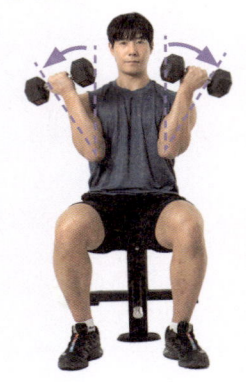

난이도 UP

바이셉스 컬 & 아놀드 프레스
두 동작을 연결해서 운동하면 위팔과 어깨 근육을 동시에 효과적으로 단련할 수 있다.

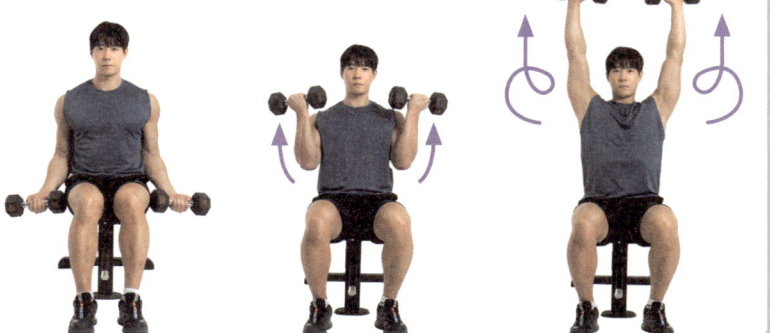

14 weeks — Goblet Squat

54 몸 단단

고블릿 스쾃

설명   덤벨을 와인 잔 들 듯 받쳐 들고 스쾃 동작을 수행하는 하체 운동이다.
운동 부위   큰볼기근(대둔근), 넙다리근(대퇴근), 척주세움근(척주기립근)
특징   체중을 효과적으로 분배해 허리와 무릎의 부담을 줄여준다.

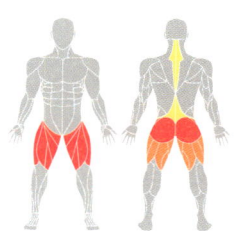

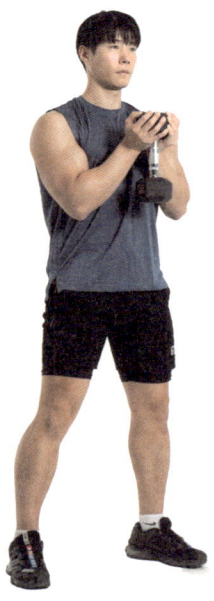

1 양발을 어깨너비로 벌린 후, 덤벨의 윗부분을 손바닥으로 받쳐 잡고 팔꿈치를 몸에 붙인다.

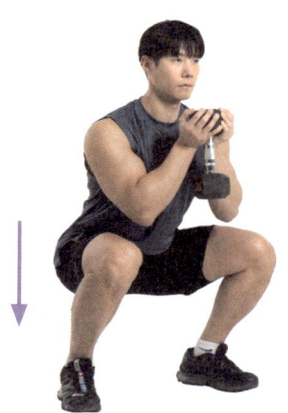

2 상체를 수직으로 유지한 채 허벅지 부위가 지면과 수평이 되도록 무릎을 천천히 굽힌다.

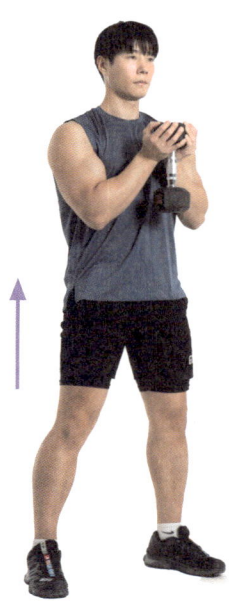

3 엉덩이와 넙다리네갈래근의 힘을 활용하여 발바닥으로 지면을 밀면서 일어난다.

상체와 허리 각도
상체를 너무 앞으로 숙이거나 엉덩이를 뒤로 과하게 빼면 허리에 부담을 줄 수 있으므로 주의한다.

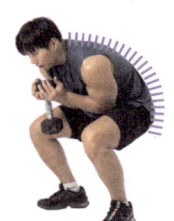
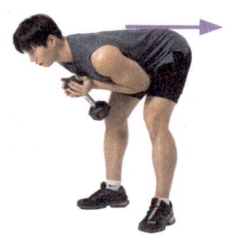

난이도 UP

스쾃 & 메디신 볼 던지기
스쾃 동작과 메디신 볼 던지기 동작을 합친 운동으로, 하체 및 상체 근력을 동시에 효과적으로 단련할 수 있다.

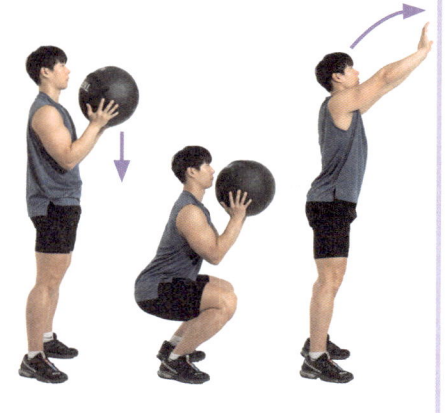

Chapter 4 | 새로운 나를 만나는 시간

14 weeks

Plank Jumping Jack

55 몸 단단

플랭크 점핑 잭

설명	플랭크 동작과 점핑 잭 동작을 결합한 고강도 전신 운동이다.
운동 부위	배가로근(복횡근), 배빗근(복사근), 볼기근(둔근), 척주세움근(척주기립근)
특징	심폐 지구력 향상과 유연성 증진에 도움이 된다.

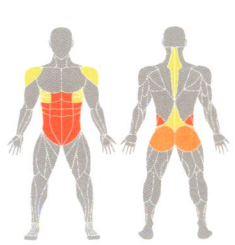

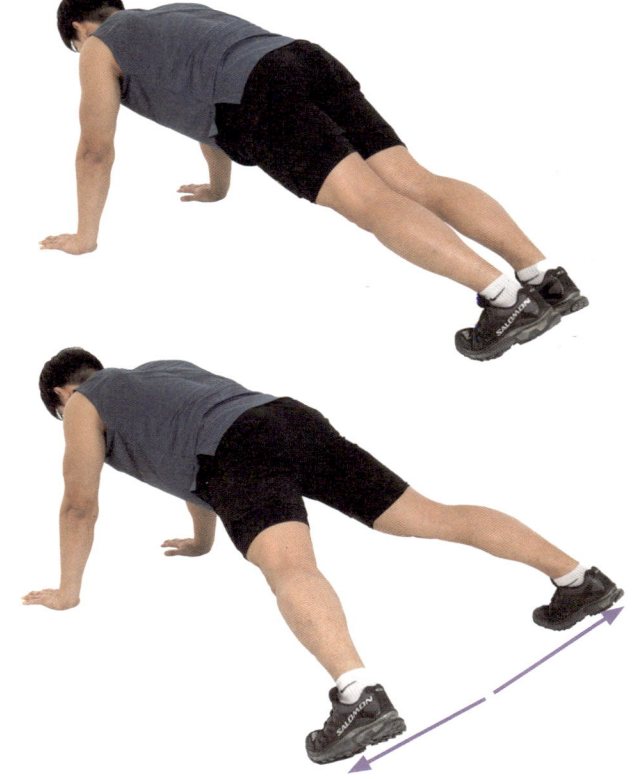

1
양손을 어깨너비로 벌린 후, 바닥을 짚는다. 이때 복부에 힘을 주어 발끝부터 어깨까지 일직선 형태를 만든다.

2
상체 자세를 유지한 채, 다리를 넓혔다가 다시 모으는 동작을 반복한다. 이때 엉덩이가 아래로 처지거나 위로 솟지 않도록 주의한다.

엉덩이 높이
엉덩이를 높게 들면 복부에 힘이 들어가지 않으므로, 엉덩이를 어깨와 발과 일직선이 되도록 유지한 상태에서 점핑 잭을 수행한다.

다양하게 즐기기

손 위치 바꾸기
손의 위치를 어깨보다 위로 짚으면 난이도가 높아지고, 아래로 짚으면 쉬워진다.

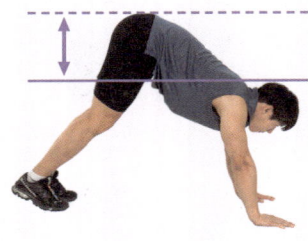

14 weeks — Dumbbell Snatch

56 몸 단단

덤벨 스내치

- **설명**: 폭발적인 힘을 사용하여 바닥에 있는 덤벨을 머리 위로 올리는 전신 운동이다.
- **운동 부위**: 볼기근(둔근), 넙다리네갈래근(대퇴사두근), 어깨세모근(삼각근)
- **특징**: 신체의 좌우 균형과 안정성 향상에 효과적이다.

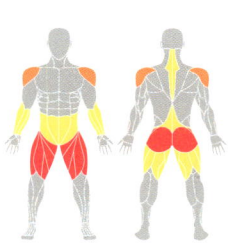

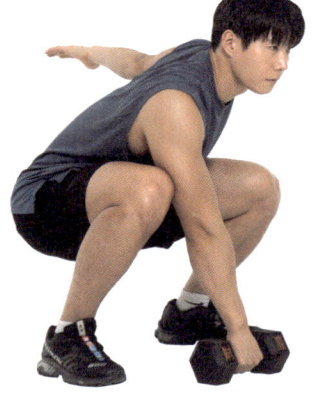

1 양발을 어깨너비로 벌린 상태에서 덤벨을 다리 사이에 둔 뒤, 무릎을 살짝 구부려 덤벨을 잡는다.

 주의!

반대 손의 위치
덤벨을 들어 올릴 때 반대쪽 손이나 팔꿈치를 무릎에 올려 힘을 쓰게 되면 힘이 분산되어 운동 효과가 떨어진다.

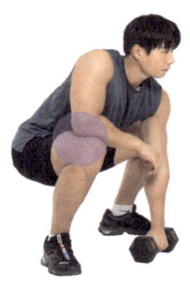

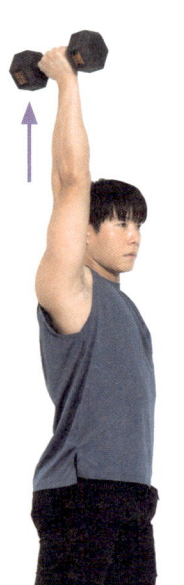

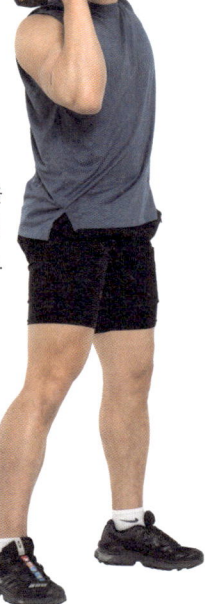

2 발로 바닥을 밀어내며 힘차게 덤벨을 들어 올린 후, 덤벨이 무릎을 지날 때 고관절을 펴면서 과감하게 일어난다.

다양하게 즐기기

힌지 포지션
무릎을 적게 굽혀 덤벨 스내치를 수행하는 방식으로, 넙다리두갈래근과 척주세움근을 많이 사용한다.

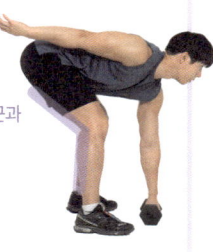

스쿼트 포지션
스쿼트 자세에서 덤벨 스내치를 수행하는 방식으로, 넙다리네갈래근을 더 많이 활용한다.

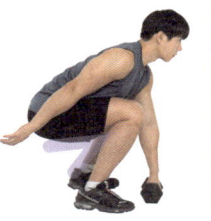

3 팔꿈치를 굽혀 덤벨을 몸에 가까이 붙이고, 어깨 위를 통과할 때 재빨리 머리 위로 올려 균형을 잡는다.

몸 단단 체크

14주 차 운동

14주 차 절성 단계, 어떤 운동을 얼마나 열심히 하였는지 기록해 봅시다.

---

day 1　　월 /　　일 /

1일 차 운동 별점 ☆☆☆☆☆

수준	아놀드 프레스(횟수)			고블릿 스쾃(횟수)			플랭크 점핑 잭(횟수)			덤벨 스내치(횟수)		
	초급	중급	상급	초급	중급	상급	초급	중급	상급	초급	중급	상급
횟수	5　10	15　20	25　30	5　10	15　20	25　30	5　10	15　20	25　30	5　10	15　20	25　30
1세트	☐☐	☐☐	☐☐	☐☐	☐☐	☐☐	☐☐	☐☐	☐☐	☐☐	☐☐	☐☐
2세트	☐☐	☐☐	☐☐	☐☐	☐☐	☐☐	☐☐	☐☐	☐☐	☐☐	☐☐	☐☐
3세트	☐☐	☐☐	☐☐	☐☐	☐☐	☐☐	☐☐	☐☐	☐☐	☐☐	☐☐	☐☐
4세트	☐☐	☐☐	☐☐	☐☐	☐☐	☐☐	☐☐	☐☐	☐☐	☐☐	☐☐	☐☐

⊙ 오늘 운동에 대한 한 줄 평:

---

day 2　　월 /　　일 /

2일 차 운동 별점 ☆☆☆☆☆

수준	아놀드 프레스(횟수)			고블릿 스쾃(횟수)			플랭크 점핑 잭(횟수)			덤벨 스내치(횟수)		
	초급	중급	상급	초급	중급	상급	초급	중급	상급	초급	중급	상급
횟수	5　10	15　20	25　30	5　10	15　20	25　30	5　10	15　20	25　30	5　10	15　20	25　30
1세트	☐☐	☐☐	☐☐	☐☐	☐☐	☐☐	☐☐	☐☐	☐☐	☐☐	☐☐	☐☐
2세트	☐☐	☐☐	☐☐	☐☐	☐☐	☐☐	☐☐	☐☐	☐☐	☐☐	☐☐	☐☐
3세트	☐☐	☐☐	☐☐	☐☐	☐☐	☐☐	☐☐	☐☐	☐☐	☐☐	☐☐	☐☐
4세트	☐☐	☐☐	☐☐	☐☐	☐☐	☐☐	☐☐	☐☐	☐☐	☐☐	☐☐	☐☐

⊙ 오늘 운동에 대한 한 줄 평:

---

day 3　　월 /　　일 /

3일 차 운동 별점 ☆☆☆☆☆

수준	아놀드 프레스(횟수)			고블릿 스쾃(횟수)			플랭크 점핑 잭(횟수)			덤벨 스내치(횟수)		
	초급	중급	상급	초급	중급	상급	초급	중급	상급	초급	중급	상급
횟수	5　10	15　20	25　30	5　10	15　20	25　30	5　10	15　20	25　30	5　10	15　20	25　30
1세트	☐☐	☐☐	☐☐	☐☐	☐☐	☐☐	☐☐	☐☐	☐☐	☐☐	☐☐	☐☐
2세트	☐☐	☐☐	☐☐	☐☐	☐☐	☐☐	☐☐	☐☐	☐☐	☐☐	☐☐	☐☐
3세트	☐☐	☐☐	☐☐	☐☐	☐☐	☐☐	☐☐	☐☐	☐☐	☐☐	☐☐	☐☐
4세트	☐☐	☐☐	☐☐	☐☐	☐☐	☐☐	☐☐	☐☐	☐☐	☐☐	☐☐	☐☐

⊙ 오늘 운동에 대한 한 줄 평:

---

day 4　　월 /　　일 /

4일 차 운동 별점 ☆☆☆☆☆

수준	아놀드 프레스(횟수)			고블릿 스쾃(횟수)			플랭크 점핑 잭(횟수)			덤벨 스내치(횟수)		
	초급	중급	상급	초급	중급	상급	초급	중급	상급	초급	중급	상급
횟수	5　10	15　20	25　30	5　10	15　20	25　30	5　10	15　20	25　30	5　10	15　20	25　30
1세트	☐☐	☐☐	☐☐	☐☐	☐☐	☐☐	☐☐	☐☐	☐☐	☐☐	☐☐	☐☐
2세트	☐☐	☐☐	☐☐	☐☐	☐☐	☐☐	☐☐	☐☐	☐☐	☐☐	☐☐	☐☐
3세트	☐☐	☐☐	☐☐	☐☐	☐☐	☐☐	☐☐	☐☐	☐☐	☐☐	☐☐	☐☐
4세트	☐☐	☐☐	☐☐	☐☐	☐☐	☐☐	☐☐	☐☐	☐☐	☐☐	☐☐	☐☐

⊙ 오늘 운동에 대한 한 줄 평:

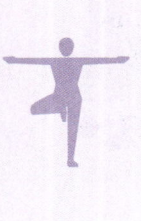

15 weeks 단단 프로젝트

1만 시간의 법칙, 오늘도 실천하는 내가 진짜 고수이다!

- 성공으로 가는 1만 시간의 법칙
- 종합 선물 세트, 서킷 트레이닝
- 이제는 크로스핏

- ☑ 덤벨 로우 Dumbbell Row
- ☑ 케틀벨 스윙 Kettlebell Swing
- ☑ 브이 업 V-up
- ☑ 맨 메이커 Man Maker

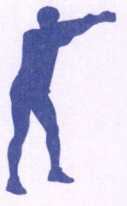

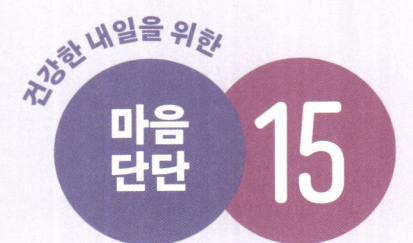

성공으로 가는 1만 시간의 법칙

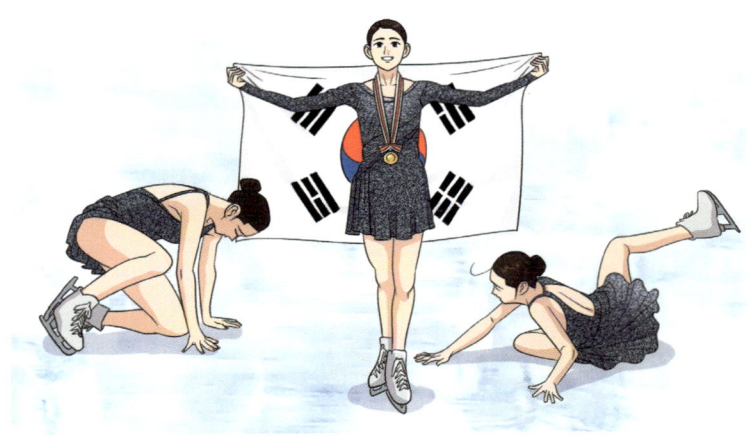

'1만 시간의 법칙'은 스웨덴 출신의 심리학자인 안데르스 에릭슨(Anders Ericsson)이 발표한 개념으로, 특정 분야의 전문가가 되기 위해서는 최소 1만 시간의 훈련과 노력이 필요하다는 내용을 담고 있다. 이는 하루 3시간씩 투자할 경우 약 10년, 하루 10시간씩 투자할 경우 약 3년에 달하는 시간이다. 이 개념은 이후 캐나다 출신의 작가인 말콤 글래드웰(Malcolm Gladwell)의 저서 〈아웃라이어〉를 통해 대중적으로 알려지게 되었다. 당시 성공을 1만 시간으로 수치화했다는 점과 재능 뒤에 숨어 있던 반복적인 실천과 노력을 상기시켜 준다는 점에서 큰 주목을 받았다.

물론 최근에는 단순히 1만 시간의 투자보다는 개인의 타고난 재능이나 성장 배경, 훈련 환경 등 다양한 외적 요인이 결과에 영향을 미친다는 분석이 많다. 하지만 분명한 사실은 아무리 좋은 재능을 가지고 있더라도 그것을 개발하고 다듬는 '실천' 없이는 결코 좋은 결과로 이어지지 않는다는 것이다. 이는 성공한 운동선수들의 사례를 보면 알 수 있다. 같은 동작을 수천 번 반복하며 몸에 각인시키는 과정, 그리고 이를 오랜 시간 지속한 습관과 실천이 그들을 정상의 자리로 이끌었기 때문이다.

결국 1만 시간의 법칙이 우리에게 주는 본질적인 교훈은 '과정의 힘'이다. 하루아침에 이뤄지는 성공은 없다. 목표를 향한 매일의 작은 실천이 쌓이고 축적되어 하나의 결과를 만들어 낸다. 즉 1만 시간은 단순한 시간의 누적이 아닌, 태도와 방향성, 그리고 삶의 자세를 뜻하는 것이다.

마음 단단 첵!

성공이란 하루아침에 이루어지는 것이 아니라, 매일의 작은 실천이 쌓여 이루어지는 것이다.
즉 1만 시간은 단순한 시간의 축적이 아닌, 목표를 향한 꾸준함과 노력의 상징이다.

1단계: 나를 돌아보기 – 성찰

1. 내가 지금 관심 있는 분야 또는 잘 하고 싶은 분야는 무엇인가요?
예) 농구, 피아노, 그림, 글쓰기 등
→ _____

2. 그 분야를 위해 지금까지 얼마만큼의 시간과 노력을 들였나요?
예) 주 2회, 하루 1시간씩 3개월 정도
→ _____

3. 그 분야에서 성과를 내기 위해 반복해서 훈련하고 있는 것은 무엇인가요?
→ _____

2단계: 나만의 실천 시간표 만들기

'1만 시간'에 도전하기 위해 내가 이번 주에 실천할 수 있는 계획은?

→ (너무 거창하지 않아도 좋아요! 현실적으로 작성해 봅시다.)

요일	실천할 내용	예상 소요 시간
월		
화		
수		
목		
금		
토		
일		

3단계: 나를 위한 실천 TIP!

1. '꾸준한 실천'을 위한 나만의 작은 팁 3가지 적기

1. _____
2. _____
3. _____

2. 지치거나 포기하고 싶을 때 용기를 주는 문장 만들기
예) 나는 매일 조금씩 성장하고 있다.

→ _____

건강한
성장을
위한

**지식
단단**

29

종합 선물 세트, 서킷 트레이닝

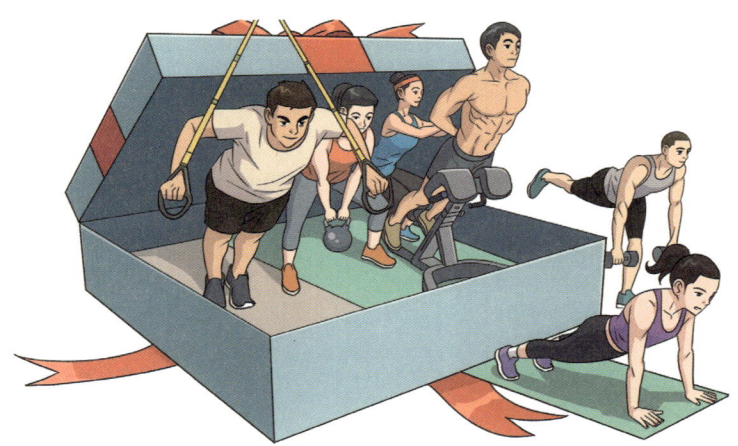

　서킷 트레이닝은 다양한 운동 동작을 정해진 순서에 따라 연속적으로 수행하는 운동으로, 근력 운동과 유산소 운동을 동시에 포함하는 복합 훈련이다. 일반적으로 6~10가지 동작을 짧은 시간 동안 순환하며 실시하고, 각 동작 간 휴식 시간을 최소화하여 운동 강도를 유지함으로써 근력 강화, 체지방 감소, 심폐 지구력 향상 등 다양한 운동 효과를 종합적으로 제공한다.

　서킷 트레이닝의 운동 방식은 크게 세 가지로 구분된다. 첫 번째는 '시간제한 서킷 트레이닝'으로, 정해진 시간 내 최대한 많은 반복 횟수를 수행하는 방식이다. 두 번째는 '경쟁 서킷 트레이닝'으로, 이전 라운드의 기록과 경쟁하며 자신의 한계를 넘어서도록 유도하는 방식이다. 마지막 세 번째는 '반복 서킷 트레이닝'으로, 여러 사람이 함께 운동할 경우 자신의 체력 수준에 따라 각기 다른 반복 횟수를 설정하여 수행하는 방식이다. 이처럼 서킷 트레이닝은 다양한 운동 방식을 통해 지루함 없이 운동 동기를 부여하여 운동을 지속할 수 있도록 돕는다.

　또한 서킷 트레이닝은 바벨이나 덤벨, 머신 등을 이용한 중량 운동은 물론, 맨몸 운동을 통해서도 신체 근력을 강화시킨다. 게다가 여러 동작을 연속적으로 수행하기 때문에 유산소 운동 효과와 함께 유연성, 민첩성, 순발력 등 다양한 체력 요소를 동시에 향상시킨다. 이처럼 서킷 트레이닝은 전신을 균형 있게 단련시키고, 시간 대비 높은 운동 효과를 얻을 수 있는 '종합 선물 세트'와 같은 운동이다.

서킷 트레이닝의 세 가지 운동 방식

구분	시간제한 서킷	경쟁 서킷	반복 서킷
방법	정해진 시간 내에 자신이 할 수 있는 최대한의 반복 횟수를 실시한다.	첫 세트에서 목표를 달성하지 못했다면 다음 세트에서 반복 횟수를 늘려 자신의 기록과 경쟁한다.	그룹 내 체력 수준에 따라서 각자에게 맞는 반복 횟수를 정하여 실시한다.
예	1분 동안 푸시업 최대한 많이 실시하기	1세트 20개 실패할 경우, 2세트 목표는 22개!	초보자는 10회, 중급자는 20회, 상급자는 30회

서킷 트레이닝 프로그램의 예

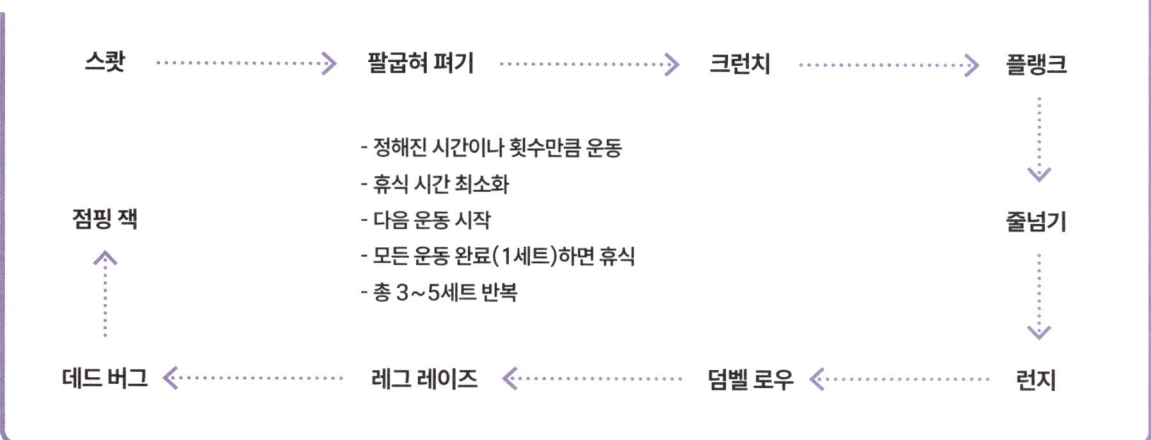

지식 단단 첵!

다음의 글에서 설명하고 있는 트레이닝의 종류는?

일반적으로 운동은 운동 사이에 휴식 시간이 주어지는데, 이 트레이닝은 휴식 없이 운동을 수행한다. 따라서 무산소성 운동임에도 불구하고 유산소 에너지 영역과 심폐 기능 향상을 도모한다. 또한 개개인의 체력에 맞춰 수행할 수 있다는 것이 매우 큰 장점이며, 자신에게 맞는 운동 종류를 선택할 수 있고, 운동 강도를 설정할 수 있기 때문에 개개인의 맞춤형 운동을 실시할 수도 있다.

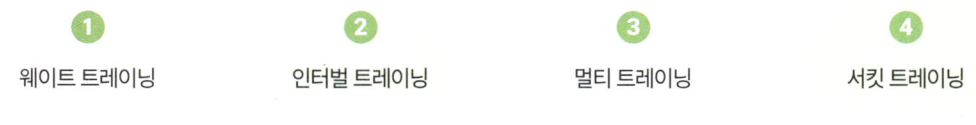

① 웨이트 트레이닝 ② 인터벌 트레이닝 ③ 멀티 트레이닝 ④ 서킷 트레이닝

이제는 크로스핏

건강한 성장을 위한 지식 단단 30

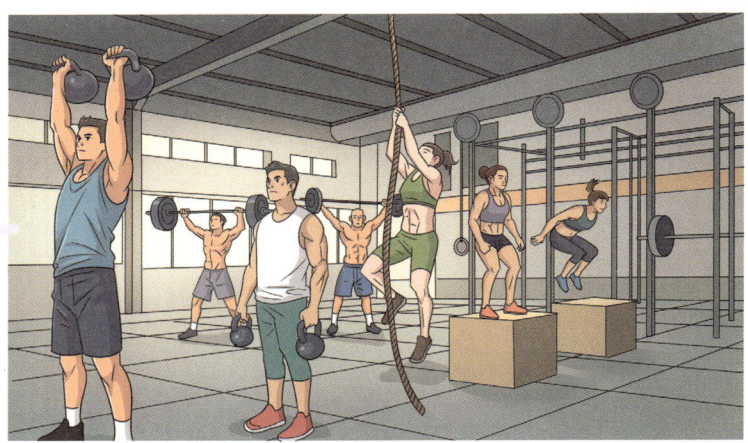

크로스핏은 미국의 그레그 글래스먼(Greg Glassman)이 창안한 운동이다. 글래스먼은 작은 창고 형태의 체육관을 개설하여 'Cross-Fit'이라는 이름을 붙였고, 이는 이후 하나의 고유 명사로 자리 잡아 세계적으로 통용되는 운동 브랜드가 되었다. 크로스핏은 다양한 운동 요소를 결합하여 전신의 균형 있는 발달을 추구하는 고강도 훈련으로, 특정 운동에 국한되지 않고 폭넓은 신체 능력 향상을 목표로 한다.

크로스핏은 심폐 지구력, 근력, 유연성, 협응성, 민첩성, 속도 등 총 10가지 신체 능력을 골고루 향상시키는 것을 목표로 하는 트레이닝이다. 이를 위해 기계 체조, 육상, 역도, 파워 리프팅 등 여러 운동 종목을 종합하여 운동 프로그램을 구성하며, 케틀벨, 메디신 볼, 우드 링, 로잉 머신, 로프 등의 다양한 도구를 활용한다. 훈련은 보통 '와드(W.O.D, Workout Of the Day, 오늘의 운동)'라는 이름으로 진행되는데, 매일 다른 프로그램을 수행하는 것이 일반적이며, 제한 시간 내 반복 수행하거나 정해진 반복 수를 빠르게 완료하는 등 다양한 방식으로 진행된다.

크로스핏의 또 다른 특징은 훈련이 단체 수업 형식으로 진행되어 참가자 간의 응원과 격려가 활발하게 이루어진다는 점이다. 다만 전신의 다양한 능력을 요구하며, 가동 범위가 넓고 무거운 중량 기구를 사용하는 동작이 많아 다른 운동에 비해 부상 위험이 높다. 따라서 반드시 자신의 체력 수준에 맞춰 실시해야 하며, 운동 시에는 전문가의 지도를 받는 것이 권장된다.

크로스핏의 특징

다양한 운동 혼합	특별한 장비 활용	와드(W.O.D, Workout Of the Day)	커뮤니티 중심
기계 체조, 육상, 역도, 파워 리프팅 등 다양한 종목을 종합하여 전신 발달을 유도한다.	케틀벨, 메디신 볼, 우드 링, 로잉 머신, 로프 등 다양한 장비를 활용하여 훈련을 진행한다.	'오늘의 운동'이라는 의미로, 매일 다른 운동 프로그램을 통해 다양한 체력 요소를 발달시킨다.	단체로 수업을 진행하며, 서로 격려하고 응원하는 독특한 커뮤니티 문화를 형성한다.

크로스핏이 발달시키는 10가지의 신체 능력

❶ 심폐 지구력
장시간 운동을 지속할 수 있는 심장과 폐의 능력

❷ 근력
최대한의 힘을 발휘할 수 있는 근육의 능력

❸ 유연성
관절의 가동 범위와 근육의 길이 변화 능력

❹ 협응성
여러 신체 부위를 조화롭게 움직일 수 있는 능력

❿ 균형 감각
자세를 안정적으로 유지할 수 있는 능력

크로스핏

❺ 민첩성
빠르게 방향을 전환하고 반응할 수 있는 능력

❾ 정확성
의도한 대로 정확하게 움직일 수 있는 능력

❽ 파워
단시간에 최대의 힘을 발휘할 수 있는 능력

❼ 스태미나
장시간 운동을 지속할 수 있는 근육의 지구력

❻ 속도
빠르게 움직일 수 있는 능력

지식 단단 책!

크로스핏에 참여하기 위한 체크 리스트를 작성해 보자.

현재 나의 체력과 운동 경험을 솔직하게 점검하고 평가하였는가?	☐
기본적인 움직임(스쾃, 푸시업, 데드 리프트, 플랭크 등)의 자세를 정확하게 익혔는가?	☐
운동에 적합한 복장과 개인 장비(운동화, 물통 등)를 준비하였는가?	☐
훈련 기록이나 속도에 신경을 쓰기보다는 동작의 정확성과 안전에 집중하였는가?	☐
다른 사람과 비교하지 않고 자신의 페이스에 맞춰 운동하였는가?	☐
운동 전후로 충분히 스트레칭하고 준비 및 정리 운동을 실천하였는가?	☐
운동 후 영양 섭취와 수면 등 신체 회복에도 신경 쓰고 있는가?	☐
함께 운동하는 사람들과 소통하고 응원하는 등 긍정적인 분위기를 즐기면서 실시하였는가?	☐

15 weeks — Dumbbell Row

57 몸 단단

덤벨 로우

설명   상체를 숙이고 덤벨을 들어 올려 등 근육을 강화하는 운동이다.
운동 부위   넓은등근(광배근), 등세모근(승모근), 후면 어깨세모근(삼각근)
특징   거북목 증후군과 같은 체형 교정 및 척추 정렬에도 효과적이다.

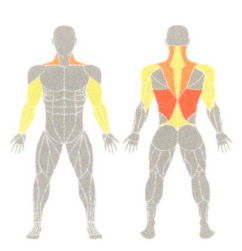

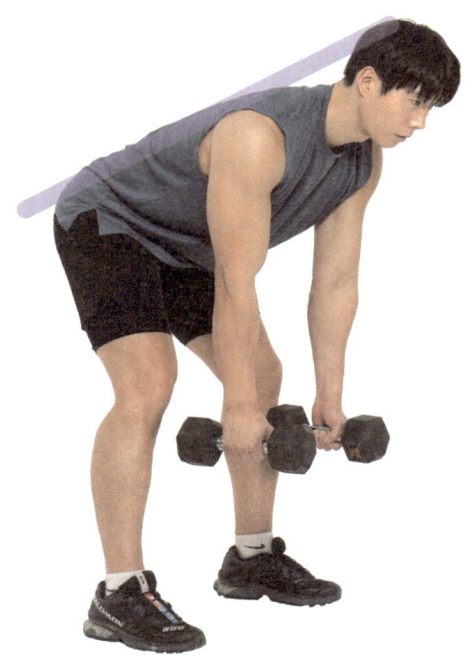

1 다리를 어깨너비로 벌리고 등을 곧게 편 상태에서 허리를 숙인 후, 손바닥이 서로 마주보도록 덤벨을 잡는다.

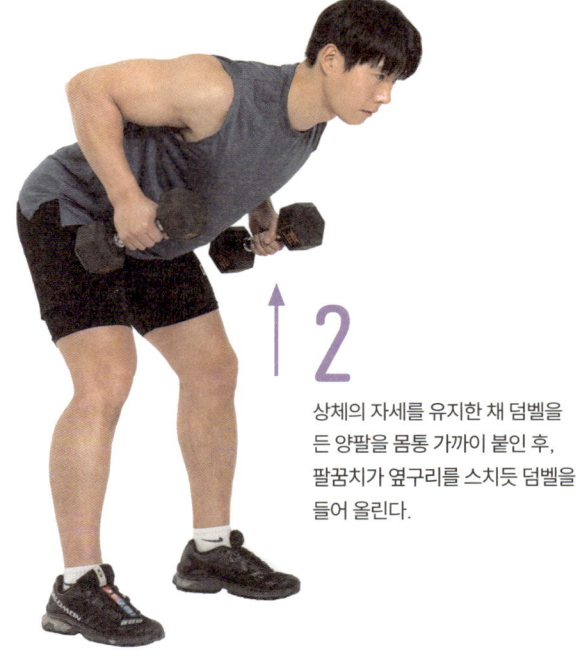

2 상체의 자세를 유지한 채 덤벨을 든 양팔을 몸통 가까이 붙인 후, 팔꿈치가 옆구리를 스치듯 덤벨을 들어 올린다.

상체의 각도
상체가 세워지면 등세모근의 자극이 커지고 넓은등근의 자극이 줄어들 수 있으므로, 상체와 지면이 평행이 되도록 숙인다.

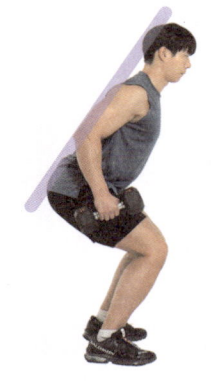

난이도 down

밴드 활용 로우
덤벨 대신 밴드를 사용하면 난이도 조절이 가능하다. 밴드를 밟고 양손으로 밴드를 잡은 상태에서 허리를 숙인 뒤, 팔꿈치를 몸통이 지나도록 당겨 준다.

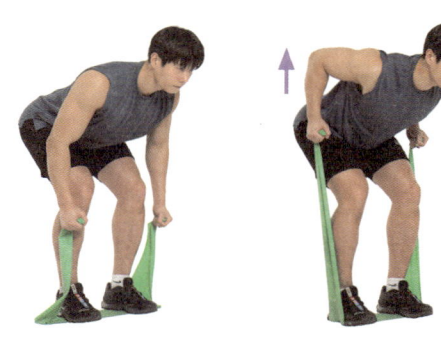

15 weeks

Kettlebell Swing

58 몸 단단

케틀벨 스윙

설명	케틀벨을 사용한 역동적인 동작으로 전신 근력을 강화하는 운동이다.
운동 부위	볼기근(둔근), 넙다리뒤근육(햄스트링), 척주세움근(척주기립근)
특징	엉덩 관절 주위의 근육을 강화하여 단단한 코어를 만들 수 있다.

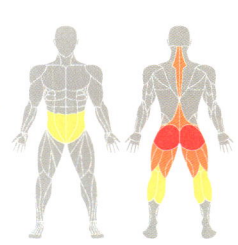

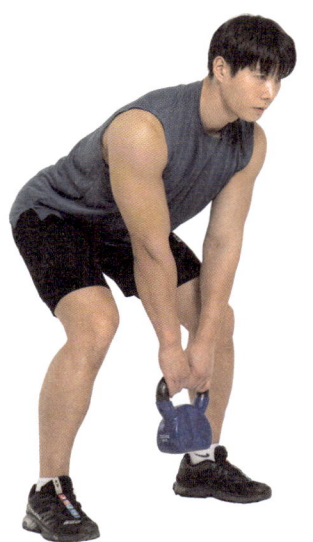

1 양발을 어깨너비로 벌린 후, 등을 곧게 편 상태에서 무릎을 살짝 굽혀 양손으로 케틀벨을 잡는다.

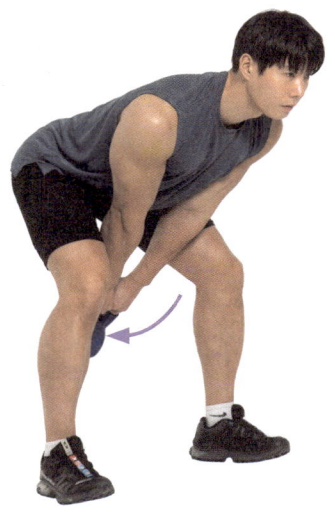

2 엉덩이를 뒤로 밀면서 상체를 숙이고, 케틀벨을 다리 뒤쪽으로 자연스럽게 보낸다.

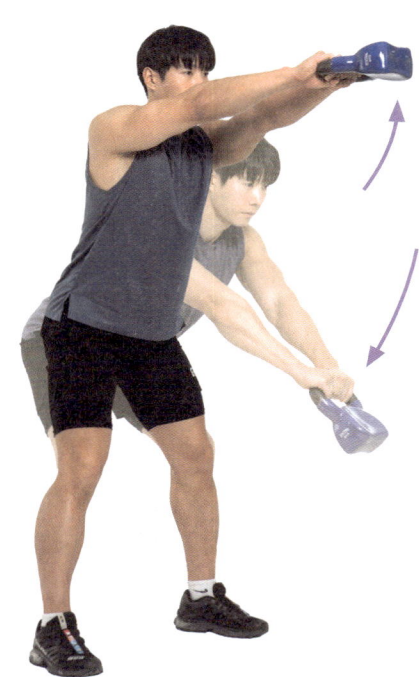

3 엉덩이를 강하게 미는 동시에 복부에 힘을 준 후, 상체를 펴면서 케틀벨을 앞으로 보낸다.

4 케틀벨이 최고점에 도달하면 다시 엉덩이를 뒤로 밀면서 다리 사이로 자연스럽게 케틀벨을 떨어뜨린다.

다양하게 즐기기

힙힌지 포지션
무릎을 적게 굽힌 힙힌지 자세에서 케틀벨 스윙을 하는 방법으로, 넙다리두갈래근과 척주세움근을 많이 사용한다.

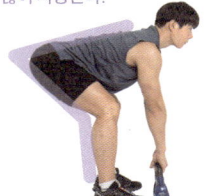

스쾃 포지션
무릎을 90도 가까이 굽힌 스쾃 자세에서 케틀벨 스윙을 하는 방법으로, 넙다리네갈래근을 많이 사용한다.

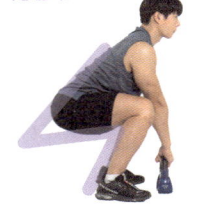

주의!

과도하게 젖히는 동작
케틀벨 스윙에서 허리를 과도하게 젖히면 척추에 부담을 주고, 큰볼기근과 복부 근육의 힘이 제대로 발휘되지 않아 운동 효과가 떨어지며 부상의 위험이 커진다.

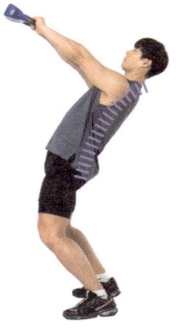

15 weeks　　　　　　　　　　　　　　　　　　　　V-up

59 몸 단단　브이 업

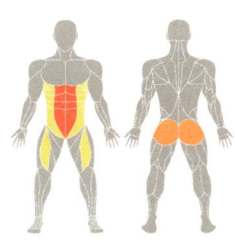

설명	상체와 다리를 동시에 들어 올리는 코어 강화 운동이다.
운동 부위	배곧은근(복직근), 배가로근(복횡근), 엉덩허리근(장요근)
특징	수축 동작에서 허리 및 다리 근육의 스트레칭 효과도 볼 수 있다.

1 바닥에 누워 다리를 쭉 펴고, 양팔을 머리 위로 뻗어 준다. 이때 복부에 힘을 주어 약간의 긴장을 느낀다.

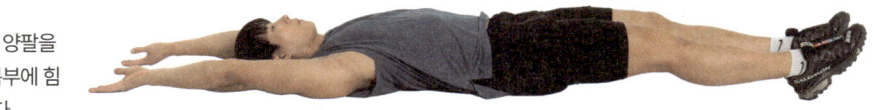

2 팔과 다리를 동시에 들어 올려 상체와 하체가 V자 형태가 되도록 만든다.

3 상체와 하체를 천천히 내려 원래 자세로 돌아간다. 이때 복부의 긴장을 유지하며 근육을 계속 자극한다.

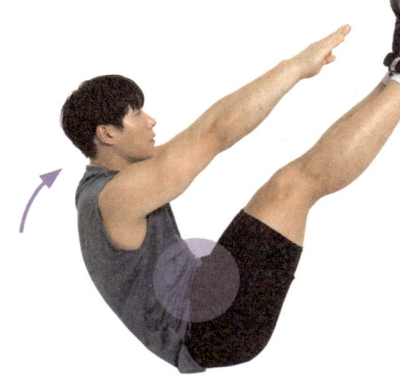

 주의!

팔과 다리를 동시에
손과 발이 동시에 정점에서 만나야 한다. 팔이나 다리가 먼저 올라가면 복부의 수축이 완전히 이루어지지 않아 제대로 된 운동 효과를 얻기 어렵다.

다양하게 즐기기

크랩 브이 업
브이 업 동작 중, V자 형태를 유지하는 동시에 다리 뒤쪽에서 박수를 치면 복부와 넙다리네갈래근의 수축이 강화되어 더 높은 운동 효과를 얻을 수 있다.

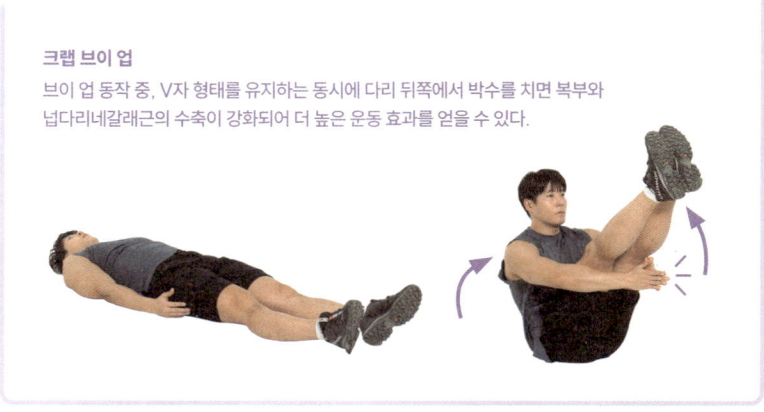

15 weeks — Man Maker

60 몸 단단

맨 메이커

설명 푸시업, 덤벨 로우, 스쿼, 푸시 프레스를 종합한 전신 운동이다.
운동 부위 전신 근육의 대부분
특징 덤벨 한 쌍으로 짧은 시간 안에 운동 효과를 극대화할 수 있다.

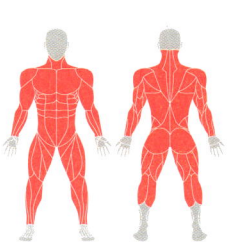

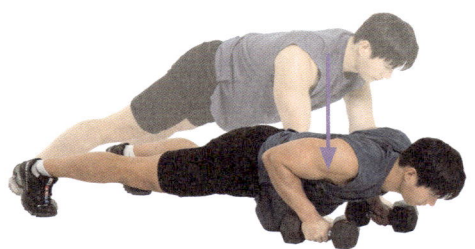

1 양손으로 덤벨을 잡아 바닥에 놓은 후, 푸시업을 실시한다.

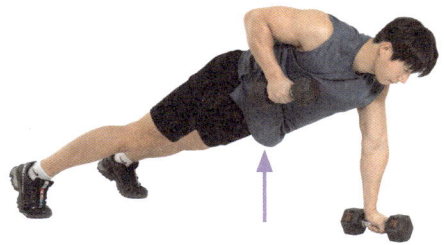

2 한 손씩 번갈아 가며 덤벨을 몸통 옆으로 들어 올린다.

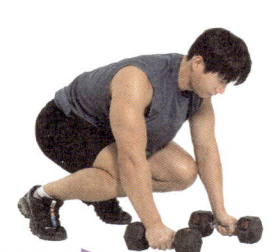

3 바닥에 놓인 덤벨을 잡고 두 다리를 동시에 손 가까이 끌어당긴다.

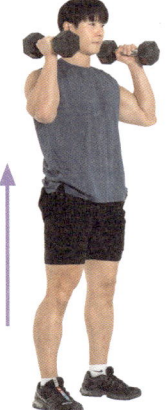

4 일어나면서 덤벨을 어깨 위로 들어 올린다.

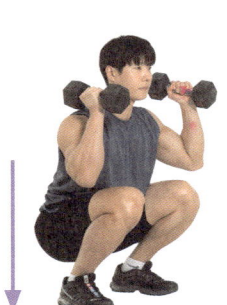

5 상체 자세를 유지하며 스쿼 동작을 실시한다.

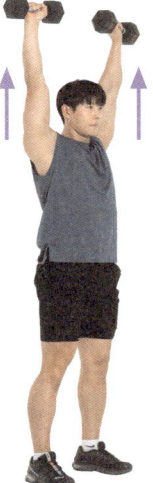

6 일어나는 동시에 숄더 프레스를 실시한다.

난이도 down

덤벨 로우
푸시업 상태에서 원암 로우 동작이 어렵다면 푸시업 후에 일어나서 한 팔씩 덤벨 로우 동작을 실시한 후, 다음 동작으로 넘어간다.

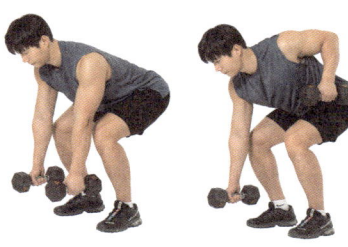

주의!

발의 너비
푸시업 자세에서 덤벨을 들어 올릴 때, 발의 너비가 좁을 경우 중심을 잡기 힘드므로, 어깨너비로 벌린다.

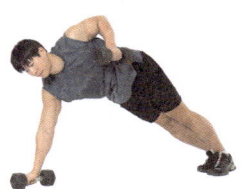

몸 단단 체크

15주 차 운동

15주 차 신화 단계, 어떤 운동을 얼마나 열심히 하였는지 기록해 봅시다.

day 1 / 월 / 일
1일 차 운동 별점 ☆☆☆☆☆

수준	덤벨 로우(횟수)			케틀벨 스윙(횟수)			브이 업(횟수)			맨 메이커(횟수)		
	초급	중급	상급	초급	중급	상급	초급	중급	상급	초급	중급	상급
횟수	5 10	15 20	25 30	5 10	15 20	25 30	5 10	15 20	25 30	5 10	15 20	25 30
1 세트	☐ ☐	☐ ☐	☐ ☐	☐ ☐	☐ ☐	☐ ☐	☐ ☐	☐ ☐	☐ ☐	☐ ☐	☐ ☐	☐ ☐
2 세트	☐ ☐	☐ ☐	☐ ☐	☐ ☐	☐ ☐	☐ ☐	☐ ☐	☐ ☐	☐ ☐	☐ ☐	☐ ☐	☐ ☐
3 세트	☐ ☐	☐ ☐	☐ ☐	☐ ☐	☐ ☐	☐ ☐	☐ ☐	☐ ☐	☐ ☐	☐ ☐	☐ ☐	☐ ☐
4 세트	☐ ☐	☐ ☐	☐ ☐	☐ ☐	☐ ☐	☐ ☐	☐ ☐	☐ ☐	☐ ☐	☐ ☐	☐ ☐	☐ ☐

⊙ 오늘 운동에 대한 한 줄 평:

day 2 / 월 / 일
2일 차 운동 별점 ☆☆☆☆☆

수준	덤벨 로우(횟수)			케틀벨 스윙(횟수)			브이 업(횟수)			맨 메이커(횟수)		
	초급	중급	상급	초급	중급	상급	초급	중급	상급	초급	중급	상급
횟수	5 10	15 20	25 30	5 10	15 20	25 30	5 10	15 20	25 30	5 10	15 20	25 30
1 세트	☐ ☐	☐ ☐	☐ ☐	☐ ☐	☐ ☐	☐ ☐	☐ ☐	☐ ☐	☐ ☐	☐ ☐	☐ ☐	☐ ☐
2 세트	☐ ☐	☐ ☐	☐ ☐	☐ ☐	☐ ☐	☐ ☐	☐ ☐	☐ ☐	☐ ☐	☐ ☐	☐ ☐	☐ ☐
3 세트	☐ ☐	☐ ☐	☐ ☐	☐ ☐	☐ ☐	☐ ☐	☐ ☐	☐ ☐	☐ ☐	☐ ☐	☐ ☐	☐ ☐
4 세트	☐ ☐	☐ ☐	☐ ☐	☐ ☐	☐ ☐	☐ ☐	☐ ☐	☐ ☐	☐ ☐	☐ ☐	☐ ☐	☐ ☐

⊙ 오늘 운동에 대한 한 줄 평:

day 3 / 월 / 일
3일 차 운동 별점 ☆☆☆☆☆

수준	덤벨 로우(횟수)			케틀벨 스윙(횟수)			브이 업(횟수)			맨 메이커(횟수)		
	초급	중급	상급	초급	중급	상급	초급	중급	상급	초급	중급	상급
횟수	5 10	15 20	25 30	5 10	15 20	25 30	5 10	15 20	25 30	5 10	15 20	25 30
1 세트	☐ ☐	☐ ☐	☐ ☐	☐ ☐	☐ ☐	☐ ☐	☐ ☐	☐ ☐	☐ ☐	☐ ☐	☐ ☐	☐ ☐
2 세트	☐ ☐	☐ ☐	☐ ☐	☐ ☐	☐ ☐	☐ ☐	☐ ☐	☐ ☐	☐ ☐	☐ ☐	☐ ☐	☐ ☐
3 세트	☐ ☐	☐ ☐	☐ ☐	☐ ☐	☐ ☐	☐ ☐	☐ ☐	☐ ☐	☐ ☐	☐ ☐	☐ ☐	☐ ☐
4 세트	☐ ☐	☐ ☐	☐ ☐	☐ ☐	☐ ☐	☐ ☐	☐ ☐	☐ ☐	☐ ☐	☐ ☐	☐ ☐	☐ ☐

⊙ 오늘 운동에 대한 한 줄 평:

day 4 / 월 / 일
4일 차 운동 별점 ☆☆☆☆☆

수준	덤벨 로우(횟수)			케틀벨 스윙(횟수)			브이 업(횟수)			맨 메이커(횟수)		
	초급	중급	상급	초급	중급	상급	초급	중급	상급	초급	중급	상급
횟수	5 10	15 20	25 30	5 10	15 20	25 30	5 10	15 20	25 30	5 10	15 20	25 30
1 세트	☐ ☐	☐ ☐	☐ ☐	☐ ☐	☐ ☐	☐ ☐	☐ ☐	☐ ☐	☐ ☐	☐ ☐	☐ ☐	☐ ☐
2 세트	☐ ☐	☐ ☐	☐ ☐	☐ ☐	☐ ☐	☐ ☐	☐ ☐	☐ ☐	☐ ☐	☐ ☐	☐ ☐	☐ ☐
3 세트	☐ ☐	☐ ☐	☐ ☐	☐ ☐	☐ ☐	☐ ☐	☐ ☐	☐ ☐	☐ ☐	☐ ☐	☐ ☐	☐ ☐
4 세트	☐ ☐	☐ ☐	☐ ☐	☐ ☐	☐ ☐	☐ ☐	☐ ☐	☐ ☐	☐ ☐	☐ ☐	☐ ☐	☐ ☐

⊙ 오늘 운동에 대한 한 줄 평:

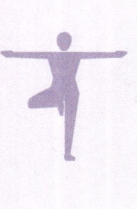

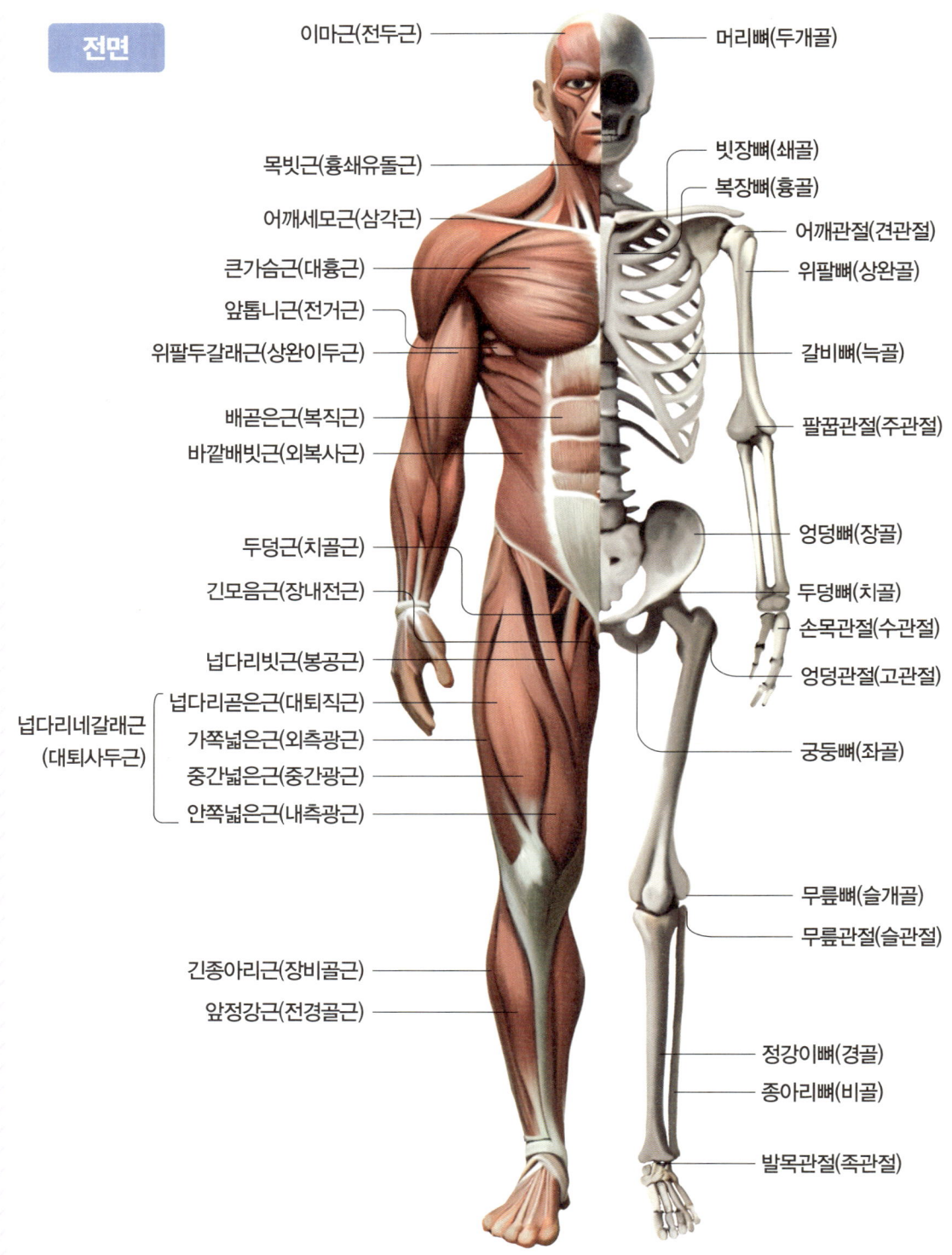

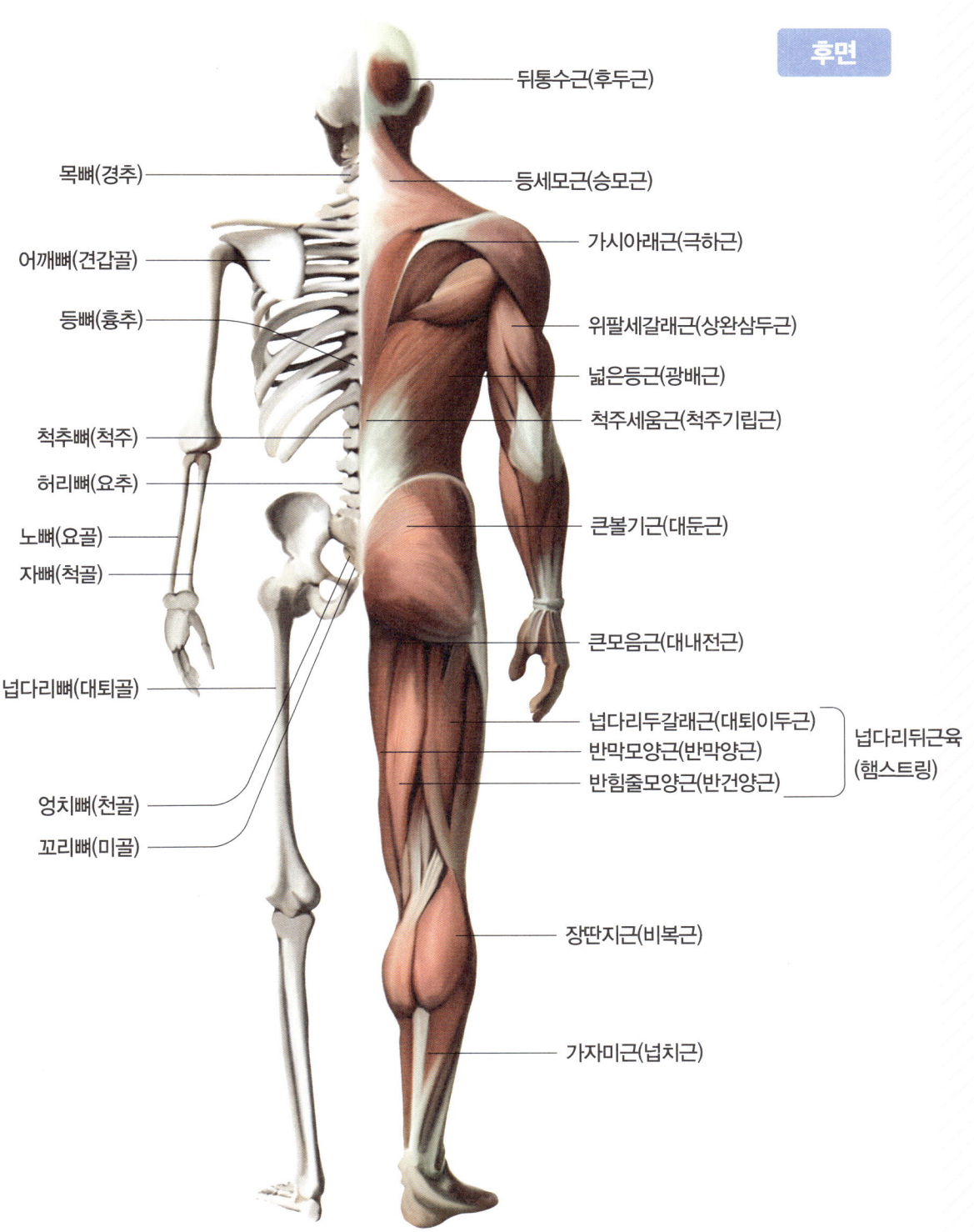

Foreign Copyright:
Joonwon Lee   Mobile: 82-10-4624-6629
Address: 3F, 127, Yanghwa-ro, Mapo-gu, Seoul, Republic of Kcrea
        3rd Floor
Telephone: 82-2-3142-4151
E-mail: jwlee@cyber.co.kr

15주 운동 프로그램으로 몸과 마음을 단단하게 만드는

단단 프로젝트

2025. 10. 21. 1판 1쇄 인쇄
2025. 10. 29. 1판 1쇄 발행

지은이 | 김민철, 김정섭, 조종현, 김동호, 권용호
펴낸이 | 이종춘
펴낸곳 | BM (주)도서출판 성안당
주소 | 04032 서울시 마포구 양화로 127 첨단빌딩 3층(출판기획 R&D 센터)
     | 10881 경기도 파주시 문발로 112 파주 출판 문화도시(제작 및 물류)
전화 | 02) 3142-0036
     | 031) 950-6300
팩스 | 031) 955-0510
등록 | 1973. 2. 1. 제406-2005-000046호
출판사 홈페이지 | www.cyber.co.kr
ISBN | 978-89-315-8584-1 (13690)
정가 | 19,800원

이 책을 만든 사람들
책임 | 최옥현
진행 | 석창혁
교정·교열 | 김동환
본문·표지 디자인 | 디박스
홍보 | 김계향, 임진성, 김주승, 최정민, 이해솜
국제부 | 이선민, 조혜란
마케팅 | 구본철, 차정욱, 오영일, 나진호, 강호묵
마케팅 지원 | 장상범
제작 | 김유석

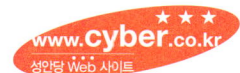

이 책의 어느 부분도 저작권자나 BM (주)도서출판 성안당 발행인의 승인 문서 없이 일부 또는 전부를 사진 복사나 디스크 복사 및 기타 정보 재생 시스템을 비롯하여 현재 알려지거나 향후 발명될 어떤 전기적, 기계적 또는 다른 수단을 통해 복사하거나 재생하거나 이용할 수 없음.

■ 도서 A/S 안내

성안당에서 발행하는 모든 도서는 저자와 출판사, 그리고 독자가 함께 만들어 나갑니다.
좋은 책을 펴내기 위해 많은 노력을 기울이고 있습니다. 혹시라도 내용상의 오류나 오탈자 등이 발견되면 **"좋은 책은 나라의 보배"**로서 우리 모두가 함께 만들어 간다는 마음으로 연락주시기 바랍니다. 수정 보완하여 더 나은 책이 되도록 최선을 다하겠습니다.
성안당은 늘 독자 여러분들의 소중한 의견을 기다리고 있습니다. 좋은 의견을 보내주시는 분께는 성안당 쇼핑몰의 포인트(3,000포인트)를 적립해 드립니다.

잘못 만들어진 책이나 부록 등이 파손된 경우에는 교환해 드립니다.